T0255801

Als wäre immer Sonntag

Marco Lalli

Als wäre immer Sonntag

Die Corona-Tagebücher

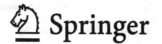 Springer

Marco Lalli
sociotrend GmbH
Heidelberg, Baden-Württemberg
Deutschland

ISBN 978-3-662-62509-5   ISBN 978-3-662-62510-1   (eBook)
https://doi.org/10.1007/978-3-662-62510-1

Die Deutsche Nationalbibliothek verzeichnet diese Publikation in der Deutschen
Nationalbibliografie; detaillierte bibliografische Daten sind im Internet über http://
dnb.d-nb.de abrufbar.

© Der/die Herausgeber bzw. der/die Autor(en), exklusiv lizenziert durch Springer-
Verlag GmbH, DE, ein Teil von Springer Nature 2020
Das Werk einschließlich aller seiner Teile ist urheberrechtlich geschützt. Jede
Verwertung, die nicht ausdrücklich vom Urheberrechtsgesetz zugelassen ist,
bedarf der vorherigen Zustimmung der Verlage. Das gilt insbesondere für
Vervielfältigungen, Bearbeitungen, Übersetzungen, Mikroverfilmungen und die
Einspeicherung und Verarbeitung in elektronischen Systemen.
Die Wiedergabe von allgemein beschreibenden Bezeichnungen, Marken,
Unternehmensnamen etc. in diesem Werk bedeutet nicht, dass diese frei durch
jedermann benutzt werden dürfen. Die Berechtigung zur Benutzung unterliegt,
auch ohne gesonderten Hinweis hierzu, den Regeln des Markenrechts. Die Rechte
des jeweiligen Zeicheninhabers sind zu beachten.
Der Verlag, die Autoren und die Herausgeber gehen davon aus, dass die Angaben
und Informationen in diesem Werk zum Zeitpunkt der Veröffentlichung vollständig
und korrekt sind. Weder der Verlag, noch die Autoren oder die Herausgeber
übernehmen, ausdrücklich oder implizit, Gewähr für den Inhalt des Werkes,
etwaige Fehler oder Äußerungen. Der Verlag bleibt im Hinblick auf geografische
Zuordnungen und Gebietsbezeichnungen in veröffentlichten Karten und
Institutionsadressen neutral.

Covergrafik: Lena Weber

Planung/Lektorat: Markus Braun
Springer ist ein Imprint der eingetragenen Gesellschaft Springer-Verlag GmbH, DE
und ist ein Teil von Springer Nature.
Die Anschrift der Gesellschaft ist: Heidelberger Platz 3, 14197 Berlin, Germany

Vorwort

In den schweren Zeiten, die nun hinter uns liegen, habe ich sehr viel zum Thema Corona gelesen. Eigentlich habe ich alles verschlungen, was ich dazu gefunden habe. Besonders beeindruckt hat mich der Internetblog eines unbekannten Autors. Es war ein anonymer Blog, der täglich oder fast täglich auf der Plattform WordPress. org erschien. Ich habe jeden Tag mit Spannung darauf gewartet und war an jenen wenigen Tagen enttäuscht, als nichts veröffentlich wurde. In Zeiten der Pandemie war er für mich wie ein roter Faden, der sich durch meine Tage zog. Einiges, was der Autor schrieb, kannte oder hatte ich in den Medien bereits gesehen, gelesen oder gehört. Anderes war neu. Vieles fand ich scharfsinnig. Am meisten hat mich gewundert, dass er dem realen Geschehen immer einen Schritt voraus war. Manches, was er ankündigte, bewahrheitete sich Tage oder Wochen später.

Trotz intensiver Bemühungen habe ich nicht herausgefunden, wer der Autor dieses Textes ist. Die Orte, die er beschreibt, kommen mir bekannt vor. Doch ich habe keinen Beweis dafür, dass er in der gleichen Stadt lebt wie ich. Vielleicht ist er ein schreibender Kollege, vielleicht sogar jemand, den ich persönlich kenne, doch von diesen gibt es viele.

Der Blog wurde vor einiger Zeit gelöscht. Der letzte Eintrag stammt vom 21. Mai. Glücklicherweise hatte ich alle Folgen heruntergeladen und abgespeichert. Nach einigem Ringen habe ich mich entschlossen, den gesamten Text zu veröffentlichen. Ich glaube, er verdient ein größeres Publikum als damals, als er in einem weithin unbekannten Internetblog erschien. Inhaltlich habe ich nichts geändert, lediglich an der Sprache habe ich etwas gefeilt. Der Autor möge mir verzeihen. Sollte er dieses Buch lesen, bitte ich ihn, sich mit mir in Verbindung zu setzen. Nichts liegt mir ferner, als ihm sein geistiges Eigentum streitig zu machen.

Heidelberg   Marco Lalli
im Juni 2020

Inhaltsverzeichnis

7. März

Heute Nacht kam mir der Gedanke, eine Art Seuchen-
tagebuch zu führen. Wenn man sich sowieso den ganzen
Tag mit dem Thema beschäftigt, warum nicht einiges
davon aufschreiben? Für einen Schriftsteller ein nahe-
liegender Entschluss.

Und ich schreibe dieses Tagebuch nicht für ein
konkretes oder imaginäres Publikum. Ich wette, unzählige
Kollegen, Autoren und Journalisten, aber auch ganz
normale Menschen, sitzen in eben diesem Augenblick
auch da und tun dasselbe. Es wird eine Inflation an
Betroffenheitsliteratur zum Thema Corona geben, ich
zweifle sehr daran, dass jene, die die Seuche überstanden
haben werden, noch ein großes Interesse haben, sich damit
auseinanderzusetzen, schon gar nicht aus der Sicht eines
Betroffenen. Waren schließlich nicht alle betroffen?

Außerdem ist dieser Bericht lediglich die Niederschrift
realer Ereignisse. Er unterliegt keinerlei bewusster Drama-
turgie. Er entsteht ohne Kenntnis der Zukunft, ohne zu

© Der/die Autor(en), exklusiv lizenziert durch Springer-Verlag
GmbH, DE, ein Teil von Springer Nature 2020
M. Lalli, *Als wäre immer Sonntag,*
https://doi.org/10.1007/978-3-662-62510-1_1

wissen, wie es ausgehen wird. Ich weiß weder etwas über mein eigenes Schicksal noch über jenes der anderen. Vielleicht wird es eine banale Geschichte, vielleicht ein Horrorthriller. Nur das Fortschreiten der Zeit wird es zeigen.

Heute wurden über 40 neue Todesfälle aus Italien gemeldet. Zuerst dachte ich an einen Fehler. Vielleicht gab es bisher insgesamt 40 Fälle. Aber nein, es waren tatsächlich über 40 neue an einem einzigen Tag, mehr als zwei Drittel der Fälle der gesamten Welt. Italien hat China überholt. Zumindest in dieser Hinsicht. Das ist die Nachricht des Tages.

Ich bin Italiener, lebe aber seit vielen Jahren in Deutschland. Mit meiner alten Heimat verbindet mich eine Art Hassliebe. Tatsächlich fühle ich mich als Italiener und würde meinen Pass niemals hergeben. Italien ist also Teil meiner Identität – und wird es immer bleiben. Andererseits verachte ich auch vieles, was zur italienischen Mentalität gehört: die Selbstüberschätzung, den Egoismus, die mangelnde soziale Verantwortung. Vor allem diese. Der Italiener denkt vor allem an sich selbst (und an seine Familie). Der Staat, die soziale Ordnung sind Gebilde, die es bestmöglich auszunutzen gilt. Oder sagen wir missbrauchen, denn das trifft es besser. Steuerhinterziehung ist ein legitimer Akt der Notwehr, genauso wie Schwarzarbeit. Jeder ist auf seinen eigenen Vorteil bedacht und versucht sich auf Kosten der Allgemeinheit zu bereichern. Witzigerweise ist es genau das, was der Durchschnittsitaliener den Politkern vorwirft. Doch beides stimmt, wenn der kleine Mann sich auf Kosten aller bereichert, dann tun es die Reichen umso mehr und die Politiker erst recht.

Ich flechte das ein, weil ich mich frage – und das tun in diesen Tagen viele, auch und vor allem in Italien – warum Italien zu einem Hotspot der Krise wurde, warum eine

Vielzahl der weltweit eingeschleppten Infizierten gerade von dort kommt.

Die erste Antwort, die vor allen im Land selbst beliebt ist, lautet: weil wir besser sind! (Siehe oben den Punkt ‚Selbstüberschätzung‘). Italien hätte flächendeckend getestet und deshalb mehr bestätigte Fälle gefunden. In den anderen Ländern stünde es nicht besser, nur wüssten diese es noch nicht. In diesem Ton geht es weiter: Wir haben die besten Forscher der Welt, die beste Gesundheitsversorgung, die besten Ärzte und Krankenhäuser.

Doch diese Einstellung ist brüchig, manch einer merkt an, dass es nur 5000 Intensivbetten im ganzen Land gibt, dass der Süden auf verlorenem Posten steht, wenn schon der Norden mit ein paar Tausend Fällen überfordert ist, dass das italienische Gesundheitssystem über die Jahre kaputtgespart wurde, dass zahlreiche Krankenhäuser geschlossen wurden und ähnliches mehr.

Warum wurde also Italien zum größten Herd des Corona-Virus außerhalb Chinas? Zum einen ist heute bekannt, dass das Virus bereits seit Mitte Januar in Norditalien kursierte. Unentdeckt, wodurch es sich wochenlang unbemerkt ausbreiten konnte. Es sind zahlreiche Fälle ‚atypischer Lungenentzündungen‘ aus diesen Tagen bekannt geworden, die man auf die normale Influenza geschoben hat. Vermutlich waren es aber Folgen von Covid-19.

Am 19. Februar in aller Frühe kommt ein gewisser Mattia, der später Patient Nummer 1 genannt werden wird, in die Notaufnahme von Codogno, einem kleinen Ort in der Lombardei. Ihm geht es schlecht. Schlechter eigentlich, denn er war am Vortag schon da und wurde abgewiesen. Eine normale Grippe, so hieß es, er solle sich ein paar Tage ins Bett legen. Jetzt ist sein Zustand so ernst, dass er aufgenommen wird. Und getestet. Eine junge Ärztin beschließt einen Corona-Virustest zu machen. Das ist eigentlich seit dem 27. Januar durch eine Richtlinie des Gesundheitsministeriums vorgeschrieben, doch später wird sie in Italien als Heldin gefeiert. „Ich habe gewagt, das Unmögliche zu denken und habe dann das Unmögliche getan", das wird sie später in einem Interview sagen.

Vielleicht liegt es daran, dass Mattia erst 38 Jahre alt ist. Er ist nicht nur jung, sondern auch dynamisch und sportlich. Er ist Manager bei Unilever, hat in den vierzehn Tagen davor bei diversen Events aktiv Sport getrieben, geht gerne essen und trifft sich in der örtlichen Bar mit Freunden. Seine Frau ist hochschwanger. Ein Mann also, der so gar nicht in das Schema der greisen und schon vorgeschädigten Opfer des Virus zu passen scheint. Er hat auch keine Kontakte nach China gehabt. Es gibt nur einen Freund, mit dem er Anfang Februar essen war, der von einer Geschäftsreise aus China zurückgekehrt ist. Doch sein Testergebnis erweist sich als negativ. Er ist nicht der gesuchte Patient 0. Der bleibt unauffindbar. Es gibt nur Mattia, den Patienten 1.

Heute, am 6. März, liegt Mattia noch immer in der Poliklinik ‚San Matteo' von Pavia. Er ist nicht bei Bewusstsein, ist intubiert und wird künstlich beatmet. Seit Zustand ist kritisch. Unverändert seit Tagen und ohne, dass die behandelnden Ärzte eine Prognose wagen. Mattia ist in Italien zu einem Symbol geworden. „Mattia darf nicht sterben", titeln die Zeitungen. Ein junger, gesunder, aktiver Mann darf der Seuche nicht anheimfallen, das würde die Bevölkerung beunruhigen und das Narrativ der sterbenden, morbiden Greise beschädigen. So kümmern sich 30 (!) Ärzte, Krankenschwestern und Pfleger um den Patienten 1. Es wird alles Erdenkliche getan, um Mattia am Leben zu halten. Unschwer vorherzusagen, dass man Patienten mit einer höheren Fallnummer diese Sonderbehandlung nicht angedeihen lassen wird. Und vor allem nicht kann.

Doch war das der entscheidende Fehler? Hat sich deshalb die Seuche in Italien so stark ausgebreitet? Vermutlich nicht. Vermutlich gab es mehrere andere Mattias, die zwischen Mitte Januar und Mitte Februar in Norditalien unerkannt andere Menschen infiziert haben. Nur so ist zu erklären, warum viele Italienreisende krank aus dem Skiurlaub in Südtirol zurückkehrten. Auch zahlreiche Italiener auf Auslandsreise wurden in ihren Gastländern positiv getestet.

In Italien gibt es den Ausdruck: *Me ne frego*. Dieser hat es sogar zum Substantiv geschafft: *Menefreghismo*. Übersetzt wird *me ne frego* gerne mit *es ist mir egal*. Ich pfeife drauf, es ist mir wurscht. *Meinefreghismo* wäre also etwas wie die *Wurschtigkeit*, die es ja auch im Deutschen gibt.

Leider hat dieser in Italien sehr beliebte Ausdruck eine unschöne und zutiefst schwarze Vergangenheit. Er stammt nämlich aus der Frühzeit des Faschismus und geht auf Mussolini zurück. Im gleichnamigen Lied der italienischen faschistischen Schlägertrupps (*squadristi*) ist er tonangebend:

O fascisti, avanti, avanti,	Vorwärts, vorwärts, ihr Faschisten,
che già venne la riscossa,	zum Gegenangriff sind wir gegangen
or non più la turba rossa	Niemals mehr der rote Schwarm
questo suol calpesterà!	diesen Boden wird betreten!
Per d'Annunzio e Mussolini	Für D'Annunzio und Mussolini
eia, eia, eia, alalà!	eia, eia, eia, alalà!
Me ne frego	Ich pfeife darauf,
me ne frego	ich pfeife darauf,
me ne frego è il nostro motto,	ich pfeife darauf, ist unser Motto
me ne frego di morire	ich pfeife darauf zu sterben
per la santa libertà!	für die heilige Freiheit!

Menefreghismo ist auch im modernen Italien weit verbreitet und vielleicht der eigentliche Grund, warum Italien es schnell an die Spitze der am stärksten betroffenen Länder geschafft hat. In der roten Zone hat einer der Eingeschlossenen kürzlich gesagt: „Jetzt sind wir die Chinesen". Nein, liebe Landsleute, wir sind keine Chinesen. Wir sind kein Kollektiv, keine Menschen, die sich für andere einsetzen oder Rücksicht auf sie nehmen. Wir schränken uns niemals ein, um einer höheren Sache zu dienen oder gar der Allgemeinheit. Wir machen nur das, was für uns selbst gut ist. Auf alles andere pfeifen wir.

Beispiele gefällig? Am zweiten Tag der Isolation in der roten Zone, elf Ortschaften waren hermetisch von der Außenwelt abgeriegelt, bildete sich eine Bewegung, die sich *Die Rebellen* nannte. Sie propagierten einen massenhaften Verstoß gegen die Quarantäneregeln und verhielten sich entsprechend. Unzählige Bewohner dieser ‚hermetisch' abgeriegelten Zone fuhren einfach in die benachbarten Ortschaften, um einzukaufen. Es gibt unzählige Feldwege, Pfade und Sträßchen, die von niemandem kontrolliert werden. Die eigenen Supermärkte waren vorübergehend geschlossen, deshalb wurde die Fahrt ins Umland zu einem Akt legitimer Notwehr. Nach zwei (!) Tagen Isolation fällt uns die Decke auf den Kopf. Wir bitten um Nachsicht. *Me ne frego.*

Die ersten positiven Fälle in Süditalien waren Menschen, die aus der roten Zone unerlaubter Weise nach Hause in ihre Dörfer und Städte zurückkehrten. Isolation? *Me ne frego.*

Ein Mann verunglückt beim Skifahren in Südtirol. Er bricht sich die Beine. Bei der Aufnahme im Krankenhaus wird festgestellt, dass er gerade aus Codogno, dem Zentrum der roten Zone, angekommen war. Warum soll ich wegen der Epidemie auf meinen Skiurlaub verzichten? *Me ne frego.*

In Mailand flieht ein positiv getesteter Mann aus der Quarantänestation des Krankenhauses, steigt am Hauptbahnhof seelenruhig in einen Intercity, um zurück nach Hause zu fahren. Die Carabinieri müssen ihn aus dem Zug holen. Positiv in Quarantäne? *Me ne frego.*

Seit vorgestern sind Schulen und Universitäten in Italien wegen der Epidemie geschlossen. Was machen die Schüler, die Studenten? Sie treffen sich auf privaten Feiern, beim Sport, in den Bars und Kneipen. Eltern tun sich zusammen, um ihre Kinder gemeinsam zu betreuen. In Venedig geben die Besitzer der Lokale kostenlose Drinks aus, um das Geschäft zu beleben – und ernten dafür heftige Kritik führender Epidemiologen. Man soll Menschenansammlungen meiden? *Me ne frego.*

Man wird die Pandemie in keinem Land der Welt verhindern können, in disziplinierten und effizienten Ländern wie Deutschland nicht und auch nicht in Ländern, die sich wie Nordkorea von der übrigen Welt abgeschottet haben. Aber China hat es mit drakonischen Maßnahmen geschafft, den ersten Ausbruch einzudämmen. Italien ist kläglich daran gescheitert. Nein, wir Italiener sind keine Chinesen und werden es niemals werden.

Warum ich so viel über Italien weiß? Ich lese jeden Tag die *Repubblica,* die aus meiner Sicht beste Tageszeitung des Landes. Ich lese sie meist online, manchmal auch auf Facebook. Leider sind die Posts dort so sensationshungrig wie die der meisten anderen Medien, aber es ist nach wie vor die beste Möglichkeit, sich über die Ereignisse in Italien zu informieren.

Ich denke oft an den *Tag X.* Für mich ist der *Tag X* jener Tag, an dem ich in meinem normalen Umfeld jederzeit damit rechnen muss, angesteckt zu werden. Dann werde ich mich in mein Homeoffice zurückziehen und nur noch mit Schutzmaske aus dem Haus gehen.

Der 6. März ist noch nicht der *Tag X,* und das ist erstaunlich, weil ich damit gerechnet habe, dass der *Tag X* bereits früher käme. Schon im Februar oder in den ersten Märztagen. Ich bin davon überzeugt, dass der *Tag X* sehr nahe ist, vielleicht der nächste Montag schon oder ein Tag in der kommenden Woche.

Bei näherer Betrachtung ist es allerdings schwer zu definieren, wann der *Tag X* ausgelöst werden soll. Im Grunde ist es eine Frage der Wahrscheinlichkeit. Doch diese Wahrscheinlichkeit kennt man nicht. Was heißt *jederzeit damit rechnen?* Die Möglichkeit besteht seit Wochen und besteht weiter fort. Und die Wahrscheinlichkeit wird täglich größer. Wo ist die Grenze, ab der das Risiko so groß ist, dass man nicht mehr bereit ist, es einzugehen. *Ich* nicht mehr bereit bin, denn das ist ja höchst subjektiv.

Ich gestehe, dass ich mich mittlerweile unwohl fühle, wenn mir Menschen zu nahe kommen. In der Straßenbahn zum Beispiel. Ich rieche ihren Atem, ihren Körpergeruch, das Parfum, das sie tragen, die Seife, die sie benutzt haben, bei einigen sogar ihre Kleidung, die Essensdunst verbreitet. Ich könnte sofort sagen, ob jemand gerade bei McDonalds war. Das ist für mich nichts Neues, denn ich habe eine gute Nase, eine zu gute eigentlich, doch seit kurzem stört mich das noch mehr.

Am letzten Sonntag (vor sechs Tagen!) habe ich einen Vortrag besucht. Dort war es voll, denn die Menschen sind noch immer recht sorglos, deshalb setzte ich mich in die vorletzte Reihe, wo es viele freie Stühle gab.

Kaum fängt es an, höre ich heftiges Schnaufen. Ein älterer Mann setzt sich genau hinter mich. Seine Lunge ächzt und rasselt, vielleicht hat er COPD, denke ich. Ein Anflug von Optimismus. Doch dann fängt er heftig an zu husten, immer wieder, er kann gar nicht damit aufhören und erntet böse Blicke. Nicht von mir, denn ich setze mich nicht weg, wie die anderen um ihn herum, sondern ziehe nur die Schultern ein und beuge mich nach vorne, als könnte ich mich so besser schützen. Ich denke an die Tröpfchen, die mir um die Ohren fliegen und wünsche mir, er hätte tatsächlich COPD, oder Asthma oder Influenza, meinetwegen sogar Lungenkrebs im fortgeschrittenen Stadium. Ich verfluche seine Rücksichtslosigkeit, in seinem Zustand unter Menschen zu gehen und bereue, zu diesem Vortrag gekommen zu sein.

Tag X bedeutet, dass ich ab dann versuchen werde, nur im absoluten Notfall unter Menschen zu gehen. Zum Einkaufen zum Beispiel. Eine weitgehende soziale Isolation fällt mir nicht schwer, denn ich bin kein sehr geselliger Mensch. Ich habe wenige Freunde, und die sehe ich höchst selten. Ich habe eine Arbeit, die mir das Alleinarbeiten erleichtert. Ich bin Geschäftsführer einer kleinen Firma. Mit Kunden und Mitarbeitern kann ich telefonieren oder mailen. Viele Botschaften tauschen wir online mit Slack aus. Das ist ein Tool für die Zusammenarbeit von Teams.

Am *Tag X* werde ich einige Mitarbeiter veranlassen, ihren Job vom Homeoffice aus zu machen. Ausschließlich von Zuhause aus zu machen, tageweise tun sie dies seit langem.

Ich habe vor einer Woche einen Handdesinfektionsspender neben der Eingangstür im Büro angebracht. Der wird bereits jetzt intensiv genutzt. An *Tag X* wird es obligatorisch für jeden, der durch die Tür geht, und sei es nur auf dem Weg zurück vom Briefkasten. Ich möchte verhindern, dass alle Mitarbeiter gleichzeitig krank werden.

Ab dem *Tag X* werde ich nicht mehr mit öffentlichen Verkehrsmitteln fahren, sondern auf einsamen Wegen spazieren gehen, durch den Wald, den wir hinter dem

Haus haben, oder oben auf den Hügeln rings um die Stadt.

Am meisten werde ich es bedauern, meinen Sohn für einige Zeit nicht zu sehen. Er kommt nicht sonderlich oft vorbei, nur alle paar Wochen, aber manchmal treffen wir uns in der Stadt zum Mittagessen. Angst um ihn habe ich nicht. Er ist jung und kräftig und so gut wie nie krank. Ich glaube, er hat ein gutes Immunsystem.

Mein ganzer Plan der selbstgewählten sozialen Isolation hat allerdings einen Schönheitsfehler: Ich lebe nicht allein. Meine Partnerin ist Journalistin und viel unterwegs. Jeden Tag hat sie Termine, spricht mit Menschen, geht auf Pressekonferenzen. Das ist ihr Job, und sie muss ihm nachgehen. Außerdem ist sie im Gegensatz zu mir ein höchst sozialer Mensch, kennt viele Leute, hat viele Freunde und trifft sich beständig mit irgendjemandem. Ich hoffe, sie lässt Vorsicht walten, schränkt sich so weit wie möglich ein.

Aus Italien wird gemeldet, dass gestern dort fast 50 Menschen am Corona-Virus gestorben sind. Das sind zwei Drittel der weltweit gemeldeten Todesfälle. Das beunruhigt mich sehr. Ich glaube, heute habe ich zum ersten Mal wirklich Angst, habe Angst, alles könnte in einer Katastrophe enden.

In meiner Stadt und der unmittelbaren Umgebung gibt es jetzt 12 Fälle. Die Bedrohung rückt näher. Wann ist der richtige Zeitpunkt, den *Tag X* auszurufen? Ich weiß es nicht.

8. März

Heute ist der Internationale Tag der Frau. Eigentlich ein wichtiger Tag und ein Anlass zu feiern, was aber an diesem Sonntag untergeht. Viele Veranstaltungen wurden abgesagt.

Die Nachricht des Tages ist, dass Italien weite Teile des Landes zur roten Zone erklärt hat. Die Lombardei soll abgeriegelt werden und etliche Provinzen auch. Dazu gehören Venedig und Parma. Letztere liegt unweit von meiner Geburtsstadt. Unvorstellbar, dass man Venedig nicht mehr betreten oder verlassen kann.

Es werden Erinnerungen an die letzte große Pestepidemie in der Lagunenstadt wach.

Im Jahr 1630 kommt die Pest nach Venedig. Nicht zum ersten Mal, aber diesmal mit besonderer Heftigkeit. Es dauert 18 Monate, bis der ,Zorn Gottes' verraucht ist. Jeder dritte Venezianer stirbt, es gibt fast 50.000 Opfer. Sogleich macht man sich daran, das Versprechen einzulösen, das man für den Fall des Endes der Seuche feierlich

© Der/die Autor(en), exklusiv lizenziert durch Springer-Verlag GmbH, DE, ein Teil von Springer Nature 2020
M. Lalli, *Als wäre immer Sonntag,*
https://doi.org/10.1007/978-3-662-62510-1_2

abgegeben hat. Man baut eine prächtige Kirche, die den Namen *Santa Maria della Salute* trägt (Heilige Maria der Gesundheit).

Gleich nach Bekanntgabe der Ausweitung der roten Zonen gestern Nacht gab es einen Ansturm auf die Züge. Viele Menschen, die sich zeitweise in Mailand aufhalten, wollten in den Süden zurück zu ihren Familien. Ob das im Sinne dieser Maßnahme war? So werden sich zahllose Infizierte über ganz Italien ergießen. Aber man kann die Leute nicht für längere Zeit in einer fremden Stadt einsperren. Außerdem wurden viele Familien urlaubsbedingt getrennt und wollen wieder zusammenkommen.

Es wurden alle öffentlichen Zusammenkünfte in den neuen roten Zonen verboten. Diese umfassen immerhin gut 15 Mio. Menschen. Alle Einrichtungen bleiben geschlossen. Dazu gehören Kirchen, Museen, Schwimmbäder, Sportstudios, Kinos, Discotheken und vieles andere mehr. Die Supermärkte bleiben an Werktagen geöffnet. Auch Restaurants dürfen besucht werden, wenn ein Mindestabstand von einem Meter zwischen den Gästen gewährleistet ist.

Gestern Abend waren wir beim Geburtstagsessen von Anita, einer Kollegin. Mit gemischten Gefühlen. Es fand in einem Restaurant in der Altstadt statt. Anwesend war ein Dutzend Menschen, alle gesund, wie es schien. Ein Ehepaar hatte abgesagt, weil deren Kinder gerade aus einem Urlaub in Südtirol zurückgekommen waren. Verantwortungsbewusste Menschen offenbar. Doch daran sieht man, dass dieser Besuch zu einem Risiko geworden wäre, hätten sie sich anders verhalten. Der *Tag X* rückt näher.

Gestern gab es einzelne Fälle in den Großbetrieben der Umgebung. Die Tageszeitung, bei der meine Partnerin arbeitet, hat einen Notfallplan erstellt. Wenn die Menschen nicht mehr aus dem Haus gehen, lesen sie ver-

mutlich gerne die Zeitung. Insofern ist das eine krisen-
sichere Sache.

Eine weitere Lehre des gestrigen Abends ist, dass man
in einem Restaurant keinen Sicherheitsabstand von einem
Meter einhalten kann. Ich hatte einen Tischnachbarn,
mit dem ich mich angeregt unterhalten habe. Wir saßen
Ellbogen an Ellbogen. Es war so laut, dass man sich beim
Sprechen hinüberbeugen musste und atmete sich gegen-
seitig ins Gesicht. Selbst zu den Personen auf der anderen
Tischseite kann man schwerlich den empfohlenen Sicher-
heitsabstand einhalten. Und die Experten sind sich einig:
Besser wären 1,5 m, wirklich sicher sind 2 m. Vielleicht
sollten wir uns alle im Raum verteilen und über eine
Chat-App miteinander kommunizieren. Bei Slack gibt es
einen Kanal für die ganze Gruppe und Kanäle für private
Nachrichten zwischen ihren Mitgliedern.

Eine solche Chat-App hätte aus meiner Sicht viele
Vorteile. Man kann leicht mit jedem in der Gruppe ins
Gespräch kommen, ohne sich umsetzen zu müssen. So ist
man nicht auf die Personen beschränkt, neben denen man
mehr oder weniger zufällig sitzt. Auf der anderen Tischseite saß zum Beispiel eine interessante Person, mit der ich
gerne ins Gespräch gekommen wäre. Virtualität könnte
also langfristig eine Lösung zahlreicher Probleme sein.
Und sie ist es ja heute schon. Im Zeichen der Epidemie
arbeiten immer mehr Menschen von Zuhause aus.

Der Vorschlag einer gemeinsamen App beim
Restaurantbesuch ist nicht ernst gemeint, zeigt aber,
dass auch in einer überbevölkerten Welt, in ihren überquellenden Metropolen, ein Abstand zwischen den
Menschen eingehalten werden könnte. Man sitzt in
seiner winzigen Wabe, einem Mikroapartment in einem
gesichtslosen Hochhaus, setzt seine VR-Brille auf und tritt
hinaus in eine unendlich große, unendlich reiche virtuelle
Realität. Dort kann man nach Herzenslust mit anderen

virtuellen Avataren interagieren. Eindrucksvoll gezeigt wurde es uns in dem Film *Ready Player One.*

Gerade hat der Präsident der Region Apulien ein bewegendes Statement auf Facebook abgegeben. Es geht um die Heimkehrer aus dem Norden. Die Befürchtung, dass sie das Virus einschleppen, ist groß. Der Süden ist noch schlechter auf die Epidemie vorbereitet als der Norden. Michele Emiliano schreibt auf Twitter: „Ich spreche zu euch, als wäret ihr meine Kinder, meine Brüder, meine Enkel: Bleibt stehen und fahrt zurück! Ihr bringt das Virus euren Brüdern und Schwestern, euren Großeltern, Onkeln, euren Cousins und euren Eltern." Kaum anzunehmen, dass jemand tatsächlich umgekehrt ist.

Heute gibt es erneut einen sonntagnachmittäglichen Vortrag. Er findet wie immer um 17 Uhr statt. Eine Art des erweiterten Kirchganges für Ungläubige, wie der Veranstalter kürzlich scherzhaft anmerkte. Es geht um Franz Kafkas *Strafkolonie,* um sein Verhältnis zum Vater, denn dieses bietet eine tiefenpsychologische Interpretation der Erzählung. Der Vatergott als kannibalischer Aggressor. Das steht in der Ankündigung. Bereits Kafka selbst kommentierte: „Kronos, der seine Söhne auffraß – der ehrlichste Vater." Das klingt zeitgemäß, passt auf jeden Fall in die Stimmung am heutigen Tage. Ob ich mich dafür einem Ansteckungsrisiko aussetzen soll? Ich weiß es nicht. Eigentlich dürfte ich hingehen, denn ich habe den *Tag X* noch nicht ausgerufen.

9. März

Ich weiß nicht, ob ich erwähnt habe, dass ich im Grunde meines Herzens ein Pessimist bin. Ich würde es anders ausdrücken: Die Fähigkeit, mir selbst etwas vorzumachen, ist bei mir nur schwach entwickelt.

Die Tendenz, sich selbst etwas vorzumachen, ist beim Menschen üblicherweise sehr ausgeprägt. Vermutlich ist sie evolutorisch sinnvoll. Man hat in letzter Zeit sogar ein Hirnareal dafür ausgemacht. Bei einigen Menschen ist dieses Areal verkümmert. Bei mir vermutlich auch. Ich glaube weder an ein Leben nach dem Tod noch an einen Gott.

Bereits im Jahr 2003 hatte mich die damalige SARS-Epidemie sehr beunruhigt. Die Zahlen in China stiegen, und ich war davon überzeugt, es sei nicht mehr möglich, diese tödliche Seuche aufzuhalten. Immerhin wies die damalige SARS-Welle eine Letalität von zehn Prozent auf. Doch SARS-1 war zwar gefährlich, die Ansteckungskraft des Virus jedoch nicht sehr groß. China unternahm

© Der/die Autor(en), exklusiv lizenziert durch Springer-Verlag GmbH, DE, ein Teil von Springer Nature 2020
M. Lalli, *Als wäre immer Sonntag*,
https://doi.org/10.1007/978-3-662-62510-1_3

auch damals gewaltige Anstrengungen, und es gelang – gemeinsam mit dem aufziehenden Sommer – die Seuche schließlich zu besiegen.

Ich war nicht enttäuscht, im Gegenteil. Doch meine damalige Partnerin, eine Ärztin, hatte meine Bedenken nie ernst genommen und sich stets über meinen, aus ihrer Sicht überzogenen Pessimismus lustig gemacht. Damals hat sie recht behalten. Hält sie die aufziehende neuerliche SARS-Epidemie ebenfalls für eine vorübergehende, begrenzte Erscheinung? Wie mag sie heute denken? Ich habe keinen Kontakt mehr zu ihr und werde sie nicht fragen.

Vielleicht hängt mein Zögern, den *Tag X* auszurufen, auch mit dieser Tendenz, sich Illusionen zu machen, zusammen. Selbst bei mir, obwohl ich mich für Illusionen unempfänglich halte. Der *Tag X* wäre der Beginn des Ernstfalls, der Tag, an dem man sich eingestehen muss, dass es keine Wunder geben wird, dass die Seuche in voller Wucht die ganze Bevölkerung treffen wird. Eine Tatsache, die seit Wochen feststeht, die aber noch nicht eingetreten ist und damit Spielräume für Hoffnungen lässt, eine kleine Spalte öffnet, durch die man auf eine andere, bessere Welt blickt. Keine bessere Welt eigentlich, denn sie ist die gleiche wie vor der großen Angst, doch diese alte Welt, eine Welt, die nur wenige Wochen hinter uns liegt, erscheint plötzlich wie eine Verheißung. Wir konnte es sein, dass wir sie nicht genug zu würdigen wussten? Aber vielleicht sollte ich nur von mir selbst sprechen. Es war ich, der sie nicht genug zu würdigen wusste.

Nun ist es doch passiert: Ich habe den *Tag X* ausgerufen, zumindest für die Firma. Noch vor neun Uhr habe ich den Mitarbeitern, die von Zuhause aus arbeiten können, Homeoffice verordnet. Dann habe ich ein Rundmail an alle verfasst, eine Art Regierungserklärung im Kleinen. Vermutlich hat mich der italienische Ministerpräsident Conte angesteckt – ich meine: inspiriert. Man sollte bestimmte Worte nicht mehr leichtfertig aussprechen.

In diesem Rundbrief habe ich den Ernst der Lage geschildert und darauf hingewiesen, wie wichtig es für uns ist, dass wir nicht alle gleichzeitig krank werden. Auf das, was meine Leute privat machen, habe ich keinen Einfluss. Ich kann nur an ihr Verantwortungsbewusstsein appellieren. Für die Arbeit gelten jetzt strenge Hygienevorschriften. Auch ich arbeite ab sofort nur noch von Zuhause. Falls es weiterhin genug Arbeit gibt, denn die wirtschaftliche Lage verschlechtert sich im Gleichklang mit der gesundheitlichen. Heute sind die Börsen um über sieben Prozent abgestürzt. Und das nach einer miserablen Vorwoche.

Meine Firma ist glücklicherweise im Onlinebereich tätig. Ähnlich geht es einigen unserer Kunden. Andere arbeiten bei Bund und Ländern, bei Stiftungen und Universitäten. Ich hoffe, dass keine Projekte verschoben oder annulliert werden. Bisher zumindest sehen wir keine unmittelbaren Auswirkungen auf das Tagesgeschäft.

Gleich nach dem Ausrufen des *Tag X* bin ich in den Supermarkt. Nein, keine Hamsterkäufe. Wir haben in den letzten zwei Wochen unsere Bestände schrittweise erhöht und fühlen uns gut gerüstet. Es war kurz vor zehn Uhr. Dann ist es meist ruhig, und ich gehe gerne einkaufen. Heute war es etwas geschäftiger als sonst. Vielleicht doppelt so viele Kunden. Alles verlief aber gesittet. Ich konnte keine überquellenden Einkaufswägen beobachten. Auch mein eigener Einkauf war eher bescheiden: hauptsächlich frische Produkte, keine langlebigen Lebensmittel. Ich erwarte nicht, dass es Versorgungsprobleme gibt. Hunger zumindest werden wir nicht leiden.

Kürzlich habe ich ein Fernsehinterview mit einem Fachkollegen gesehen, ein Psychologe genauso wie ich. Warum die Menschen ohne Grund Hamsterkäufe tätigten. Viele Regale seien leer, insbesondere Mehl, Nudeln und Toilettenpapier seien teilweise ausverkauft. Der Kollege schwadronierte von archaischen Instinkten und von Verhaltensweisen, die sich in früheren Krisen bewährt hätten. Sie lägen sozusagen in unseren Genen begründet, und die Menschen kämen nicht dagegen an, besser gesagt ihr Verstand. Warum aber nur das normale Mehl ausverkauft sei, Biomehl gäbe es noch reichlich? Die Menschen hätten in Bioprodukten vielleicht weniger Vertrauen, stammelte er. In Italien hat man übrigens beobachtet, dass vor allem glatte *Penne* (Nudeln) liegen blieben, die geriffelten seien überall ausverkauft. Man könnte es also getrost *Das Geheimnis der glatten Penne* nennen. Es wäre interessant gewesen, dem Kollegen auch diese Frage zu stellen.

Ich schäme mich für solche Auftritte von Fachkollegen. Sie geben immer die gleichen, erwartbaren Antworten und machen sich nicht die Mühe, solche Prozesse wirklich zu verstehen.

Das Anlegen von moderaten Vorräten ist durchaus rational. Das wird sogar vom zuständigen Ministerium empfohlen. Schließlich kann es vorkommen, dass man vierzehn Tage Zuhause isoliert wird oder dass sich die Lage so zuspitzt, dass man nicht jeden Tag in einen Supermarkt rennen möchte. Wenn andererseits jeder mehr als üblich kauft – man spricht zurzeit bei bestimmten Produkten vom Doppelten – dann kann es sein, dass bestimmte Dinge vorübergehend ausverkauft sind. Die sozialen Medien und die Meldungen über leere Regale verstärken diese Tendenz noch.

Das beste Beispiel dafür ist Toilettenpapier. Es gibt keinen dunklen Grund, dass sich die Menschen damit eindecken, keine archaische Angst, seine Notdurft unter unwürdigen Zuständen verrichten zu müssen. Ich erinnere mich daran, dass meine Großmutter in meiner Kindheit die Tageszeitung in Streifen gerissen und an einem Nagel ins Bad gehängt hat. Zeitungspapier ist glatt, hart und wenig saugfähig, zur Not ist es aber eine brauchbare Alternative. Doch natürlich weiß ich, dass es die Filter in den Kläranlagen verstopft.

Auch dieses Geheimnis lässt sich leicht lüften, und da hilft es, wenn man vom Fach ist, sich also im Marketing auskennt. Toilettenpapier ist ein Produkt, das keinen großen Verbrauchsschwankungen unterliegt. Man geht auf die Toilette sommers wie winters, und auch an Weihnachten und Ostern wird nur unwesentlich mehr geschissen als an einem anderen beliebigen Tag. Das heißt, der Verbrauch ist ungewöhnlich konstant und berechenbar. Hinzu kommt, dass Klopapier zwar wenig kostet, aber einen erheblichen Raumbedarf hat. Deshalb ist es wenig wirtschaftlich, große Mengen davon zu lagern und bereitzuhalten. Wenn aber jeder den Kauf seiner üblichen Menge auch nur wenige Tage vorzieht, dann kommt es zu kurzfristigen Engpässen.

Biomehl kostet ein Vielfaches des üblichen Discountermehls. Die Menschen decken sich also nicht von ihren Genen getrieben panisch ein, sie kaufen einfach das, was sie schon immer kaufen, dann allerdings in einer größeren Menge.

Witzigerweise neigen wir alle dazu, die Hamsterkäufer in den anderen zu sehen. Unser eigenes Verhalten ist dagegen stets vernünftig und wohlüberlegt. Nein, dass sich die Regale kurzfristig geleert haben, liegt nicht an den Hamsterkäufern, sofern es diese im Moment überhaupt in nennenswerter Zahl gibt. Wir alle haben dazu beigetragen, jeder ein bisschen, in der Summe aber mit unübersehbaren Auswirkungen.

Wo es tatsächlich Engpässe gibt, sind jene Produkte, die nur begrenzt vorhanden sind und die bei einem solchen Anlass stark nachgefragt werden: Desinfektionsmittel und

Mundschutz. Es wird ein paar Wochen dauern, bis der Markt reagiert und die Produktion erhöht hat. Wer also kurzfristig Sagrotan oder Sterillium kaufen möchte, hat erst einmal Pech – oder muss Phantasiepreise bezahlen. Bei Amazon kostet im Augenblick eine Packung Sagrotan Pumpspray mit 250 ml knapp 40 €. Ich habe vor zwei Wochen einen Zehnerpack für insgesamt 30 € dort gekauft. Eine Preissteigerung von 1200 %. Amazon beteuert, streng gegen Spekulation und Preiswucher vorzugehen.

Ach ja, ich habe unlängst auch zehn Atemmasken von 3M gekauft. Sie weisen die höchste Schutzklasse FFP3 auf. Diese sind gar nicht mehr zu haben. Insofern bin auch ich ein Hamsterer. Das liegt aber daran, dass der Mangel absehbar war, und ich nicht gerne unvorbereitet in eine Notlage kommen möchte. Vermutlich ist das aber die Begründung eines jeden Hamsterers. Wie dem auch sei, ich habe genug Reserven an Desinfektionsmittel und für den absoluten Notfall auch einen Mundschutz. Ich bin recht sicher, dass man schon bald nicht mehr ohne aus dem Haus gehen darf.

10. März

War gestern Italien in drei Zonen eingeteilt, so wurde heute Nacht überraschend eine Verschärfung der Maßnahme ausgegeben. Es gibt keine Zonen mehr, ganz Italien wurde zu einer einzigen Schutzzone. Das Haus darf nur noch verlassen, wer zur Arbeit will, wer Einkaufen muss oder einen Bedürftigen zu versorgen hat. Die Polizei wacht über die Einhaltung.

Vermutlich war die Dreiteilung des Landes nicht durchsetzbar. Zigtausend haben sich in Bewegung gesetzt und ihre Zonen verlassen. Der italienische Ministerpräsident Conte wurde von den Regionen gedrängt, schärfere Maßnahmen zu ergreifen.

Bei uns wurde gestern noch diskutiert, ob man Fußballspiele in Risikogebieten untersagen sollte. Heute ist man sich offenbar darüber einig, dass keine Veranstaltung mit mehr als tausend Teilnehmern stattfinden darf. In Österreich ist man schon weiter. Hier liegt die Grenze in geschlossenen Räumen bei einhundert

© Der/die Autor(en), exklusiv lizenziert durch Springer-Verlag GmbH, DE, ein Teil von Springer Nature 2020
M. Lalli, *Als wäre immer Sonntag*,
https://doi.org/10.1007/978-3-662-62510-1_4

Personen. Das bedeutet das vorläufige Aus für Theater, Konzerte und andere größere Anlässe. Die Ereignisse überschlagen sich stündlich. Was gestern noch undenkbar schien, ist heute schon Praxis und morgen längst von den Ereignissen überholt.

In der Lombardei erwägt man – das ist die neueste Nachrichtenlage – auch alle Firmen für 14 Tage zu schließen. Es sollen nur noch die Supermärkte geöffnet bleiben.

Unnötig zu erwähnen, dass all diese Nachrichten bereits gestern Abend und in der Nacht zu einem Ansturm auf die Supermärkte in Italien geführt haben. Selbst in Palermo und Neapel, also abseits der norditalienischen Risikogebiete, bildeten sich lange Schlangen. Wer wissen möchte, was Hamsterkäufe wirklich sind, der braucht nur über die Alpen zu schauen. Jetzt kann man davon ausgehen, dass sogar Biomehl und glatte Penne den Weg in die Einkaufswagen gefunden haben.

Eine echte Versorgungskrise wird es in Italien aber nicht geben. Eine Sicherheit, die vielleicht trügerisch ist, denn viele noch vor Tagen als unwahrscheinlich oder gar unmöglich erachteten Ereignisse, sind inzwischen eingetreten.

Gibt es auch gute Nachrichten? Ja, die gibt es heute auch. Die Lage in China und Südkorea hat sich gebessert. Es sieht so aus, als bekäme man die Seuche dort unter Kontrolle. Schade, dass es den gebeutelten Chinesen auf Dauer nichts nutzen wird. Wir werden ihnen das Virus zurückbringen.

Auch von der Medikamentenfront gibt es Fortschritte. Man testet diverse Antivirenmittel weltweit auf ihre Wirksamkeit. Die Chinesen berichten von Erfolgen bei der Behandlung mit Antirheumatiker. Sie bekämpfen die Folge der Entzündung der Lunge. Eine große klinische Studie wurde gestartet. Roche, der Hersteller des Mittels, hat Medikamente im Wert von zwei Millionen Euro gespendet.

Italien meldet, man habe bei den fünf großen inländischen Herstellern von einschlägiger medizinischer Ausrüstung und diesbezüglicher Geräte Aufträge im dreistelligen Millionenbereich platziert. Dem Ganzen ging eine Ausschreibung voraus, die allerdings kurz war (vier Tage). Die Hersteller hätten sogar größere Rabatte eingeräumt. Ein Land, dem das Wasser bis zum Hals steht, das wie in der Lombardei die Stilllegung des gesamten produktiven Sektors erwägt, dessen Kapazitäten an intensivmedizinischen Betten, an Beatmungsgeräten, an Schutzausrüstungen zumindest regional völlig erschöpft sind, macht eine Ausschreibung? Man freut sich, dass die letzten Lieferungen in 45 Tagen erfolgt sein werden.

Müsste ein Gesundheitssystem wie das italienische, das nur über 4000 Betten auf Intensivstationen verfügt (zum Vergleich: in Deutschland sind es 28.000), das einen akuten Bedarf an Ventilatoren für die Beatmung hat, das zahllose weitere medizinische Geräte für die Ausstattung neuer Abteilungen und ganzer Krankenhäuser braucht, nicht zu drastischeren Maßnahmen greifen? Müssten solche Firmen nicht kurzzeitig verstaatlicht oder unter staatliche Kontrolle gebracht werden? Müssten die bitter benötigten Güter nicht umgehend beschlagnahmt werden? Stattdessen hält man die Spielregeln des Kapitalismus ein, holt sich Angebote, verhandelt um Rabatte, feilscht wegen der Lieferfristen. Das sind Dinge, die ich nicht verstehe.

Italien, das kaum 10.000 Infizierte aufweist, steht mit dem Rücken zur Wand. Wenn die Zunahme der Kranken in diesem Tempo weitergeht, ist das Gesundheitssystem überfordert, dann wird man dazu übergehen, wie damals im Venedig der Pest, Menschen in Lazaretten ohne Betreuung sterben zu lassen. Schon heute diskutiert man über die Regeln, die darüber entscheiden sollen, wen man behandelt und wer direkt sterben darf. Ein wichtiges Kriterium soll die erwartbare Lebensspanne sein, die dem Betroffenen nach der Heilung bliebe. Mit anderen Worten, je jünger der Patient, umso mehr Anstrengungen für seine Rettung sollen unternommen werden. Es wird also eine Priorisierung geben, wer es wert ist zu leben und wer nicht. Noch vor Tagen sagte ein italienischer Infektiologe, alle Kranken seien vor der Medizin gleich. So schnell ändern sich Wertmaßstäbe in Zeiten der Krise.

Man kann vieles in der Krise lernen, nicht nur über den Verfall der Werte. Man kann auch lernen, dass die Politiker lügen, wie sie schon immer gelogen haben.

Das beste Beispiel war der Auftritt von Merkel und Steinbrück vor den Kameras während der Weltwirtschaftskrise, als sie mit dem Brustton der Überzeugung versichert haben, die Ersparnisse auf den Bankkonten seien sicher. Sie haben nach eigenem Bekunden selbst nicht erwartet, dass man ihnen glauben würde. Doch die Menschen haben ihnen diesen Gefallen getan. Zum Glück muss man heute sagen, denn sonst hätte es einen Run auf die Einlagen gegeben, und das Bankensystem wäre endgültig zusammengebrochen. Muss man die Menschen also belügen? Vielleicht. Vielleicht ist die Masse der Menschen nicht in der Lage, die Wahrheit zu verkraften. Ich erinnere an das, was ich über das Sich-Vormachen geschrieben habe.

Die Politiker haben uns in den vergangenen Tagen und Wochen gebetsmühlenartig versichert, man sei auf alle Eventualitäten vorbereitet, man habe sich seit Jahren auf eine mögliche Epidemie oder Pandemie eingestellt.

Jetzt zeigt sich, dass man nicht einmal das medizinische Personal in den Krankenhäusern und Arztpraxen mit einer Mundmaske oder gar Schutzanzügen ausrüsten kann. Auch Desinfektionsmittel werden knapp. Wir haben zurzeit etwas mehr als eintausend Infizierte in Deutschland.

Worin bestand also diese großartige Vorbereitung auf den Worst Case? Und wenn man sich schon nicht längerfristig auf diesen Ernstfall vorbereitet hat, warum hat man nicht die jüngsten Wochen dazu genutzt? Hätte nicht spätestens seit der Tragödie von Wuhan allen Verantwortlichen klar sein müssen, worauf wir zusteuern? Selbst wenn man noch die Hoffnung gehegt hätte, alles könne sich auf wundersame Weise in Wohlgefallen auflösen, hätte man sich für den unwahrscheinlichen Fall rüsten müssen, dass das ersehnte Wunder doch nicht eintritt. Man braucht sich nicht zu wundern, wenn die Menschen das Vertrauen in die Politik verlieren.

Zurzeit treffen in Italien Hilfsgüter aus China ein. Gespendet werden Atemmasken, Schutzbrillen und Schutzanzüge. Offensichtlich ist niemand auf diese Krise vorbereitet gewesen.

Das trifft auch für die USA zu. Es gibt dort zwar wenig Infizierte, dafür aber überproportional viele Tote. Ein Verhältnis, das auf eine große Zahl unentdeckter Fälle hinweist. Tatsächlich wird in den USA sehr wenig getestet. Die Amerikaner haben das beste Gesundheitssystem der Welt, und sie sind „auf alles vorbereitet". Präsident Trump hält die Corona-Krise für eine Erfindung der Demokraten, um ihm die nächste Präsidentschaft zu vermasseln. Es seien nur Fake-News. Man brauche sich keine Sorgen zu machen, alles werde gut.

Tatsächlich steuern die USA auf eine unvorstellbare Katastrophe zu. Im Land gibt es nur 70.000 Beatmungsgeräte. Was geschieht, wenn es Millionen von Infizierten und Kranken gibt? Jetzt wäre noch Zeit mit erheblichen Anstrengungen dagegen zu steuern.

Und es gibt heute eine weitere schlechte Nachricht. Wer hofft, mit dem Sommer käme die Epidemie von selbst zum Erliegen, täuscht sich vermutlich. Die maßgeblichen Experten rechnen nicht mit einer deutlichen Verlangsamung der Infektionsrate. Außerdem käme dann im Herbst sowieso eine zweite und vielleicht heftigere Welle. Bei der Spanischen Grippe waren es drei, jede spätere verheerender als die vorangegangene.

11. März

Die Lage in Deutschland ist relativ ruhig. Das Leben scheint fast normal weiterzugehen. Meine Mitbewohnerin fährt in die Redaktion. Apple dagegen schickt seine Mitarbeiter weltweit ins Homeoffice. Ich frage mich, ob ich den *Tag X* zu früh ausgerufen habe.

Tatsächlich war ich heute nahe dran, selbst ins Büro zu fahren. Es gibt dort einige Dinge, die ich brauche und gerne abholen würde. Nichts Wichtiges allerdings. Außerdem würde ich mich dort gerne sehen lassen. Es ist seltsam, dass man nach drei Tagen schon das Gefühl entwickelt, abgeschnitten zu sein. Ich schaue auf die Slack-App und sehe, wer seinen Computer hochgefahren hat. Das Telefon schweigt. Natürlich könnte ich selbst anrufen, aber es gibt keinen Bedarf, etwas abzustimmen oder zu besprechen. Jeder macht seine Arbeit und weiß, was zu tun ist. Auch die Kunden verhalten sich ruhig. Oder zögerlich. Wer weiß?

© Der/die Autor(en), exklusiv lizenziert durch Springer-Verlag GmbH, DE, ein Teil von Springer Nature 2020
M. Lalli, *Als wäre immer Sonntag*,
https://doi.org/10.1007/978-3-662-62510-1_5

Ich habe sogar überlegt, einkaufen zu gehen. Wir haben einen neuen tegut-Laden um die Ecke. Er ist immer leer, und die Mitarbeiter sind sehr bemüht und freundlich. Selbst in Zeiten der Hamsterkäufe wird er nicht überlaufen sein. Auch die Kunden sind freundlicher als woanders. Vermutlich, weil der Laden teurer ist und vor allem von besser gestellten Menschen frequentiert wird.

Unlängst stand ein Penner vor mir an der Supermarktkasse, ein Obdachloser. Er hatte drei Dosen Cola und ein Päckchen Zigarettentabak aufs Band gelegt. Das Ganze kostete etwas über sieben Euro. Er hatte aber nur einen fünf Euro-Schein und ein paar Münzen dabei.

Die Kassiererin sagt, dass es nicht reiche, und ich überlege, ob ich die Differenz übernehmen soll. Der Penner legt zwei Dosen Cola zurück. Auf den Tabak will er nicht verzichten. Das bewegt mich, auf meine überaus großzügige Tat zu verzichten. Warum soll ich einen völlig ausgemergelten Mann beim Rauchen unterstützen? Läge es nicht in seiner eigenen Verantwortung, damit aufzuhören? Während an der Kasse hin und her gerechnet wird, legt der Mann hinter mir plötzlich zwei Getränkebons auf das Band. Er würde das übernehmen, sagt er der Kassiererin. Sie zieht die Bons ab. Für den Penner bleiben sogar ein paar Cent, die er verwundert in die Tasche steckt. Ich schäme mich.

So geht es in unserer Stadt zu, zumindest in den besseren Vierteln. Das tegut ist ein solcher Ort der Versöhnung und des Miteinanders. Es ist nur eine Frage des Geldes.

Heute fühle ich mich einigermaßen sicher. Vielleicht auch deshalb die Idee, einkaufen zu gehen. Notwendig wäre es nicht. Unser Kühlschrank ist prall gefühlt. Es fehlt nur eine Flasche Wein. Wenn ich aber nur deswegen zum Supermarkt ginge, käme ich mir wie der Penner mit seinem Tabak vor.

Gestern kamen neue Zahlen zur Verteilung der Sterbefälle in Italien. Ich sauge jede Zahl auf. Sie bleibt mir
unweigerlich im Gedächtnis haften. So ging es mir
schon als Kind. Am liebsten hatte ich die Statistiken,
die Grafiken also, auf denen sie abgetragen waren: die
Bevölkerungsentwicklung, die Erdölexporte, um was
es ging, war nebensächlich. Kurven, Balken, Kreisdia-
gramme. Wenn ich die Tageszeitung durchblätterte, zogen
sie mich magisch an. Für solche Dinge habe ich ein fast
fotografisches Gedächtnis. Ich sehe das Bild später vor mir.
Dann konnte ich in einem Erwachsenengespräch plötzlich einflechten, dass das Bruttosozialprodukt der USA
im letzten Jahr um fünf Prozent gestiegen sei. Damals
war ich sieben oder acht Jahre alt. Das löste stets allgemeines Stirnrunzeln aus. Vermutlich hat man mir nicht
geglaubt. Es gab noch kein Google, mit dem man meine
Behauptung unverzüglich hätte überprüfen können.

Die Zahlen zeigen eindeutig, dass vor allem alte
Menschen sterben. Unter den Toten sind nur zwei Prozent jünger als sechzig Jahre. Acht Prozent der Fälle liegen
zwischen 60 und 70 Jahren. Ich bin Mitte 60 und in guter
gesundheitlicher Verfassung. Einen Risikofaktor habe ich
dennoch: Ich leide unter einem leichten Asthma. Alles in
allem scheint mein persönliches Risiko, an dieser Krankheit zu sterben, dennoch gering, zumal ich ein gutes
Immunsystem habe und so gut wie nie krank bin. Das ist
beruhigend. Als Statistiker macht mir ein Risiko im Promillebereich keine große Angst.

Heute verstehe ich besser die Sorglosigkeit der Jugend.
In Italien hat man die jungen Leute beschimpft, weil sie in
Bars und Kneipen herumhingen oder sich mit Freunden
trafen. Die Schulen und Universitäten waren geschlossen,
was hätten sie tun sollen? Sie fühlen sich unangreifbar, die
Seuche wird sie nicht treffen oder nur milde streifen. Dass

sie durch ihr Verhalten die Ausbreitung fördern und Alte und Kranke gefährden, ist ihnen egal.

Gestern kam mein Sohn plötzlich durch die Tür. Immer in Eile, immer beschäftigt. Er fährt Ende der Woche nach Frankreich zu einer Skifreizeit. Im Gegensatz zu Norditalien sind die Lifte dort noch in Betrieb. Ich ermahne ihn, sich die Hände zu waschen, immer zu waschen, wenn er durch die Haustür kommt. Folgsam, wie er ist, kommt er meinem Wunsch nach. Aber wenig überzeugt. Man sieht ihm an, dass auch er recht sorglos ist. Im Alter von 21 Jahren beunruhigt ihn die Krankheit kaum.

Die Seuche scheint zu einem Generationenkonflikt geworden zu sein. Je älter, desto gefährdeter. Es leiden vor allem Menschen über 80 Jahren unter schweren Krankheitsverläufen und sterben. Vielleicht denken die Jungen, dass der Tod hunderttausender Rentner und Kranker positive Folgen hätte. Renten, Alters- und Pflegeheime. Wie viele alte Menschen vegetieren schwerkrank vor sich hin? Würde ihr Tod nicht die ganze Gesellschaft entlasten? Insofern wäre die Seuche ein evolutorisch sinnvolles ‚Ausfegen' der Kranken und Schwachen.

Aber es gibt auch die Krebskranken, jene, die sich Chemotherapien unterziehen müssen, und es gibt Immundepressive, Menschen, die nach Transplantationen oder schweren Krankheiten so gut wie kein Immunsystem mehr besitzen. Schon zu normalen Zeiten müssen sie mit einem Mundschutz herumlaufen. Was wird aus ihnen?

In diesen schweren Zeiten zeigt sich, wie ernst man die allgemein propagierte gesamtgesellschaftliche Verantwortung nehmen kann. Denkt jeder nur an sich? Gefährdet der Student seine kranken Großeltern? Wird es einen Kampf der Generationen um die begrenzten Ressourcen geben? Die Risiken sind ungleich verteilt, und es liegt am Einzelnen, auf die Schwachen Rücksicht zu nehmen. Die Zukunft wird zeigen, wie dieser Konflikt ausgeht.

Auf jeden Fall wird die Krise die Gesellschaft nachhaltig verändern. Man kann das mit den Folgen von AIDS vergleichen. Den meisten ist es heute nicht bewusst, wie stark das HIV-Ansteckungsrisiko unsere Welt verwandelt hat. Sex ist zu etwas Gefährlichem geworden, Schmutzigem, ja, Tödlichem. AIDS hat die sexuelle Revolution beendet, hat uns zu Zuständen zurückgeführt, wie sie in den 50er Jahren üblich waren, zu Monogamie und Enthaltsamkeit. Sicherlich hat nicht AIDS allein dazu geführt, aber 40 Jahre ‚Lustseuche‘ haben sich nachhaltig auf unsere Einstellung und unser Verhalten ausgewirkt. Die erste Frage ist immer: Was ist safe? Und die Antwort schwankt zwischen Selbstschutz und Hysterie.

Vielleicht wird Corona die Welt ähnlich verändern. Es wird sicherlich die Digitalisierung und Virtualisierung vorantreiben. Das Homeoffice wird zum Standard, ähnliches gilt für Remote Learning. Soziale Kontakte waren schon vor der Krise größtenteils digital und wurden über das Internet gepflegt. Das wird sich weiter verstärken. Menschen werden sich weniger anfassen. Sich die Hand zu geben, erscheint obszön, genauso der Kuss auf die Wangen. Wird es eine zunehmende Individualisierung geben? Den Rückzug in die Familie und abgeschottete Gruppen? Was bedeutet das Virus für unsere Mobilität? Gibt es einen langfristigen Trend weg von den Massenverkehrsmitteln? Wird das eigene Auto trotz Klimakrise rehabilitiert?

Das Auto, ein Ort, an dem man sich sicher weiß. Ich erinnere mich an die Mercedes-Werbung, in der ein junger Mann von einer lauten und unübersichtlichen Straße in sein Auto steigt und aufatmet. Mit dem Schließen der Tür ist Ruhe und Frieden eingekehrt. Er ist ‚zu Hause‘. Das Auto ist die Trutzburg, es filtert Geräusche und Gerüche.

Man kann sich einschließen, man kann stundenlang, hunderte von Kilometern lang durch die Welt fahren, ohne in Kontakt mit einem Menschen zu treten. Bleibt nur das Tanken als allerletztes Risiko. Doch auch das kann man vielerorts an einem Automaten erledigen.

Heute wurde in Österreich die Grenze nach Italien geschlossen. Wer passieren darf, muss nachweisen, dass sein Tankinhalt bis zum Ziel reicht. Jeder Stopp wird zum unkalkulierbaren Risiko. Vielleicht ist das nur ein Gerücht.

12. März

Es ist erstaunlich, dass es jeden Tag eine Verschärfung der Lage gibt. Am Vortag hat manch einer geglaubt, es könnte nicht schlimmer werden, am nächsten Tag ist man schlauer.

Zum einen hat Italien gestern Abend die Schließung aller Geschäfte verfügt. Ausnahmen sind Lebensmittel, Apotheken und Drogerien, Zeitschriften und Tabak sowie die Tankstellen. Wer aus dem Haus geht, braucht eine Art Passierschein, auf dem Sinn und Zweck verzeichnet ist. Diesen kann man sich selbst ausdrucken, braucht aber dennoch einen triftigen Grund (Arbeit, Einkauf, Versorgung von Bedürftigen). Eine Runde um den Block mit dem Hund ist demnach kein ausreichendes Motiv, das Haus zu verlassen. Zum gegenwärtigen Zeitpunkt ist aber noch unklar, wie weitreichend diese Verfügung tatsächlich ist.

Zum anderen hat Präsident Trump ab der kommenden Nacht alle Flüge von und nach Europa untersagt. In die

© Der/die Autor(en), exklusiv lizenziert durch Springer-Verlag GmbH, DE, ein Teil von Springer Nature 2020
M. Lalli, *Als wäre immer Sonntag,*
https://doi.org/10.1007/978-3-662-62510-1_6

EU müsste man treffenderweise sagen, denn England ist von dieser Einschränkung ausgenommen. In einer Fernsehansprache hat er vom *ausländischen* Virus gesprochen. In seiner Logik muss man dagegen so vorgehen, wie man gegen illegale Migration vorgeht: mit Grenzschließungen und Mauern.

Nach der bisherigen Verharmlosung scheint das eine neue Strategie zu sein. Vielleicht ist ihm bewusst geworden, dass das Problem doch nicht von selbst verschwindet. In diesem Fall will er sich als Retter inszenieren. Wenn es schief geht, sind die anderen Schuld, die Chinesen und die Europäer (die dem Zustrom an Chinesen nicht rechtzeitig Einhalt geboten haben). Ob man ein Virus mit reiner Demagogie stoppen kann, ist fraglich. Verleugnen von Fakten und Herunterspielen eigener Versäumnisse hilft hier nicht. Und ein Virus lässt sich nicht mit populistischen Parolen zurückdrängen, mögen die eigenen Anhänger noch so begeistert sein.

Aus meiner Sicht stellt sich das Problem in den USA ähnlich dar, wie das, was ich weiter oben zum Thema Sich-etwas-vormachen ausgeführt habe. Tatsächlich stoße ich immer wieder drauf. Steve Jobs wollte nie wahrhaben, wie ernst seine Krebserkrankung war. Er hat lange Zeit eine professionelle Behandlung verweigert und sich auf allerlei Hausmittelchen beschränkt. Man kann sich selbst etwas vormachen – aber nicht dem Krebs. Die Wirklichkeit holt einen irgendwann ein. Das ist beruhigend, wie ich finde. Man kann sich also von der Faktenlage nicht endlos weit und nicht endlos lange entfernen. Das Faktische kommt früher oder später zurück. Wie man jetzt lernt, ist das Später heftiger als das Früher. Ich bin gespannt, wie dieses Rennen in den USA ausgeht, ob sich Trumps Strategie auch angesichts einer realen tödlichen Bedrohung durchhalten lässt.

Die Börsen verlieren heute wieder deutlich. Solche Verluste konnte man sich bis vor Kurzem kaum vorstellen. Über 12 %, unfassbar eigentlich, zumal die vergangenen zehn Tage bereits mit Verlusten von 20 % zu Buche schlugen. Das ist eindeutig ein Crash, und der ist noch nicht vorüber, ganz zu schweigen von einer möglichen Erholung.

Es ist unwahrscheinlich, dass meine Firma ungeschoren davonkommt. Ein erstes Projekt wurde wegen eines Verdachtsfalls beim Kunden verschoben.

Meine Partnerin war heute einkaufen. Es war wohl sehr voll. Es gab keine freien Parkplätze mehr, und auch im Innern herrschte Gedränge. Man verbietet zwar Großveranstaltungen, aber in jedem Supermarkt drängeln sich die Massen ohne jegliche Disziplin. In Italien wurden Eingangskontrollen eingeführt und die Kundenanzahl kontrolliert. In jeder Schlange, auch an der Kasse, wird mindestens ein Meter Abstand eingehalten. Noch sind wir weit davon entfernt. Im unmittelbaren Umland wurden heute 14 neue Fälle gemeldet. Auf das Bundesgebiet umgerechnet wären es 1400. Offenbar ist die Ausbreitung bei uns höher als in den meisten anderen Gegenden Deutschlands. Das mag auch an der großen Mobilität und Internationalität der hiesigen Bevölkerung liegen.

Morgen habe ich einen Termin bei meinem Lungenfacharzt. Eine Routineuntersuchung wegen meiner Asthmabeschwerden. Ich weiß noch nicht, ob ich hingehen werde. Das Risiko, mich anzustecken, erscheint mir in diesem Umfeld mittlerweile als sehr hoch.

13. März

Andere Länder beginnen zu verstehen, dass auch bei ihnen bald italienische Verhältnisse herrschen könnten. Viele schotten sich ab, woanders werden Schulen und Kindergärten geschlossen. Die Italiener, die im Ausland leben, kritisieren, dass in ihren Gastländern alles viel zu langsam geht. Ihnen geht es so wie mir. Ich bin bekanntlich auch Italiener. Wenn man die Ereignisse in der alten Heimat verfolgt, versteht man nicht die Sorglosigkeit, die woanders herrscht. Sicher ist man auch besorgt, doch man fühlt sich nicht betroffen, alles sieht noch so normal aus: Die Restaurants sind geöffnet und zum Bersten gefüllt, die Straßenbahnen und Busse voll, und auch in den Fußgängerzonen drängeln sich die Menschen. Es ist ein wenig wie mit dem *Tag X*. Ja, er wird kommen. Vielleicht, vielleicht auch nicht. Auf jeden Fall ist er noch nicht da. Doch das täuscht.

Die Tageszeitung, bei der meine Partnerin arbeitet, hat heute allen Mitarbeitern Homeoffice verschrieben.

© Der/die Autor(en), exklusiv lizenziert durch Springer-Verlag GmbH, DE, ein Teil von Springer Nature 2020
M. Lalli, *Als wäre immer Sonntag*,
https://doi.org/10.1007/978-3-662-62510-1_7

Die Schulen in der Umgebung melden erste Fälle und schließen. Die Infektionen kommen näher, sind schon in der Firma um die Ecke, im Kindergarten am Ende der Straße und in der ehemaligen Schule meines Sohnes angelangt. Ist das bereits der richtige Zeitpunkt ernst zu machen, sein Verhalten zu ändern, wie Angela Merkel kürzlich gefordert hat?

Für die meisten nicht. Verhaltensänderungen sind langwierig, wie die Psychologie weiß. In Italien erwägt man den Einsatz des Militärs, um Menschenansammlungen aufzulösen. In Deutschland fordert mancher, man müsse die Menschen zwangsweise zu Hause einschließen, wie seinerzeit in Wuhan. In der Diktatur ist das möglich. Und bei uns? Ist eine freiheitliche Gesellschaft in der Lage, mit dieser Bedrohung fertig zu werden? Brauchen auch wir die Anwendung von Notstandsgesetzen und eine Einschränkung der bürgerlichen Freiheiten?

In Südkorea bewacht man Infizierte und Kontaktpersonen mithilfe einer Handy-App, die den Aufenthaltsort übermittelt. Datenschutz steht nicht zur Debatte. Wäre das auch bei uns möglich?

Die Bundeskanzlerin hat empfohlen, soziale Kontakte einzuschränken. Das fällt den meisten selbst für wenige Tage und Wochen schwer. Aber es ist eine Empfehlung, eine gutgemeinte und dringende, mehr nicht.

An diesem Freitag, den 13., habe ich das Gefühl, dass der *Tag X* nun wirklich eingetreten ist. Vielleicht hatte ich ihn am Montag voreilig ausgerufen. Fast alles wurde abgesagt, kulturelle Veranstaltungen, selbst Lesungen. Meine Partnerin weiß nicht mehr, worüber sie berichten soll. Kann man berichten, ohne zu recherchieren, ohne mit Menschen zusammenzutreffen?

Die Skifreizeit meines Sohnes wurde zwei Tage vor Beginn annulliert, was er enttäuscht, aber dennoch gelassen aufgenommen hat. Unsere eigene Berlinreise

Ende März haben wir ebenfalls abgesagt. Heute Morgen war ich nicht beim Lungenarzt. Schon die Vorstellung eines überfüllten Wartezimmers mit hustenden und sich räuspernden Menschen hat mir Übelkeit verursacht. Dann morgens um acht Uhr mit unzähligen Schulkindern in der Straßenbahn zu sitzen, zu stehen vielmehr, dicht an dicht.

Bis auf weiteres gehe ich nur noch einkaufen. Vielleicht setze ich dann zum ersten Mal eine meiner neuerstandenen Masken auf. Ansonsten mache ich einen langen Spaziergang am Tag oder auch zwei. Solange man seinen Mitmenschen nicht zu nahe kommt, ist das ungefährlich.

Meine Partnerin ist es heute zum ersten Mal gedämmert, dass wir auf absehbare Zeit eng aufeinander in unserer Wohnung sitzen werden. Sie ist es gewohnt, viel unterwegs zu sein, hat tagsüber und abends immer viele Termine. Die Vorstellung von übertriebener Nähe und Enge scheint sie zu beunruhigen. Sie legt mehr Wert auf ihre Unabhängigkeit, als sie im Allgemeinen zugibt. Doch wir haben eine große Wohnung. Bisher dachten wir, sie sei zu groß. Sieben Zimmer, einen kleinen Garten und zwei große Terrassen mit Blick auf die Rheinebene. Wenn wir wollten, könnten wir es uns so einrichten, dass wir uns kaum über den Weg laufen. Seitdem ich die meiste Zeit des Tages zu Hause eingesperrt bin, schätzte ich unsere Wohnung noch mehr. Sie ist gemietet und kostet uns jeden Monat ein kleines Vermögen, doch in diesen Zeiten ist sie für uns unbezahlbar. Ich mag mir gar nicht vorstellen, wie eine große Familie auf engstem Raum miteinander auskommt.

Tatsächlich haben wir in meiner Kindheit zu fünft in einer Zweizimmerwohnung gelebt. Mein Vater war Schichtarbeiter in der Großen Fabrik. Privilegiert waren wir damals also nicht. Meine Schwester und ich haben in einem fensterlosen Abstellraum auf drei Quadratmetern geschlafen. Es war so eng, dass mein Vater die Tür ausgehängt hat, weil sie sonst nicht aufgegangen wäre. Wir hatten Stockbetten, von der Decke baumelte eine selbstgebastelte Lampe. Für mehr Einrichtung war kein Platz. Doch damals gab es keine Epidemie. Wir Kinder kamen nur zum Essen und Schlafen nach Hause.

Wenn ich es mir recht überlege, gab es doch eine Epidemie. Im Grunde genommen sogar zwei. 1957, als die asiatische Grippe grassierte, war ich sehr klein. 1969 während der Hongkong-Grippe aber alt genug. Der Name ist mir bis heute ein Begriff, an die Krankheit selbst kann ich mich nicht erinnern. Ich weiß nicht einmal, ob ich überhaupt krank war. Doch sie war nicht so schwerwiegend wie das heutige Virus. Nur eine besonders hartnäckige Influenza.

An der Hongkong-Grippe starben weltweit etwa eine Million Menschen, davon allein 25.000 in Deutschland. Die Asiatische Grippewelle von 1957 hatte einen ähnlichen Erreger, aber etwas mehr Opfer. Beide werden vermutlich nicht mit der heutigen Covid-19-Epidemie vergleichbar sein. Die Wissenschaftler sind sich nicht einig, aber man erwartet zwischen 10 und 70 Mio. Opfer weltweit. Dann wären wir auf Augenhöhe mit der Spanischen Grippe, die zwischen 1918 und 1920 um die 50 Mio. Menschen tötete. Es ist also grundlegend falsch, wenn manche Zeitgenossen behaupten, wir hätten es nur mit einer besonders starken Grippewelle zu tun. SARS-CoV-2 hat gute Chancen, zur gefährlichsten Seuche der Neuzeit zu werden. Interessant ist, ob die heutigen modernen Volkswirtschaften mehr und bessere Mittel haben, um damit fertig zu werden, oder ob wir genauso hilflos der Seuche gegenüberstehen werden wie unsere Vorfahren der Pest.

Und es gibt vielversprechende Entwicklungen. Mehr als 20 Impfstoffe sind zurzeit in der Entwicklung.

Einige davon bereits im Tier- oder sogar Menschenversuch. Doch selbst, wenn man Risiken eingeht und die vorgeschriebenen Erprobungswege abkürzt, wird sie zumindest für diese erste Welle zu spät kommen.

Andere Firmen und Krankenhäuser erproben bestehende Medikamente hinsichtlich ihrer Wirkung auf das neue Virus. Es werden erste klinische Studien an infizierten Patienten gestartet. Der Vorteil dieser Medikamente ist, dass sie bereits eine Zulassung am Menschen haben. Allerdings weiß man nicht, ob sie gegen Covid-19 wirken.

Zum einen gibt es Remdesivir, das von der Firma Gilead unlängst zur Bekämpfung des Ebola-Virus entwickelt wurde. Es bekämpft RNA-Viren, zu deren Klasse auch SARS-CoV-2 gehört. Darauf werden gegenwärtig die größten Hoffnungen gesetzt.

Zum anderen laufen Versuche mit Baricitinib, einem Wirkstoff zur Behandlung rheumatoider Arthritis. Dieser wird von Roche hergestellt und hat gute Erfolge zum Beispiel bei einzelnen Covid-19-Kranken in China gezeigt. Kleinere klinische Studien wurden jetzt in Italien und Deutschland angestoßen. Der Wirkstoff wirkt zwar nicht gegen das Virus selbst, ist aber anscheinend effektiv gegen die sekundäre Entzündung der Lunge, die als Überreaktion des Immunsystems angesehen wird. Für die Medien wird jeder Strohhalm schnell zum ersehnten Rettungsanker.

Gerade kommt die Nachricht, dass Roche eine Notfallzulassung für einen SARS-CoV-2-Schnelltest erhalten hat. Dieser liefert ein Ergebnis innerhalb von drei Stunden. Die COBAS-Laborgeräte, mit denen der Test ausgewertet wird, haben eine Kapazität von bis zu 4000 Analysen am Tag.

15. März

Als wäre es immer Sonntag. Dieser Satz fiel mir gestern ein und beschreibt ein wenig den Zustand in der relativen Isolation.

Die Tage sind einförmig geworden. Ich sitze sowieso immer am Schreibtisch und schreibe. Unter der Woche kümmere ich mich zusätzlich um die Firma, kalkuliere Angebote und maile oder telefoniere mit Kunden. Doch das mache ich manchmal am Wochenende auch. Für mich ist der Unterschied nicht groß.

Aber unter der Woche sind die Menschen unterwegs. Sie arbeiten, gehen einkaufen. Es gibt ein Leben außerhalb meiner eigenen vier Wände, und das finde ich sehr beruhigend. Es macht mir nichts aus, davon ausgeschlossen zu sein, aber es tut gut, dass es draußen Normalität gibt, Aktivität, Geschäftigkeit. Und sollte ich mich irgendwann tatsächlich einsam fühlen, kann ich hinausgehen, mit der Straßenbahn in die Stadt fahren,

© Der/die Autor(en), exklusiv lizenziert durch Springer-Verlag GmbH, DE, ein Teil von Springer Nature 2020
M. Lalli, *Als wäre immer Sonntag*,
https://doi.org/10.1007/978-3-662-62510-1_8

durch die Fußgängerzone gehen und mir diese Geschäftigkeit zumindest anschauen, so tun, als gehörte ich dazu.

Vielleicht habe ich deswegen schon immer die Sonntage gehasst. Schon als Kind und noch mehr als Jugendlicher deprimierten sie mich. Plötzlich fühlte ich mich auf mich selbst zurückgeworfen. Das öffentliche Leben erlosch, und mir kam es ungerecht vor, dass meine Kulisse plötzlich ihre Tätigkeit einstellte, aufhörte mir ein Leben vorzugaukeln, das es draußen gab. Jetzt, am Sonntag, arbeiteten auch die anderen nicht mehr. Sie gingen nicht mehr zur Schule, kauften nicht mehr ein und fuhren auch nicht mehr in die Stadt. Sie hatten mich im Stich gelassen, sie waren so geworden wie ich. Auch wenn es nur einen Tag dauerte, bis das Leben von Neuem begann, spürte ich an diesen Sonntagen sehr deutlich, dass es nicht möglich gewesen wäre, wenn alle sich so verhalten hätten wie ich, wenn sich alle auf sich selbst zurückgezogen hätten, wenn die Welt nur noch zu einer Ansammlung einsamer Individuen geworden wäre. Wer hätte dann noch die Lebensmittel produziert, dafür gesorgt, dass Wasser aus dem Hahn kommt und Strom aus der Steckdose?

So ähnlich sind diese Tage der selbstgewählten Isolation. Die gleichen Ängste nisten sich ein. Was wird geschehen, wenn niemand mehr arbeiten geht, wenn sich alle in Häuser eingeschlossen haben? Was wird geschehen, wenn jeden Tag Sonntag ist, für Wochen für Monate, wer weiß wie lange?

Sonntage sind langweilig, sie sind deprimierend, sie bedeuten Stillstand und Einsamkeit, sie sind ein Vorgeschmack auf den Tod.

Tatsächlich gibt es Italien mittlerweile Proteste der Arbeiterschaft. Während die Angestellten ins Homeoffice dürfen, sehen sie sich schutzlos der Seuche ausgeliefert. Im Hafen von Genua gab es die ersten Streiks, einige Firmen schließen freiwillig. Viele von ihnen arbeiten dicht an dicht, sie haben keine Atemmasken, von einem Sicherheitsabstand können sie nur träumen. Noch kritischer ist es bei dem medizinischen Personal, den Rettungsdiensten und der Polizei. Alle stehen an vorderster Front und sind nur notdürftig geschützt. Doch diese Strukturen sind lebenswichtig, brechen sie zusammen, droht das Chaos. Dann sind wir nur noch einen Schritt von den Zuständen im Venedig der Pest entfernt.

Interessant finde ich das Verhalten der Italiener im Ausland. Dass die Touristen wieder nach Hause wollen, ist normal. Doch es gibt auch viele Migranten, die sich plötzlich in ihren neuen Gastländern unsicher fühlen. Paradoxerweise würden sie am liebsten in die wesentlich stärker betroffene Heimat zurückkehren. Selbst ich habe mir ernsthaft überlegt, ob ich mich für eine Weile ins leerstehende Haus meiner Mutter zurückziehen soll. Sie besitzt eine hübsche Wohnung unweit des Meeres. An den Strand könnte ich nicht, denn dann bekäme ich eine Anzeige wegen Missachtung der Quarantäneregeln. Doch ich lebe seit mehr als 50 Jahren in Deutschland und die Heimat ist fern, sehr fern. Sollte ich Deutschland jemals verlassen, dann würde ich eher nach Norden ziehen, nach Dänemark, ein Land, das ich überaus schätze, oder nach Norwegen.

Dass die Exilitaliener in der Krise diese Gefühle entwickeln ist vielleicht normal. In der Unsicherheit zieht es einen zurück zu den Wurzeln, mag auch dort das Feuer am schlimmsten wüten. Ich glaube aber, dass es noch einen anderen Grund gibt: Sie sehen, was in Italien gerade passiert, sind näher am Geschehen und emotional stärker betroffen. Sie verstehen die Sorglosigkeit ihrer Gastländer nicht, das Verhalten ihrer Mitbürger. Sie sehen einen Tsunami auf das Land zurollen, während alle anderen blind ihren Gewohnheiten nachgehen.

China war weit, Südkorea war weit, und selbst Italien ist weit, das Elsass, das gerade zum neuen Risikogebiet ausgerufen wurde. Nordrhein-Westfalen ist weit. Die nächstgrößere Stadt mit ihren neuen Fällen ist weit. Irgendwann ist auch das betroffene Viertel in der Nachbarschaft weit entfernt, und wenn die Seuche in der eigenen Straße angekommen ist, dann ist man beruhigt, weil es im eigenen Haus noch keine Infizierten gibt.

Am gestrigen Samstag bin ich ins Büro gefahren, um einige Dinge zu holen, eine willkommene Abwechslung und ein gutes Gefühl, aus dem Haus zu kommen, eine längere Strecke zu fahren. Auf den Straßen war erstaunlich viel los. Erschreckend viel, müsste man schreiben. Es waren nicht nur die Massen, die die Supermärkte gestürmt haben – ja, mittlerweile gibt es tatsächlich Hamsterkäufe – viele Menschen standen herum, Kinder haben gespielt, die Spielplätze waren voll. Und es waren fröhliche Menschen, die die Sonne begrüßt haben, den aufziehenden Frühling. Im Vergleich zu anderen Samstagen war vermutlich weniger los, die Straßenbahnen waren leerer, die Fußgängerzonen. Und doch, der Slogan *Wir bleiben Zuhause*, der in Italien pausenlos verbreitet wird, ist in Deutschland noch nicht angekommen. Ab Montag sind Ferien für alle Kinder und Jugendlichen, die Einrichtungen sind geschlossen, Veranstaltungen mit über 50 Besuchern abgesagt. Was fangen wir mit unserer Zeit an, fällt doch auch das fröhliche Konsumieren ins Wasser? Lasst uns mit der ganzen Familie und den Nachbarn einen schönen Spaziergang machen. Lasst uns auch Oma und Opa dazu holen.

Warum ist es so schwer, Verhalten zu ändern, Gewohnheiten? Wie groß muss die Angst werden, damit sich Menschen anders verhalten? Oder braucht man den Staat, Polizei und Militär, um die Ansammlungen von Menschen zu zerstreuen, muss man Bußgelder und Strafen verhängen?

Für mich als Psychologen ist es interessant, diese Prozesse zu beobachten, das Zusammenspiel des Einzelnen und der Masse. Es ist ein großes Experiment, ein nationales, ein weltweites Experiment, das wir gerade erleben. Man wird noch lange daraus lernen können.

Ich habe gestern nicht an meinem Tagebuch geschrieben. Das wird sich vermutlich in nächster Zeit häufen. Das liegt nicht daran, dass es keine Neuigkeiten gibt, aber es sind immer die gleichen Neuigkeiten, es sind Berichte über die sich täglich verschärfende Lage, über steigende Fallzahlen und eine Zunahme der Toten.

Ich entwickle einen zunehmenden Überdruss, ertappe mich dabei, wie ich die gewohnten Nachrichtensendungen ausfallen lasse, die Talkshows und Sonderberichte, die sich um das immer gleiche Thema drehen. Meine Hauptinformationsquelle sind die Online-Medien und Facebook. Dort lese ich die italienischen Zeitungen. Damit kann man den ganzen Tag verbringen, ist aber danach nicht unbedingt schlauer. Vieles wiederholt sich, manche Falschmeldung wird verbreitet, es häufen sich alarmierende Statements von angeblichen Ärzten, die das nahe Ende vorhersagen. Dann gibt es die Kettenbriefe, die wohlmeinende Freunde und Bekannte weiterleiten und neben allgemeinen Tipps gezielt Desinformation verbreiten. Leider spielen hier auch die etablierten Medien mit. Offensichtlich ist alles gut, was die Klickrate erhöht.

Gestern habe ich mich dazu hinreißen lassen, den geteilten Post einer guten Bekannten zu kritisieren. Dieser wimmelte von Falschmeldungen und diente der Panikmache. Jeder Verlauf, auch der vermeintlich leichte führe zu einer schweren Lungenentzündung, zunehmend seien auch junge Menschen am Virus erkrankt und würden sterben und ähnlicher Unsinn mehr. Natürlich gibt es auch schwerkranke junge Menschen, natürlich sterben auch einige, die noch nicht 60 Jahre alt sind, bei einer sich stark ausbreitenden Epidemie ist das normal, heißt aber nicht, dass sich die Inzidenz in einer bestimmten Altersgruppe geändert hat.

Ich schrieb gestern also einen langen und, wie ich finde, sehr sachlichen Kommentar. Ich wollte sie nicht verärgern. Die Antwort war kühl. Sie lese den ursprünglichen Post eben anders. Punkt. Was hatte ich erwartet? Dass sie mir recht gibt? Sie habe einen Fehler gemacht und sei mir dankbar, dass ich sie darauf hingewiesen habe? Etwas in dieser Art. Ich bin seit vielen Jahren auf Facebook und kommentiere selten Posts meiner ‚Freunde'. Die Erfahrung lehrt: Man sollte es ganz lassen. Die Folgen sind Missverständnisse, verletzte Menschen und zerbrochene Beziehungen. Es tut mir leid, dass ich es mir mit ihr verdorben habe, mag mein Verhalten richtig gewesen sein oder nicht.

Die sozialen Medien führen zu einem polarisierten Verhalten. Entweder man kuscht, um nicht anzuecken oder jemanden zu brüskieren, oder man pöbelt. Eine sachliche Auseinandersetzung scheint nicht möglich zu sein.

Doch gestern hat sich auch etwas Schönes ereignet. Ich bekam eine Freundschaftsanfrage eines Unbekannten. Das passiert mir selten, weil ich wenige Kontakte auf Facebook habe und meine Sicherheitseinstellungen rigide sind. Und wenn doch ein junges Model aus Übersee meine Bekanntschaft machen will, ist es immer ein Fake-Profil, jemand, der mein Konto und das meiner Kontakte kapern will.

Er ist ein Schriftstellerkollege aus Bayern. Natürlich habe ich gleich geprüft, ob sein Profil real ist, doch das steht außer Frage. Er hat über 2000 Kontakte, mehrere davon haben wir gemeinsam. Außerdem ist er kein blutjunges Model, sondern ein älterer oder sagen wir reifer Mann. Auf seinem Foto sieht er sympathisch aus. Ich habe mich für die Kontaktaufnahme bedankt und eine kurze freundliche Antwort erhalten. Vielleicht schreibe ich ihm mal.

Mit zunehmendem Alter bin ich vorsichtiger geworden, was die Kontaktaufnahme zu Fremden angeht. Man muss bedächtig zu Werke gehen, den anderen nicht bedrängen, ihm oder ihr nicht gleich auf die Pelle rücken. Warum ist das so? Ich habe keine Ahnung. Manchmal denke ich, wir wären zu Igeln mit langen Stacheln geworden. Jede Annäherung tut weh, und man muss aufpassen, dass sich die Stacheln nur ganz langsam ineinanderschieben. Doch das geht nur bis zu einem gewissen Punkt, und so leben wir letztlich nebeneinander her.

Seit einiger Zeit treffe ich mich regelmäßig mit einer Kollegin. Regelmäßig bedeutet in diesem Zusammenhang alle paar Monate. Sie wohnt um die Ecke, und ich habe mehr als einmal überlegt, ob ich nicht einfach klingeln sollte. Spontan und überraschend. Als ich das mal ihr gegenüber erwähnte, hat sie mich mit so großen und erschrockenen Augen angeschaut, dass ich dieses Vorhaben niemals in die Tat umsetzen könnte. Seltsam, ich würde mich freuen, wenn einer meiner Freunde unerwartet in der Tür stünde. Oder bilde ich mir das ein? Würde ich mich auch gestört und bedrängt fühlen? Vielleicht hängt es davon ab, wer plötzlich zu Besuch kommt.

Mein Sohn hat mir kürzlich eine längere Nachricht geschickt. Er macht sich Sorgen um die psychische Befindlichkeit der Menschen. Einsamkeit schwäche unter anderem auch das Immunsystem. Ob man wisse, welche langfristigen Auswirkungen soziale Isolation habe? Ob ich Fachkollegen kenne, die mit dem Thema vertraut seien? Er fragt mich als Psychologen. Er selbst ist Physiker und wohnt seit einem dreiviertel Jahr allein, steht auf eigenen Beinen, was ihm ein wichtiges Anliegen ist und war. Ehrlich gesagt, habe ich wenig Ahnung von diesem Thema.

Ich habe vor allem verstanden, dass *er* sich einsam fühlt. „Meine sozialen Kontakte liegen in Schutt und Asche", das war sein Wortlaut. Vielleicht macht er sich auch Sorgen um seine Gesundheit. Er ist wie ich Asthmatiker und sieht sich wohl besonders gefährdet.

Ich habe ihm geantwortet, dass der jüngste bisher in Italien verstorbene Patient 38 Jahre alt gewesen sei (von über 2000 Toten der Epidemie). Außerdem war dieser Patient schwer behindert und bedurfte der Dialyse. Ich glaube mit 21 Jahren wäre ich sehr sorglos, so sorglos wie die meisten Leute in diesem Alter, die ich kenne. Mein Sohn macht sich trotzdem Sorgen.

Wir könnten zusammen zu Mittag essen und über alles reden, habe ich ihm vorgeschlagen. Es wäre alles in Ordnung hat er gesagt, außerdem habe er etwas anderes vor. Ich glaube, er möchte zeigen, dass er allein zurechtkommt. Schließlich ist er genau aus diesem Grund von Zuhause ausgezogen. Er studiert in der gleichen Stadt und hätte bis zum Ende seines Studiums bei uns wohnen können.

Am nächsten Tag, also heute, ist er dann doch gekommen. Wir haben zusammen gekocht, zu Mittag gegessen, haben uns gut unterhalten und zusammen gespielt. Er ist bis abends geblieben, so lange wie noch nie, seitdem er ausgezogen ist. Die Gesellschaft hat ihm gutgetan. Als er gegangen ist, wirkte er ruhig und fast zufrieden.

16. März

Heute bin ich kurz ins Büro gefahren. Vor allem, um nach dem Rechten zu sehen. Wir haben eine kleine Telefonkonferenz mit den Daheimgebliebenen abgehalten. In diesem Zusammenhang hat eine Mitarbeiterin den Wunsch geäußert, ebenfalls ins Homeoffice gehen zu dürfen. Sie ist jung, hat aber eine chronische Lungenerkrankung. Aus meiner Sicht spricht nichts dagegen.

Eine andere Mitarbeiterin hat angekündigt, ihren Urlaub zu verschieben. Sie wollte ursprünglich Skifahren gehen. Dieser Wunsch hat mich erst einmal sprachlos gemacht. Er ist verständlich. Niemand kann jetzt wegfahren, weder ins Ausland noch im Inland. Niemand weiß, was morgen sein wird. Vielleicht wird eine Ausgangssperre wie in Italien verhängt. Dort darf man nicht einmal zu seinem Feriendomizil reisen.

Wenn aber alle in der Krise ihren Urlaub aufsparen, dann wird jeder im zweiten Halbjahr noch sechs Wochen Urlaub haben. Wenn nichts zu tun ist, sitzen alle an ihren

© Der/die Autor(en), exklusiv lizenziert durch Springer-Verlag GmbH, DE, ein Teil von Springer Nature 2020
M. Lalli, *Als wäre immer Sonntag,* https://doi.org/10.1007/978-3-662-62510-1_9

Schreibtischen, wenn dann die Wende zum Besseren und die dringend benötigten neuen Aufträge im zweiten Halbjahr vielleicht kommen, geht es erst einmal in den Urlaub. Das kann nicht sein. Ich habe an die Verantwortung des Einzelnen appelliert. Die Firma steht auf wackligen Beinen. Wenn nicht jeder mitspielt, dann werden wir dieses Jahr nicht überstehen. Nach meiner Erfahrung nutzen solche Appelle wenig. Vermutlich werde ich im nächsten Monat Zwangsurlaub anordnen müssen.

Apropos Verantwortung. Seit einer Woche gehe ich selten aus dem Haus. Ab und an mache ich einen kurzen Spaziergang in unserem Viertel. Es ist eine bessere Wohngegend mit großen Villen und ohne Geschäfte. Es sind kaum Menschen zu Fuß unterwegs. Ab und zu biegt ein großer Geländewagen mit einer älteren Dame am Steuer um die Ecke.

Heute ist Montag. Auf meinem Weg ins Büro ist mir schon der dichte Verkehr in den Straßen aufgefallen. An meinem Ziel angekommen, konnte ich meinen Augen nicht trauen. Die Straßen voller Fußgänger, die in den Geschäften ein und ausgehen. Menschentrauben an den Haltestellen der Busse und Straßenbahnen. Kinder und Jugendliche, die in Gruppen herumstehen, blödeln und spielen. Ältere, die in aller Seelenruhe ihre Rollatoren zum Discounter um die Ecke schieben. Ich kam mir vor, als sei ich durch eine Zeitschleuse getreten und in die Vergangenheit zurückversetzt worden. Oder in die Zukunft? Wer weiß.

Ist das die Einschränkung der sozialen Kontakte, die unaufhörlich gepredigt wird? Das Vermeiden unnötiger Gänge? Das empfohlene Zuhausebleiben? Ich muss gestehen, dass mich dieses Verhalten fassungslos gemacht hat. Aus Italien wurde ähnliches berichtet, aber das hatte ich auf die italienische Mentalität geschoben, auf die Rücksichtslosigkeit des dortigen Individualismus. Heute sehe ich, dass Deutschland in dieser Hinsicht keinen Deut besser ist. Die Menschen sehen nicht ein, ihr Verhalten zu ändern. Sie denken vor allem an sich selbst. Dass sie damit andere und insbesondere die Schwachen gefährden, ist ihnen anscheinend gleich. Ich bin mir sicher, dass man auch hier bald eine Ausgangssperre verhängen wird. Man muss die Menschen zwingen, freiwillig spielen sie nicht mit.

Die Krise wird zur Nagelprobe der Regierungen und Verwaltungen, der politischen Systeme, aber auch für jeden einzelnen Menschen, für unsere ganze Rasse. Vielleicht haben wir es verdient unterzugehen. Aber am Ende wird es dann doch nur die Falschen treffen. Eine Seuche, der Tod ist nicht gerecht, genauso wenig wie es das Leben selbst ist.

17. März

Am Wochenende hat die Nachricht für Aufregung gesorgt, Trump wolle die deutsche Vorzeigefirma CureVac aus Tübingen kaufen und den dort in der Entwicklung befindlichen Corona-Impfstoff ausschließlich für die USA beanspruchen. Es gab diplomatische Verstimmungen auf deutscher Seite, CureVac selbst ließ verlauten, von einem solchen Angebot nichts zu wissen.

Tatsache ist, dass CureVac-Verantwortliche kürzlich an einem Krisentreffen in Washington teilgenommen haben. Und Fakt ist auch, dass der Vorstand kurzfristig ausgetauscht wurde. Es würde aber nicht wundern, wenn das Ganze Teil einer gezielten Desinformationskampagne gewesen wäre.

Ein Blick in öffentlich zugängliche Unterlagen zeigt, dass CureVac zu 80 % der Biotech-Holding des Walldorfer Mäzenen und SAP-Mitbegründers Dietmar Hopp gehört, in unserer Gegend eine omnipräsente Persönlichkeit. Weitere Anteile gehören der Bill und Melinda-Gates-Stiftung und

© Der/die Autor(en), exklusiv lizenziert durch Springer-Verlag GmbH, DE, ein Teil von Springer Nature 2020
M. Lalli, *Als wäre immer Sonntag*,
https://doi.org/10.1007/978-3-662-62510-1_10

einer baden-württembergischen Bank. Schwer vorstellbar, dass auch nur einer von ihnen der Verlockung eines Trumpschen Angebots, und sei dieses auch neunstellig, folgen würde.

So beeilte sich Hopp zu verkünden, man wolle einen Impfstoff für die ganze Welt entwickeln und nicht für eine einzelne Region. Doch selbst wenn Trump nicht die ganze Firma aufkaufen kann, so kann er einzelnen Mitarbeitern ein Angebot unterbreiten, das sie nur schwer ablehnen können. Desinformationskampagne gegen Trump oder von Trump selbst lanciertes Gerücht, um sich bei seinen Anhängern beliebt zu machen? Schwer zu sagen. In der heutigen Zeit liegen beide Fälle sehr nahe beieinander.

Trump wurde gestern gefragt, wie gut er sein Krisenmanagement in der Corona-Krise auf einer Skala von eins bis zehn bewerten würde. Mit der Inbrunst der Überzeugung antwortete er, er würde sich eine glatte Zehn geben, er hätte das großartig gemacht.

Gestern wurde bei uns die Schließung aller nicht unbedingt notwendigen Geschäfte verfügt. Die Liste der Ausnahmen ist erstaunlich lang. Dazu gehören auch Baumärkte und Gartencenter, selbst zum Friseur darf man noch gehen. Wir warten jetzt auf die nächste Verschärfung, auf ein weitgehendes Ausgehverbot. Dann wird die Liste der zulässigen Ausnahmen vermutlich kürzer.

Das Robert-Koch-Institut hat heute die Gefährdung in Deutschland auf ‚hoch' hinaufgestuft. In den Supermärkten wird frisches Obst und Gemüse knapp. Es drohen Lieferengpässe, weil die Saisonarbeiter aus dem Ausland nicht mehr einreisen dürfen. Auch Toilettenpapier ist im Moment kaum zu finden. Mir wurde aufgetragen, für Nachschub zu sorgen. Im ganzen Büro gäbe es nur noch zwei Rollen.

Ein australischer Psychologe hat gerade eine abenteuerliche, dumme und höchst unprofessionelle Theorie zum

Phänomen des Verschwindens des Toilettenpapiers auf-
gestellt: Da die Packung sehr groß sei, bekäme das
Produkt allein schon deshalb eine besondere Bedeutung
für den Menschen. Große Dinge seien salienter (ins
Auge springend, auffällig), man würde sich besser daran
erinnern und deren Bedeutung überschätzen. Wieder ein
Kollege mehr, für den man sich schämen muss. Ähnlich
erging es mir schon gestern Abend bei der Psychologin,
die bei ‚Hart, aber fair' Allgemeinplätze von sich gab.

Ich werde langsam zum Menschenfeind. Vielleicht
war ich das schon immer, und es tritt jetzt nur besonders
augenfällig zutage.

Ich schreibe das, weil ich heute meine Facebook-App
von meinem Mobiltelefon gelöscht habe. Das ist für
mich keine Lappalie, sondern ein folgenschwerer Schritt.
Vermutlich wäre das für jeden so. Die meisten von uns
können sich einen solchen Schritt gar nicht vorstellen.
Tatsächlich war es leicht. Es hat keine zehn Sekunden
gedauert. Das heißt nicht, dass ich meinen Account
gelöscht hätte. In wenig mehr als zehn Sekunden könnte
ich die App wieder laden. Daran sieht man, dass ich
noch unentschlossen bin. Oder erschrocken über diesen
Schritt, dessen Tragweite ich nicht abzuschätzen vermag.
Doch ich bin davon überzeugt, dass es ein Leben nach
Facebook gibt. Vielleicht wäre die Welt eine bessere, wenn
es Zuckerbergs Erfindung nicht gäbe.

Anlass war eine kleine Auseinandersetzung mit
einer Bekannten. Sie hat eine Falschmeldung mit der
Begründung geteilt, der Post sei witzig gewesen, und sie
habe etwas für die Verbesserung der Laune tun wollen. Als
ob Fake-News nicht absichtlich witzig verfasst würden,
um ihre Reichweite zu erhöhen. Die gleiche ‚Freundin',
die sich über Menschen mokiert, die zu viel auf die Straße
gehen, aber einen Post später einen Foodtruck in einer Nach-
bargemeinde empfiehlt („Wir müssen das unterstützen!"),

der damit wirbt, es gäbe auch Tische und Stühle, wo man gemeinsam essen könne.

Vermutlich bin ich zu empfindlich, und es ist müßig und sinnlos, sich über Derartiges aufzuregen. Zumal es nichts bringt, Dinge richtigzustellen oder darauf hinzuweisen, man solle keine Falschmeldungen verbreiten. Wenn ich aber die Posts meiner ‚Freunde' auf Facebook nicht ertrage, dann erscheint es mir richtig, Facebook ganz zu verlassen. Die Reiseseiten, die ich abonniert habe und besonders gerne lese, machen in der gegenwärtigen Situation wenig Sinn, und die Zeitungen, die ich auf Facebook lese, kann ich auch in einer eigenen App verfolgen.

So habe ich mir umgehend eine App heruntergeladen, die den öffentlich zugängigen Content dutzender italienischer Tageszeitungen und Magazine anbietet. Die *Repubblica* ist auch dabei. Und der *Tirreno,* das Nachrichtenblatt meiner alten Heimat. Veränderungen sind gut und bringen einen vorwärts. Das sollte man nicht vergessen.

Was die Seuche selbst angeht, so gibt es neue Studien. Experten schätzen, dass 50 bis 75 % der Infizierten asymptomatisch bleiben, was natürlich einerseits gut ist, weil es die Schwere der Erkrankung relativiert, andererseits aber bedeutet, dass diese symptomlosen Menschen andere unbemerkt anstecken können.

Wenn diese Zahlen ansatzweise stimmen, bedeutet dies, dass von 100 Infizierten 75 % ohne Symptome bleiben, bei weiteren 20 % beobachtet man eine leichten Krankheitsverlauf. Nur 5 % entwickeln schwere Symptomatiken und müssen in Krankenhäusern behandelt werden. Die Todesrate läge demnach bei einem halben Prozent. Vielleicht ein paar Promille weniger, vielleicht ein paar Promille mehr.

Das klingt erst einmal sehr beruhigend. Wenn man aber von 50 Mio. Infizierten insgesamt in Deutschland ausgeht, eine langfristige und vorsichtige Schätzung, so müssten zweieinhalb Millionen Menschen stationär behandelt werden. Es wären 250.000 coronabedingte Tote zu erwarten. Das klingt schon weniger beruhigend. Und das ist das positivste Szenario, was man heute realistischerweise annehmen kann. Hierbei bleibt unberücksichtigt, ob demnächst wirksame Medikamente zur Verfügung stehen werden.

Mit meiner neuen App (*Italien Zeitungen*) kann ich auch die Tageszeitung von Bergamo lesen (*L'Eco di Bergamo*). Bergamo ist eine sehr schöne Stadt, besonders die Altstadt, die auf einem kleinen Hügel liegt, ist verwinkelt und romantisch. Ich habe vor Jahren ein sehr schönes Wochenende dort verbracht. Ich empfehle hierzu die Lektüre von Henscheids *Dolce Madonna Bionda,* ein Buch, das er ebendort verfasst hat.

Bergamo und Umgebung gehören zu den am schwersten betroffenen Gebieten in Italien. Anders als das viel kleinere und bekannter gewordene Codogno wurde es nie zu einer roten Zone erklärt. Das Virus konnte sich lange ungehindert ausbreiten.

Wenn man die aktuellen Zahlen hört und die Berichte von dort liest, kommen mir doch Zweifel, ob meine gerade aufgestellte Rechnung stimmt. Vor dem Friedhof steht ein halbes Dutzend Leichenwagen, alle Kirchen in der Umgebung dienen der Lagerung von Särgen. Das örtliche Krematorium ist rund um die Uhr in Betrieb, schafft aber nur einen Sarg in einer halben Stunde. Das *Eco* weist zehn Seiten mit Todesanzeigen auf. Nach offiziellen Berichten starben in den letzten sieben Tagen fast 400 Menschen. Für eine Stadt mit 120.000 Einwohnern eine erstaunliche Zahl. Vielleicht werden hierbei auch die Toten aus dem unmittelbaren Umland mitgezählt, dennoch bedeuten diese Zahlen eine deutlich höhere Mortalität als gerade geschätzt. Nur zukünftige Studien werden Gewissheit bringen.

18. März

Die Seychellen verweigern ab heute allen Touristen aus
Europa die Einreise. Jene Deutschen, die noch dort
sind, werden mit zwei Sonderflügen der Condor zurück-
geflogen.

Ich war vor einem Jahr zum zweiten Mal auf den
Seychellen. Für mich ist das der schönste Ort der Welt,
schöner als die Karibik, schöner als die Südsee und
schöner als Mauritius. Kuba kann in mancher Hinsicht
mithalten, aber Kuba ist ein riesiges Land mit vielen
Millionen Einwohnern.

Es wäre kein grausames Schicksal, längere Zeit dort
bleiben zu müssen, ohne Aussicht, nach Deutschland
zurückzukehren. Wenn Geld keine Rolle spielte. Die
Seychellen sind eines der teuersten Länder der Welt. Eine
einfache Unterkunft kostet 100 € am Tag, für die Top-
hotels legt man durchaus das Dreißigfache auf den Tisch.
Auch die Nebenkosten sind hoch, sei es, dass man Essen

© Der/die Autor(en), exklusiv lizenziert durch Springer-Verlag
GmbH, DE, ein Teil von Springer Nature 2020
M. Lalli, *Als wäre immer Sonntag*,
https://doi.org/10.1007/978-3-662-62510-1_11

geht, sei es, dass man in einem Supermarkt einkauft. Sie sind also keine geeignete Zuflucht für Corona-Flüchtlinge.

Auch an diesem Ende der Welt gibt es erste positiv getestete Fälle. Zwei Einheimische haben sich bei einem Aufenthalt in … Italien angesteckt. Wie Ai Weiwei, der chinesische Aktionskünstler, kürzlich gesagt hat: „Das Corona-Virus sei wie die Nudel, in China erfunden, von Italien in die Welt gebracht." Unnötig zu erwähnen, dass Ai Weiweis Beliebtheit in Italien daraufhin einen Absturz erlebt hat. Er habe das als Witz gemeint und nicht böse. Die wenig sensible Erklärung, die die Sache noch schlimmer machte.

Ich habe heute auch Twitter und Instagram gelöscht. Beide Kanäle habe ich kaum genutzt, aber es erschien mir konsequent. Bleiben noch Xing und LinkedIn, zwei berufliche Netzwerke. Ich freue mich auf den Tag, an dem ich mich bei beiden abmelden kann. Das wird allerdings erst möglich sein, wenn ich irgendwann tatsächlich in Rente gehe.

Ohne Facebook zu leben hat erstaunliche Folgen. Es hat mich in gewisser Weise befreit. Der ständige Druck, in die Chronik zu schauen, ist weg. Facebook mit einer Sucht zu vergleichen, ist dennoch vermutlich falsch. Wenn man zum Beispiel mit dem Rauchen aufhört, vermisst man die Zigarette viele Male am Tag. Ein Entzug, der Jahre dauern kann. Die Lust zu rauchen, bleibt lange erhalten. Ich dagegen vermisse Facebook nicht. Es fehlt mir nichts. Es bleibt nur das gute Gefühl, sich unabhängig gemacht zu haben. Vielleicht wie nach einer engen Beziehung, wo man das Alleinsein genießt, einer schweren Belastung plötzlich enthoben ist. Ein Gefühl großer Erleichterung.

Das Hauptproblem der sozialen Medien besteht darin, dass man anfängt, sich von außen zu sehen. Das Bild, das andere von uns haben, nennt man Image. Es ist das, wie uns andere sehen. In den sozialen Medien werkeln wir den ganzen Tag an diesem Image. Wir versuchen uns möglichst gut darzustellen, berichten von unseren Reisen, von den Veranstaltungen, die wir besuchen, posten tolle Fotos, die uns als talentierte Fotografen ausweisen, und selbst die großartigen Gerichte, die wir kochen oder in einem Sternerestaurant zu uns nehmen, wollen wir unseren zahllosen ,Freunden' nicht vorenthalten. Es gibt Menschen, die haben tatsächlich mehrere tausend ,Freunde'. Ich selbst komme nicht einmal auf hundert, kam, würde ich gerne sagen, denn ich hoffe, meinen Account irgendwann ganz zu löschen.

Noch schlimmer ist es bei den Schriftstellerkollegen. Hier werden Bonmots verbreitet, Gedichte geteilt, kurze Texte, und natürlich dürfen die vielfältigen Aktivitäten nicht fehlen, die unter Beweis stellen, wie erfolgreich man ist: Lesungen, Workshops, Lehrveranstaltungen, Literaturpreise und Neuerscheinungen. Dazu kommen allerlei Aufrufe für verfolgte und inhaftierte Kollegen, Petitionen zur Meinungsfreiheit im Allgemeinen und der eigenen sozialen Absicherung im Besonderen. Da all diese Menschen nicht privat auf Facebook sind, mag es verzeihlich sein. Es ist ein oft professioneller Auftritt, was nicht auf dessen Güte verweist, sondern darauf, dass es um den eigenen Beruf geht. Seltsam ist allerdings das Verwischen der Grenze zwischen Privatem und Beruflichem.

Auf Xing und LinkedIn ist die Sache klar: Da geht es um den Job, um Werbung und Öffentlichkeitsarbeit. Da käme niemand auf die Idee, sein letztes Urlaubsfoto zu posten. Auf Facebook ist das anders. Die private und öffentliche Selbstdarstellung gehen ineinander über. Das Private wird öffentlich und das Öffentliche privat. Ein Verlust von Öffentlichkeit, wie schon Sennett vor Jahren schrieb.

Das Problem ist, dass man anfängt, sein eigenes Profil, seine Chronik als authentische Beschreibung seiner selbst zu sehen. Man wird eins mit dem Betrachter, teilt mit ihm diese Außensicht auf die eigene Person. Das wäre an sich nichts Schlimmes, wenn das Selbst- und Fremdbild tatsächlich zu einer Einheit verschmelzen würden. Doch es bleibt immer ein ungutes Gefühl. Man traut der Inszenierung nicht. Aus gutem Grund, denn man hat ja selbst daran gefeilt, hat geschönt, hat weggelassen, womöglich sogar das eine oder andere erfunden. Die Fähigkeit der Selbsttäuschung geht nicht so weit, dass man es vollständig verdrängen könnte.

Übrig bleibt ein Gefühl, hinter einem vermeintlichen Ideal zurückzustehen, ein Gefühl des Versagens, des Nicht-Genügens. Hinzu kommt eine Entfremdung. Die eigene Wirklichkeit wird so irreal wie der äußere Schein. Man kann nicht mehr entscheiden, was wahr ist und was nicht. Sowohl Selbstbild als auch Image sind in gewisser Weise wahr und in gewisser Weise falsch. Ein Zustand, den man als belastend erlebt, der einem nicht ermöglicht, eine klare Identität seiner selbst zu entwickeln.

Doch meine Abstinenz von den sozialen Medien dauert gerade einen Tag. Die langfristigen Folgen sind nicht absehbar. Genauso wenig wie ein Rückfall auszuschließen ist.

In der Presse wurden heute Wissenschaftler damit zitiert, dass es mindestens zehn Mal so viele Infizierte wie positiv Getestete geben könnte. Jedem, der halbwegs in der Epidemiologie bewandert ist, war das vermutlich schon länger klar. Ich habe vor Tagen bereits darüber geschrieben. Doch natürlich gibt es jetzt mehr Zahlen und belastbare Analysen.

Diese Annahme ist außerordentlich beruhigend und deckt sich mit meinen Ausführungen zur geschätzten Inzidenz der symptomfreien Fälle. Wenn diese Annahmen stimmen, dann sind in Italien hunderttausende infiziert. Die vergleichsweise hohe Mortalität hätte somit eine logische Erklärung. In der Lombardei liegt die rechnerische Mortalität bei zehn Prozent. Wenn man alle Fälle kennen würde, läge man vermutlich bei einem Prozent oder darunter.

Jedenfalls war ich gestern erleichtert. Ich begann sogar daran zu zweifeln, ob die harten Maßnahmen zur Eindämmung und Verlangsamung gerechtfertigt sind. Da Menschen unter 60 Jahren ein sehr geringes Risiko haben, an der Krankheit zu sterben, würde es ausreichen, die Älteren und Anfälligen zu schützen. Die Seuche hätte sich in wenigen Wochen verbreitet. Die Auswirkungen auf die Wirtschaft wären deutlich geringer gewesen. Man hätte lediglich einen zeitweisen Krankenstand von zehn Prozent verkraften müssen. Doch natürlich hätte es dennoch mehrere zehntausend Tote gegeben und hunderttausende stationär Behandelte. Gut möglich, dass es aber trotz der ergriffenen Maßnahmen genauso kommt – oder viel schlimmer.

Man sieht, meine Stimmung schwankt. Manchmal habe ich Angst und fühle mich bedroht, manchmal glaube ich, dass alles halb so schlimm wird, dass ich unverwundbar bin, immun. Vielleicht bricht auch bei mir die Haltung des Nicht-Wahrhaben-Wollens durch. Vielleicht haben die Staaten überreagiert und man wird es eines Tages als Fehler bezeichnen. Doch wer will die Verantwortung dafür übernehmen? England hat ein paar Tage lang diesen Ansatz verfolgt, Boris Johnson musste dann schnell zurückrudern. Der Weltgemeinschaft hätte dieses Experiment sicherlich genutzt. Doch natürlich kann man nicht 60 Mio. Briten zu Versuchskaninchen machen.

Etwas, was mich gestern tief betroffen gemacht hat, war ein Beitrag des *heute journals*. Es wurde eine Station im Krankenhaus von Cremona gezeigt, in der ein Dutzend Corona-Kranke liegen. Cremona ist eines der Epizentren der Seuche in der Lombardei.

Es sind Menschen zu sehen, die halbnackt auf ihren Betten liegen. Sie liegen auf dem Bauch, weil das die Atmung erleichtert. Sie bewegen sich nicht, sind vermutlich intubiert und sediert. Eine namentlich genannte Krankenschwester, deren Gesicht man unter der Schutzkleidung nicht erkennen kann, kommentiert die Szene: „Diese Menschen liegen alle im Sterben. So geht das jeden Tag. Ich wäre froh, wenn irgendwann einer von ihnen überleben würde. Dann wüsste ich, dass wir das Richtige tun, dass wir sie richtig behandeln."

Etwas Ähnliches habe ich weder im italienischen Fernsehen gesehen noch in der italienischen Presse gelesen. Es waren apokalyptische Bilder und erinnerten an die Sterbelazarette in Venedig. Hilflose Ärzte, dem Tode geweihte Kranke. Vielleicht ist es Selbsttäuschung, aber ich zweifle den Wahrheitsgehalt dieses Berichts an. Möglich, dass die Situation überdramatisiert wurde. Sicherlich ist diese Nachrichtensendung seriös, doch sind auch die öffentlich-rechtlichen Sender nicht vor einseitigen Berichten gefeit. Caren Miosga wiederholte in der Sendung die Behauptung, in Italien würden Patienten nach ihrer Überlebenswahrscheinlichkeit selektiert (und anders behandelt). Eine Behauptung, die auch in Italien kursiert, von den zuständigen Ärzten aber immer wieder scharf zurückgewiesen wird. Dass es eine Triage gibt, wie sie sagte, ist unzweifelhaft. Je nach Schwere der Krankheit werden die Kranken entweder wieder nach Hause geschickt (zeigen sie nur eine leichte Symptomatik) oder stationär beziehungsweise intensivmedizinisch behandelt. Dass es eine Triage gibt, beweist also noch lange nicht, dass man schwere Fälle aus Kapazitätsgründen einfach aufgibt. Die italienischen Ärzte behaupten, sie behandelten jeden Patienten ohne Ansehen der Person. Je schwerer die Fälle, umso größer die Bemühungen. Vielleicht müssen sie das sagen.

Wenn man anfängt, Menschen unterschiedlich zu behandeln je nachdem, wie viel sie scheinbar wert sind, ist Auschwitz nicht mehr weit.

Das Bild der halbnackten Menschen, die auf dem Bauch liegen, geht mir nicht aus dem Kopf, es hat sich mir eingebrannt. Ich sehe die nackten Beine vor mir, die leicht gespreizt auf dem weißen Laken liegen, die unbeweglichen Rücken. Es ist, als sähe man Tote, Leichen, die darauf warten, abgeholt zu werden.

Leichen sind wertlos. Wenn das Leben aus einem Menschen gewichen ist, wird der Körper zu etwas Überflüssigem. Vor dem lebenden Menschen hat man Respekt, vor einem toten Körper nicht. Ich glaube, es war diese Respektlosigkeit, die mich betroffen gemacht hat. Die Menschen haben noch gelebt, aber man hat sie so behandelt (und gefilmt!) als seien sie schon tot. Ein aus meiner Sicht unwürdiger und zweifelhafter Akt gerade für einen öffentlich-rechtlichen Sender.

20. März

Wieder ein Tag übersprungen. Nicht, dass gestern nichts geschehen wäre. Eine erneute Verschärfung international wie national, weitere Hiobsbotschaften. Trotz allem gewöhne ich mich nicht daran. Ich fühle vor allem Erschöpfung, Resignation. Das liegt daran, dass ich mittlerweile fast zwei Wochen zu Hause bin, länger als die meisten anderen. Diese beginnen erst nach und nach zu verstehen, wie ernst die Lage ist. Manch einer hat es noch gar nicht begriffen. Es soll Corona-Partys geben, wo sich Jugendliche abseits von Clubs zum Feiern treffen. Bei solchen Meldungen bin ich meist vorsichtig, dass so etwas jetzt in Deutschland stattfindet, glaube ich dennoch.

Wir haben gestern eine neue Anfrage bekommen. Eine mit uns kooperierende Universität möchte die Risikowahrnehmung der Bevölkerung im Hinblick auf die Corona-Epidemie untersuchen. Hier geht es insbesondere um die Unterschiede zwischen Jungen und Alten. Außerdem möchte man wissen, ob Risikogruppen (Menschen mit

© Der/die Autor(en), exklusiv lizenziert durch Springer-Verlag GmbH, DE, ein Teil von Springer Nature 2020
M. Lalli, *Als wäre immer Sonntag,*
https://doi.org/10.1007/978-3-662-62510-1_12

Vorerkrankungen) die Gefahr anders sehen, also ob junge Menschen mit Asthma oder ähnlichem weniger sorglos als gesunde Gleichaltrige sind. Eine sehr interessante Studie. Ich hoffe, wir bekommen den Auftrag. Rein finanziell ist das Ganze nicht besonders lohnend, aber inhaltlich bin ich auf die Ergebnisse gespannt.

Da mein Sohn demnächst innerhalb unserer Stadt umzieht und sein altes Zimmer streichen muss, habe ich vorgeschlagen, zusammen zum Baumarkt zu fahren und weiße Wandfarbe zu kaufen. Sollten die Maßnahmen weiter verschärft werden, könnten auch die Baumärkte bald schließen.

Es war schon gegen Abend, als wir dort ankamen. Der Parkplatz halbvoll. Ein seltsames Gefühl, wieder unter Menschen zu sein, einen fast normalen Alltag zu erleben.

Vor dem Eingang stand ein Mitarbeiter und hat eine kurze Menschenschlange dirigiert. Ein neuer Kunde durfte erst hinein, wenn ein anderer aus dem Ausgang trat. Jeder, der neu hinzukam – wir auch – wollte gleich hinein, wurde aber dann gebeten, sich hinten anzustellen. Wenn niemand mit einer Einlasskontrolle rechnet, übersieht man die in einigen Metern Entfernung Wartenden, zumal diese in einem größeren Abstand zueinander anstanden. Es war aber weder draußen noch drinnen besonders voll. Wenn jeder um jeden einen großen Bogen macht, geht der freie Platz irgendwann dann doch aus. Auch die ratgebenden Mitarbeiter standen jeweils zwei Meter vom ratsuchenden Kunden entfernt. Eine ungewohnte und fremdartige Art, miteinander umzugehen. Und dann gab es natürlich auch jene, die sich wie immer verhielten, wie früher vielmehr, als es die Epidemie noch nicht gab, vor einer Woche oder so. Unbekümmert gingen sie auf Tuch-fühlung, streiften andere Menschen und ernteten böse Blicke.

An der Kasse ein ähnliches Bild. Rote Klebestreifen auf dem Boden, die den großzügig bemessenen Mindestabstand markierten und eine deshalb viele Meter lange lockere Schlange anstehender Einkaufswagen und Menschen. Die Kassiererin saß hinter einer behelfsmäßig gebastelten Plexiglasscheibe. Mein Sohn witzelte, jetzt zahlte sich aus, dass das Geschäft ein Baumarkt sei. Die Frau trug schmutzige Plastikhandschuhe. Sie bemühte sich, nichts und niemanden anzufassen. Nach Ansicht von Virologen sind Handschuhe fehl am Platze. Sie bewiesen die Rücksichtslosigkeit ihrer Träger, die Keime und Viren an jeden Kunden weitergäben. Besser wäre die nackte Hand, die häufig desinfiziert wird. In unserem Supermarkt an der Ecke handhabt man das so. Aber die Angestellten im Baumarkt waren sichtlich verunsichert, sie wirkten beunruhigt, fast ängstlich. Kein Wunder, wenn man ohne Schutzmaske täglich mit zahllosen Menschen umgehen muss. Die gute Nachricht für sie: Bayern schließt heute auch Baumärkte und Friseure. Die anderen Bundesländer werden vielleicht bald folgen.

Überhaupt Schutzmasken. Niemand trägt eine. Täglich wird den Menschen von den Experten eingebläut, für Gesunde sei ein Mundschutz überflüssig, geradezu schädlich. Wieso gab es aber in China eine Pflicht, Mundschutz zu tragen? Wieso tragen in Japan die allermeisten Menschen eine Maske im Gesicht, obwohl sie dazu nicht verpflichtet sind, wieso in Südkorea? Ich glaube, die Antwort ist sehr einfach. Natürlich wäre es sinnvoll, wenn jeder einen Mundschutz im öffentlichen Raum tragen würde, in den Geschäften und insbesondere in den öffentlichen Verkehrsmitteln. Die Wahrheit ist, dass es nicht genügend Masken gibt. Nicht einmal Ärzte und medizinisches Personal haben sie. Zahnärzte müssen ohne sie arbeiten.

Wir hatten in Deutschland zwei Monate Zeit, eine entsprechende Versorgung aufzubauen und haben diese Zeit nicht genutzt. Experten und das produzierende Gewerbe haben frühzeitig darauf hingewiesen. Der große Krisenmanager Spahn war vermutlich mit Wichtigerem beschäftigt. Man kann schließlich nicht an alles denken. Genauso wird es uns bald mit Beatmungsgeräten gehen. Und dann werden die Menschen sterben, viel mehr als sie es täten, hätte man rechtzeitig vorgesorgt. Dass die Politiker den Menschen nicht die Wahrheit zumuten wollen, verstehe ich, dass sie aber auch selbst den Kopf in den Sand stecken, ist unverantwortlich. Warum lassen wir zu, dass uns inkompetente Politiker führen? Warum wählen wir sie?

Am Abend wollten wir eigentlich grillen. Mein Sohn hatte Fleisch besorgt. Als wir den Grill anwarfen, bemerkten wir, dass die Gasflasche leer war. Dumm, dass wir gerade aus einem Baumarkt kamen. Aber das Procedere wollten wir nicht noch einmal über uns ergehen lassen. Also haben wir die Grillpfanne aus dem Schrank geholt und Steaks und Hähnchen auf dem Herd gebraten.

Es war ein schöner Abend, genauso schön wie der Sonntag ein paar Tage zuvor. Mein Sohn kommt nicht sehr häufig zu Besuch, jetzt in der Krise fühlt er sich anscheinend einsam. Es ist schön, ihn häufiger zu sehen.

Nach und nach mischten sich allerdings Fragen in die zuerst unbeschwerte Stimmung. Pflegten wir nicht einen der oft zitierten Sozialkontakte, die es zu vermeiden galt? Wir leben nicht zusammen, jeder führt ein eigenständiges Leben mit eigenständigen Kontaktpersonen. Ein potenzielles Ansteckungsrisiko also? Mein Sohn ist gerade einmal 21 und sorgloser als ich. Eine Ansteckung wird er vermutlich leicht wegstecken.

Am Vorabend war er bei seiner Mutter. Wir Eltern leben seit seiner frühen Kindheit getrennt. Sie ist Allgemeinärztin in eigener Praxis und sieht einhundert Kranke am Tag. Unschwer vorauszusagen, dass sie sich in den nächsten Wochen ebenfalls mit dem Virus anstecken wird. Wenn er ihr nicht aus dem Weg geht, wird ihn das gleiche Schicksal ereilen. Ich glaube, das ist uns beiden schlagartig klargeworden.

Wir haben ein ruhiges Gespräch geführt, in dem ich meine Bedenken vorgetragen habe. Er habe volles Verständnis dafür und wolle selbst alles vermeiden, um mich zu gefährden. Kurz: Wir haben beschlossen, uns in der nächsten Zeit nicht mehr zu sehen.

Ich kann gar nicht sagen, wie schwer mir dieser Entschluss gefallen ist. Er sieht das viel pragmatischer: Das sei eben so und nicht zu ändern. Ich bin mir da nicht sicher. Ich hänge sehr an ihm und habe mich insbesondere nach der frühen Trennung sehr lange um ihn gekümmert. Ist das kleine Risiko, mich tatsächlich anzustecken und ernsthaft krank zu werden, es wert, ihn Wochen und Monate nicht mehr zu sehen? Gerade jetzt, wo wir beide es besonders bräuchten. Anderseits bin ich aber auch meiner Mitbewohnerin gegenüber verantwortlich, und ihrer alten Mutter, die sie manchmal trifft. Ich sehe auch täglich die Bilder von italienischen Männern, die in wenigen Tagen vom Virus aus dem Leben gerissen wurden: der 60-jährige Konditormeister aus Bergamo, der 54-jährige Geschäftsführer aus Mailand, kerngesund und begeisterter Sportkletterer. Ich bin Mitte 60 und zeitlebens Asthmatiker. Ich könnte auf keinen Berg klettern und auch keinen Marathon laufen, wie Mattia, der Patient 1 aus Codogno, der nach drei Wochen Überlebenskampf mit dreißig Ärzten an seiner Seite ins Leben zurückgekehrt ist. Die Gunst der frühen Erkrankung. Bin ich tatsächlich vor schweren Komplikationen gefeit, vor dem Tod gar. Ehrlich gesagt, ich weiß es nicht.

Das RKI hat heute verkündet, dass es ernst wird. Der Zuwachs der nachgewiesenen Fälle entwickelt sich exponentiell. Täglich steigt deren Anzahl um 30 %, was eine Verdopplung in knapp drei Tagen bedeutet. Bei jetzt 15.000 Erkrankten kann man sich leicht ausrechnen, wohin das führt. Man hoffe, die Krankenhäuser hätten sich, wie lange und dringend empfohlen, darauf vorbereitet. Ich wette, dass auch wir wie die Franzosen oder die Spanier in spätestens zwei Wochen völlig überfordert sind. Alles schaut gebannt nach Italien und bezeichnet das Geschehen dort als Blaupause für die eigene Zukunft, und dennoch wird nicht genügend getan. Ist es die Langsamkeit der Bürokratie und der politischen Institutionen? Ist unser System nicht in der Lage, schnell und effektiv auf drohende Gefahren zu reagieren? Oder ist es schlichte Inkompetenz? Für jeden, der sehen wollte, war absehbar, was geschehen wird.

Heute habe ich zum ersten Mal so etwas wie Angst. Seit Wochen ist mir klar, dass wir an diesen Punkt kommen werden, aber er rückte immer weiter in die Ferne. Der *Tag X* wollte und wollte nicht kommen. Schließlich habe ich ihn vorsorglich vor zehn Tagen ausgerufen. Zu früh vielleicht, wenn es in einem solchen Fall ein Zufrüh geben kann. Heute würde ich nicht noch einmal zum Baumarkt fahren. Ich scheue mich sogar, Lebensmittel einzukaufen.

In der Innentasche meiner Jacke habe ich meine Maske. Ein Modell von 3M. Sie ist in Plastikfolie verschweißt und unberührt. Mir käme es affig vor, als einziger mit einem solchen Schutz herumzulaufen. Doch ab jetzt werde ich das tun. Heute hat mich der *Tag X* eingeholt.

21. März

Ein Grund für meine Schreibabstinenz am vergangenen
Freitag war unter anderem die Schließung unseres Büros.
Alle Mitarbeiter wurden ins Homeoffice geschickt. Eine
Bandansage bittet etwaige Anrufer und Kunden um Ver-
ständnis. Es geht vielen anderen Firmen und Instituten
in unserer Branche so. Wir produzieren nichts. Was wir
tun, kann ganz und gar virtuell erfolgen. Diese Krise
wird der Telearbeit, wie sie früher genannt wurde, zum
Durchbruch verhelfen. Wer wird nach monatelangem
Homeoffice in sein anonymes Firmenbüro zurück-
kehren wollen? Ähnliches gilt für den Onlinehandel.
Viele Geschäfte werden dichtmachen, und noch mehr
Menschen werden sich daran gewöhnt haben, online zu
bestellen. Amazon hat Lieferprobleme, lebenswichtige
Waren werden priorisiert. Gerade wird berichtet, dass
Amazon 100.000 neue Mitarbeiter weltweit einstellen will.

Heute bin ich zusammen mit meiner Partnerin ins
Büro gefahren. Ich erwarte eine wichtige Sendung, und

© Der/die Autor(en), exklusiv lizenziert durch Springer-Verlag
GmbH, DE, ein Teil von Springer Nature 2020
M. Lalli, *Als wäre immer Sonntag*,
https://doi.org/10.1007/978-3-662-62510-1_13

tatsächlich standen drei Kisten vor der Tür. Auffällig war, dass kaum ein Mensch auf der Straße war. Auch der Autoverkehr war sehr ausgedünnt. In den Straßenbahnen saßen kaum mehr als zwei, drei Gestalten. Da sie Journalistin ist, haben wir einige Supermärkte abgeklappert. Sie soll ihrem Chef von ihren Eindrücken berichten. Uns schien erstaunlich wenig los. Die Parkplätze bei Rewe, Lidl, Aldi und DM waren kaum halbvoll. An einem normalen Samstag ist kein freier Platz zu ergattern. Die Menschen scheinen sich an die Bitten und Empfehlungen zu halten, Appelle und Drohungen erfüllen offenbar ihren Zweck. Man wolle den Samstag sehr genau beobachten, hieß es aus Regierungskreisen. Fruchteten die Aufrufe zur freiwilligen Selbstbeschränkung nicht, müssten Zwangsmaßnahmen erwogen werden. Seit Tagen kursieren Gerüchte, schon am Montag sei es so weit. Das Wochenende stelle die Nagelprobe dar.

Nun sieht es nicht danach aus. Die Menschen sind sehr folgsam. Oder sie scheuen den Dauerregen. Wer weiß, wie es ausgegangen wäre, hätte die Sonne bei frühlingshaften Temperaturen geschienen. Dann wäre die Ausgangssperre gekommen, pardon, die Einschränkung der Bewegungsfreiheit, wie es neuerdings heißt, denn man darf das Haus verlassen, muss allerdings einen stichhaltigen Grund dafür haben.

Dennoch sind sich alle einig, dass die Ausgangssperre kommen wird. Das Ausland hat es vorgemacht. Die Deutschen scheuen sich aus historischen Gründen, die bürgerlichen Rechte noch weiter einzuschränken. Doch die Zahl der Ansteckungsfälle steigt weiter. Wir liegen bei 20 % am Tag, was eine Verdopplung in etwa vier Tagen bedeutet. Kein Grund für Entwarnung oder Optimismus.

Gestern gab es weltweit 25.000 Neuinfektionen und mehr als 1000 Tote. Die Kurve steigt beängstigend an.

Apropos Kurve. Ich habe noch gar nicht erzählt, dass ich seit Ende Januar eine Statistik über die Entwicklung der Neuerkrankungen und der Todesfälle führe. In gewisser Hinsicht ist es mein Job, ich bin es gewohnt, Zahlen zu verarbeiten und Prognosen zu erstellen.

Nun muss man sich meine Excel-Datei nicht als komplexes statistisches Instrument vorstellen. In jeder Zeile steht nur das Datum, die Zahl der Infizierten und die Zahl der Tote. Anfang März habe ich ein neues Datenblatt für Deutschland angelegt und betrachte diese Zahlen getrennt.

Jeden Morgen übertrage ich die offiziellen Zahlen des Vortags. Dabei stütze ich mich auf die Weltgesundheitsorganisation (WHO) für die globale Übersicht und auf das Robert-Koch-Institut für die nationale.

Neben den einfachen Häufigkeiten wird mir in meiner Excel-Tabelle die Differenz der Erkrankten und der Toten zum Vortag angezeigt. Diese erfolgt in absoluten Zahlen und in Prozentwerten. So bekommt man ein gutes Gefühl, wie stark die Progression ist. Zusätzlich werden die Sterbefälle ins Verhältnis zu den Erkrankten gesetzt. Bis heute starben weltweit 4,5 % der Infizierten. Eine stolze Zahl, die allerdings wenig aussagt, weil man nicht weiß, wie viele Infizierte unerkannt geblieben sind. In Deutschland haben wir eine Sterberate von momentan 0,3 %. Das ist ein großer Unterschied zu allen anderen Ländern. Deshalb ist es auch so schwierig, die Letalität des Virus abzuschätzen. Die Zahlen differieren weltweit zwischen einem paar Promille und annähernd 10 %.

Natürlich habe ich den Zeitverlauf auch grafisch abgetragen. Darin sieht man die kumulierten und die täglichen Fälle. Mitte Februar flachten meine Kurven langsam ab. Es zeichnete sich ab, dass China sein Corona-Problem in den Griff bekäme. Die Wende kam dann eine Woche später. Die Kurven begannen ihre Häupter zu erheben, zunächst langsam, dann immer schneller. Heute sieht man für die Welt ein exponentielles Wachstum. Gestern gab es 25.000 Fälle mehr, das sind gut 10 % des aktuellen Bestandes an Infizierten. Es ist zu befürchten, dass dies nur der Anfang ist. Wir werden bald Millionen Infizierte haben und zehntausende Tote. Selbst wenn einzelne Länder es China gleichtun, die Seuche wird immer wieder zurückkommen.

Eine Impfung wird es vielleicht im Herbst geben, lässt CureVac heute verlauten. Mehrere Zehntausend Menschen könnten dann geimpft werden. Eine Art Großversuch also. Bis das Mittel in einer achtstelligen Menge zur Verfügung steht, wird ein Jahr vergangen sein. Vermutlich ist bis dahin die erste Welle schon vorbei, vielleicht sogar die ersten beiden Wellen. Die Spanische Grippe wütete drei Jahre.

Lässt eine Impfung auf sich warten, nähren neue Behandlungsmethoden die Hoffnung. Sie werden die Menschen nicht heilen, aber sie werden verhindern, dass viele von ihnen sterben. Keine Entlastung für das Gesundheitssystem also, eher im Gegenteil. Ein Toter räumt sein Bett, ein Schwerkranker liegt vielleicht über Wochen auf der Intensivstation.

Im Augenblick gibt es Dutzende von Medikamenten, die eine Linderung der Symptome versprechen. Neben dem bereits erwähnten Rheumamittel Tocilizumab erprobt man das altbekannte Malariamittel Chloroquin. Dann gibt es die antiviralen Therapeutika, die sich bereits gegen AIDS bewährt haben und eine Vielzahl anderer. Weltweit sind tausende Forscher im Einsatz, um ein Mittel gegen Covid-19 zu finden. Lassen wir uns überraschen, wie weit die moderne Medizin ist, ob wir bald ein wirksames Instrument in Händen halten werden, das zumindest bei schweren Verläufen hilft.

Am Wochenende waren verschiedene Veranstaltungen zu Hölderlin geplant. Dieses Jahr feiert man seinen 250. Geburtstag. Ein wenig ist aus den Augen geraten, dass er der Lieblingsdichter des Nazis war. Doch dafür kann er nichts, und vielleicht gibt es mehrere Arten, seine Werke zu lesen. Natürlich wurde alles abgesagt.

Meine Schriftstellerkollegen wollten sich ihre Beiträge nicht vermiesen lassen und haben flugs eine Online-Lesung organisiert. Eine Skype-Konferenz, die über YouTube live gestreamt wurde. Eine dankenswerte Initiative, die allerdings so langweilig war, dass wir bereits nach zehn Minuten abgeschaltet haben. Zum einen war die Qualität von Bild und Ton miserabel – man munkelt, dass das Internet an der Belastungsgrenze steht – zum anderen waren die Beiträge nicht sonderlich aufschlussreich. Als dann eine Teilnehmerin ihre Gedichte vom Band abspielte, war das Maß voll. Brauche ich eine Live-Sendung, um Konserven zu hören?

22. März

Heute ist Sonntag. „Schon wieder!", möchte man ausrufen. War es gestern doch schon so ruhig. Doch heute scheint die Sonne. Ich war gerade mit dem Hund spazieren. Es sind recht viele Menschen auf der Straße. Niemals mehr als zwei Personen zusammen. Man geht sich gewissenhaft aus dem Weg, macht einen Bogen, weicht auf die Straße aus, wechselt die Straßenseite. Autos sind wenige zu sehen. Die Straßenbahnen sind menschenleer. Es verlieren sich selten mehr als eine Handvoll Personen darin. Doch sie fahren unverdrossen weiter.

In Italien werden die Maßnahmen weiter verschärft. Alle nicht ‚lebenswichtigen' Arbeiten sollen eingestellt werden. Die Produktion wird weitgehend zum Erliegen kommen. Die Gesellschaft wird auf Krieg umgestellt, es wird nur noch das produziert, was für diesen Krieg wichtig ist.

Tatsächlich ist das der Duktus der Politiker. So spricht Macron, so spricht Sanchez und so spricht Kurz. Nur

© Der/die Autor(en), exklusiv lizenziert durch Springer-Verlag GmbH, DE, ein Teil von Springer Nature 2020
M. Lalli, *Als wäre immer Sonntag*,
https://doi.org/10.1007/978-3-662-62510-1_14

Merkel ist anders. Sie regt an, die schlimmen Zeiten für ein besseres Miteinander zu nutzen.

In Italien steigen die Opferzahlen weiter. Es sind nunmehr 800 am Tag. Noch bis vor wenigen Tagen unvorstellbar. Als ich diesen Bericht anfing, waren es 40, und das war schon beunruhigend genug.

Im *Eco di Bergamo* stand heute ein interessanter Artikel. Die Bürgermeister der kleineren Städte und Ortschaften in der Region melden ganz andere Zahlen als die zentralen Gesundheitsbehörden.

Die Region Bergamo hat insgesamt 1,1 Mio. Einwohner, die Stadt selbst gerade einmal 120.000. Es gibt viele kleine Ortschaften und Dörfer. Alzano hat zum Beispiel 14.000 Einwohner. Im März gab es dort 62 Todesfälle; im März vor einem Jahr gerade einmal 9. Ähnliches in anderen Städtchen. Nembro hat 12.000 Einwohner und 120 Tote zu beklagen, im Vergleichszeitraum waren es 14. Diese Liste ließe sich fortsetzen. In den amtlichen Statistiken steht aber nur eine Handvoll Corona-Tote für die genannten Ortschaften.

Die Menschen sterben zu Hause, in kleinen Zentren, in Alten- und Pflegeheimen. Sie werden dem Blutzoll der Seuche nicht zugeschlagen. Es werden keine Tests mit ihnen durchgeführt. Niemand weiß genau, woran sie wirklich gestorben sind. Auf dem Totenschein steht zumeist: interstitielle Pneumonie, eine sonst eher seltene Lungenentzündung, die mit einer Vernarbung des Bindegewebes der Lunge einhergeht. Selten in der Vergangenheit, typisch für Covid-19.

Sind also all diese Menschen dem Corona-Virus zum Opfer gefallen? Die epidemiologischen Ergebnisse legen es nahe. Wenn es so wäre, dann gäbe es aber zumindest auf dem Land die zehnfache Menge an Toten. Dann hätte man in der Region Bergamo nicht die bisher gezählten 700 Tote, sondern mehrere Tausend.

Liegen die steigenden Sterbeziffern zum Teil daran, dass die Behandlung der Schwerstkranken nicht mehr gesichert ist, so wird zusätzlich deutlich, dass die Zahl der Infizierten wesentlich höher als angegeben sein muss. Meiner Ansicht nach hat die Epidemie bereits einen Großteil der Menschen in dieser Region erfasst. Nur so sind diese Zahlen zu erklären, wenn man nicht eine deutlich höhere Letalität zugrunde legt. Was wir nicht hoffen wollen.

Wenn die Hypothese stimmt, dass sich die Seuche hier schon in der gesamten Bevölkerung verbreitet hat, dann sind noch mindestens ebenso viele weitere Todesopfer zu erwarten, die doppelte oder gar dreifache Menge. Dann hätte sich aber die Wucht der Epidemie erschöpft. In dieser Region wären fünf- bis zehntausend Todesfälle zu erwarten. In spätestens zwei Monaten wäre der Notstand beendet.

Im Kernland der Epidemie lässt sich der Prozess der Ausbreitung also gut beobachten. Man kann davon ausgehen, dass die meisten Bewohner bereits vor Beginn der Eindämmungsmaßnahmen infiziert waren. Vermutlich stirbt etwa ein Prozent der Bevölkerung innerhalb von drei Monaten. Das wäre auch die Dauer der Kernphase der Epidemie, wenn wenig gegen ihre Ausbreitung getan wird.

Zwischenzeitlich scheint es sich doch zu erhärten, dass eine Selektion der Kranken nach ihrer Überlebenswahrscheinlichkeit vorgenommen wird. Jüngere Patienten werden Alten und Behinderten vorgezogen. Die Triage der Militärlazarette bestimmt vielerorts, wer leben darf und wer nicht. Dennoch sterben viele auf den Intensivstationen, von denen es immer noch zu wenige gibt.

Aus Kuba haben sich 50 Ärzte und weiteres medizinische Personal auf dem Weg gemacht. Sie schwenkten beim Aufbruch kubanische und italienischen Fähnchen und hoben ein Foto Fidel Castros in die Höhe.

Ich habe großen Respekt vor den kubanischen Ärzten. Mehr als 30.000 arbeiten überall auf der Welt in den Krankenhäusern der Entwicklungsländer. Die kubanische Medizin ist auf einem Stand, der dem westlicher Länder entspricht. Auch Russland will Hilfe schicken.

Nach Baden-Württemberg und dem Saarland wurden einige schwere Fälle aus Frankreich verlegt. Im besonders betroffenen Grenzbereich ist bereits zu diesem frühen Zeitpunkt die Kapazitätsgrenze erreicht. Das lässt nichts Gutes erwarten.

Besonders gefährdet scheinen die Alten- und Pflegeheime zu sein. Der größte Ausbruch fand bisher im Bundesstaat Washington statt. Von 120 Heiminsassen erkrankten 80, 40 davon starben. Angesteckt hatten sich auch 20 Pfleger und Betreuer. Ähnliches, wenn auch im kleineren Maßstab, hat sich gerade in Würzburg zugetragen.

Es wird besonders wichtig sein, diese Einrichtungen zu schützen. Besuchsverbote wurden bereits verhängt, Eintrittstor für das Virus ist aber das Personal. Wird ein Mitarbeiter krank, hat er im Nu die gesamte Einrichtung angesteckt. Soziale Distanzierung ist in diesem Bereich nicht möglich.

Gestern Abend haben wir uns die Samstagabend-Spielshow im ZDF angesehen. Weniger aus Begeisterung als im Versuch, der Dauerberieslung mit Corona-Nachrichten aus dem Weg zu gehen. Es war wie eine Zeitreise. Eine große Halle mit viel Publikum, Menschen, die sich die Hände schütteln und dicht zusammensitzen. Ein Moderator, der dem Kandidaten eine Hand auf die Schulter legt. Sie lachen sich aus einem halben Meter Entfernung an. Vorsorglich wird irgendwann am oberen Bildrand eingeblendet: Aufzeichnung vom 22. Februar. Am Montag bei *Wer wird Millionär* ging ein Shitstorm auf den Sender nieder, weil die geltenden Vorsichtsmaßnahmen offensichtlich nicht eingehalten wurden. Erstaunlich, dass es Menschen gibt, die glauben, solche Sendungen seien tatsächlich live.

Bei der *Heute-Show* kann man einen anderen Effekt beobachten. Ohne die Lacher aus dem Publikum – hier herrscht bereits die ‚neue Zeit‘ – ist die Sendung nur noch halb so lustig. Wir brauchen die Menschen um uns herum, um uns anstecken zu lassen. Allein gelassen wissen wir nicht, was wir von den Gags und Pointen halten sollen. Menschen sind Herdentiere, allein sind sie hilflos und unsicher.

Wir warten auf den Montag, darauf, ob die vieldiskutierte verschärfte Ausgangssperre tatsächlich kommt. Die Menschen sind diszipliniert, die aktuellen Zahlen sehen aber nicht gut aus.

23. März

Heute werde ich vorsorglich einen Antrag auf Kurzarbeit für die gesamte Belegschaft stellen. Ich bin nicht der einzige mit diesem Vorhaben, und es wird lange dauern, bis alle Anträge abgearbeitet sind. Aber es ist nur vorsorglich, ob wir das tatsächlich in Anspruch nehmen müssen, wird die Zukunft zeigen. Ende April wissen wir vermutlich mehr.

Voraussetzung für Kurzarbeitergeld ist, dass alle Arbeitszeitkonten ausgeglichen sind und auch alle Urlaubsansprüche anteilig abgegolten wurden. Wie immer haben einige Mitarbeiter Überstunden gehortet. Vermutlich ist es ein gutes Gefühl, viele Überstunden angehäuft zu haben, und es fällt schwer, sie rechtzeitig abzubauen. Ein Problem, das mich seit Jahren begleitet und trotz unzähliger Appelle fortbesteht. Wie immer nutzen gutgemeinte Aufrufe nichts, erst knallharte Regelungen zeigen Wirkung.

© Der/die Autor(en), exklusiv lizenziert durch Springer-Verlag
GmbH, DE, ein Teil von Springer Nature 2020
M. Lalli, *Als wäre immer Sonntag*,
https://doi.org/10.1007/978-3-662-62510-1_15

Das gilt auch für Urlaubstage. Es gibt Mitarbeiter, die sie über das Jahresende schleppen und noch im Sommer Resturlaub aus dem Vorjahr beanspruchen. Bis Ende April müssen jetzt alle ihre Urlaubsüberhänge abbauen, denn erst dann kann man Kurzarbeitergeld beantragen.

Doch die Sorgen und Nöte eines Kleinunternehmers interessieren vermutlich niemanden. Deshalb möchte ich erneut auf das wesentlich spannendere Thema Klopapier eingehen.

Eine andere meiner unsäglichen Kolleginnen hat kürzlich im Fernsehen eine weitere dümmliche These zu Hamsterkäufen von Toilettenpapier verbreitet. Gerade, wenn sich Menschen bedroht fühlen, suchen sie Schutz und Sicherheit. Klopapier haben, bedeutet, sich kümmern und sich pflegen. Es reduziert die Angst. Vielleicht wird man eines Tages hinterfragen müssen, ob man die Psychologie wirklich braucht. Auf viele ‚Experten‘ könnte man sicherlich leicht verzichten. Oder man schult sie zwangsweise zu medizinischem Personal um. Zu meiner Verteidigung muss ich erneut vorbringen, dass ich selbst Psychologe bin.

Meine eigene Theorie ist bekannt. Klopapier nimmt viel Platz weg und kostet wenig. Von allen Produkten, die man kaufen kann, ist sein Raum-Preis-Volumen vermutlich am geringsten. Deshalb lohnen sich große Lagerbestände nicht, weder im Einzel- und Großhandel noch bei uns Kunden zuhause. Niemand hält privat mehrere Großpackungen auf Vorrat. Außerdem ist die Nachfrage nach Klopapier sehr beständig und gut planbar, es gibt keine plötzlichen Bedarfsspitzen oder Einbrüche. Die Folge ist, dass nirgendwo große Reservebestände vorhanden sind.

Wenn jetzt alle eine Packung mehr kaufen oder den Kauf auch nur eine Woche vorziehen, dann kommt es zwangsläufig zu Verknappungen. Daraus entwickelt sich schnell ein Teufelskreis. Die Menschen sehen leere Regale und haben plötzlich Angst, das Klopapier könnte tatsächlich ausgehen. Da helfen auch Appelle nicht. Jeder deckt sich mit weiteren Rollen ein, was zu einer Verschärfung des temporären Versorgungsengpasses führt.

Die Kurve ist interessanterweise wie beim Virus selbst. Zunächst erfolgt ein exponentieller Anstieg, dann bricht die Nachfrage zusammen. Kaum hat er sich einen Jahresvorrat angelegt, erkennt auch der dümmste Kunde, dass er jetzt auf unbestimmte Zeit so viel kacken kann, wie er will, ohne in die Verlegenheit zu kommen, Zeitungspapier benutzen zu müssen (oder sich einfach den Hintern mit Wasser abzuwaschen). Außerdem erkennt er jetzt, dass Klopapier sehr viel Platz in seiner Wohnung blockiert. Überall stapeln sich die Rollen. Die Nachfrage bricht zusammen. In spätestens zwei oder drei Wochen wird Toilettenpapier zum Ladenhüter. Ich glaube, dann werde ich gemütlich in den nächstbesten Laden spazieren und mir Nachschub besorgen. Meine zwei Packungen reichen sicherlich noch einen Monat.

Es gab übrigens bereits zu einer früheren Zeit einen dramatischen Klopapierengpass. Das war im Dezember 1973 in den USA. Es war die Zeit der Ölkrise, und die Menschen waren verunsichert. Es ereigneten sich neue und unerhörte Dinge wie die Rationierung von Benzin und die Einschränkung von Fahrten mit dem Automobil. Insofern mit der heutigen Situation vergleichbar.

Am 19. Dezember 1973 trat Talkmaster Johny Carson in der ungemein beliebten *Tonight Show* vor sein Millionenpublikum: „Es wird nicht nur Benzin knapp. Wissen Sie, was aus den Supermarktregalen verschwindet? Klopapier!" Allgemeines Gelächter. „Ja, Sie lachen noch, aber es gibt eine akute Verknappung von Toilettenpapier in den Vereinigten Staaten." Er hatte das nicht ernst gemeint, doch die Zuschauer zu Hause nahmen es für bare

Münze. Schon am nächsten Tag begann ein Run auf das begehrte Produkt. Bald waren die Regale leer, was Carsons Aussage zu bestätigen schien. Jetzt horteten auch bisher gelassene Bürger die seltenen Rollen. Die Lage verschärfte sich schnell. Es dauerte bis Februar ehe wieder Normalität eintrat. Zwischenzeitlich hatte sich manch einer mit einem Jahresvorrat eingedeckt. In der Psychologie spricht man von sich selbst erfüllenden Prophezeiungen. An diesen ist nichts Geheimnisvolles, keine dunklen Ängste und keine tiefsitzenden Sehnsüchte. Die Wissenschaft sagt, man sollte immer die sparsamste (also einfachste) Erklärung für ein Phänomen suchen.

Kommen wir zum nächsten knappen Gut: Mundschutzmasken. Im SPIEGEL stand gestern, die drei dümmsten Sätze der Krise wären: (1) Es ist nur eine ganz normale Grippe. (2) Mich betrifft das Ganze nicht, denn ich bin jung. (3) Mundschutzmasken sind für gesunde Menschen völlig unnötig.

Es geht mir um den letzten Punkt. Diese Aussage wurde uns wochenlang von Politikern und selbst von Ärzten und Virologen eingetrichtert, von Menschen, die es eigentlich besser wissen müssten, denn sie ist falsch. Und vermutlich wissen sie es besser, denn es ging ihnen vor allem darum, Hamsterkäufe von Schutzausrüstung zu verhindern. Es gab längst nicht genug davon, und selbst eine normale Arztpraxis hatte keine Chance dranzukommen. Auf Amazon wurden Phantasiepreise aufgerufen. Es macht sicherlich keinen Sinn, dem Bürger eine Maßnahme zu empfehlen, die gar nicht zu erfüllen ist. Wenn man Menschen Angst macht, muss man gleichzeitig dafür sorgen, dass sie etwas dagegen unternehmen können, dass es also Schutzmaßnahmen gibt. Eine weitere Erkenntnis der Psychologie, die bei eingehenderer Betrachtung vielleicht doch nicht so nutzlos ist.

Nun hat die chinesische Regierung bereits vor zwei Monaten vorgeschrieben, das Haus nicht ohne Mundschutz zu verlassen. Eine Missachtung wurde scharf sanktioniert. Im Fernsehen sieht man in Italien niemanden mehr ohne Mundschutz auf der Straße oder im Supermarkt, ähnliches gilt für Spanien und Frankreich. In Japan tragen die meisten Menschen ohnehin in der Öffentlichkeit eine Schutzmaske.

Hätte nicht manchem deutschen Zuschauer dieser offensichtliche Widerspruch auffallen müssen? Sind alle anderen Menschen auf der Welt irrational und unbegründet panisch? Sind die Deutschen die einzigen, die sich vernünftig verhalten? Nein, ganz sicher nicht.

Vielleicht hat man den falschen Aussagen der Verantwortlichen auch deshalb geglaubt, weil man sich weiterhin selbst etwas vormachen wollte und den Ernst der Situation verdrängt hat. Da haben wir es wieder. Eine Maske lässt sich nicht verdrängen, Menschen mit Mundschutz kennen wir nur aus dem OP-Saal oder von apokalyptischen Horrorthrillern. Für mich ist es überaus erstaunlich, dass man selbst zum gegenwärtigen Zeitpunkt kaum jemanden sieht, der sich etwas vor Mund und Nase gebunden hat. Aber ich wette, dass es in ein, zwei Wochen ganz anders sein wird. Dann gehört der Mundschutz zur Grundausrüstung bei jedem Gang aus dem Haus, denn dann wird es voraussichtlich genug Masken geben. Die Politiker werden auf den Weg der Vernunft einschwenken. Masken sind ein wirksames Mittel, Ansteckungen zu vermeiden. Tröpfchen können sich in geschlossenen Räumen über Stunden in der Luft halten. Wer ungeschützt hindurchläuft, kann sich leicht und unbemerkt anstecken.

Es gibt erste Zahlen, die auf eine Verlangsamung der Epidemie hindeuten. Das gilt vor allem für Deutschland und Italien. Noch ist es aber zu früh für Optimismus.

24. März

Heute ist der Tag, an dem unsere Nachbarin Franca mit ihrer Familie umzieht. Sie hat zwei kleine Kinder. Nach gerade einem Jahr ein Stockwerk unter uns haben sie sich ein Haus in einer Nachbarstadt gekauft. Es ist sicher seltsam, mitten in den Ausgangsbeschränkungen umzuziehen. Man hat nichts im Haus, die Küche ist vielleicht noch nicht ganz fertig, die Kinder springen herum und müssen betreut werden. Doch sie sind beide jung und hart im Nehmen, wie es scheint, zumindest beklagen sie sich nie.

Wir sind heute Morgen mit dem Hund bis zur Werkstatt gelaufen, um das Auto meiner Partnerin abzuholen. Ich hatte am Wochenende beim Rangieren den linken Außenspiegel abgerissen. Die Reparatur ging innerhalb eines Tages. Die Versorgung mit Originalersatzteilen scheint noch gut zu funktionieren.

Obwohl die Sonne schien, war es kalt. Im Moment liegen die Temperaturen bei Sonnenaufgang um den Gefrierpunkt. Und es weht ein unangenehmer Wind.

© Der/die Autor(en), exklusiv lizenziert durch Springer-Verlag GmbH, DE, ein Teil von Springer Nature 2020
M. Lalli, *Als wäre immer Sonntag*,
https://doi.org/10.1007/978-3-662-62510-1_16

Bis zur Werkstatt sind wir eine knappe Stunde gelaufen. Normalerweise hätte ich dafür die Straßenbahn genommen. Obwohl sie fast menschenleer sind, scheue ich mich davor. Auch die Straßen waren wenig bevölkert: kaum Autos, ein paar Fußgänger. An einem beliebigen Sonntag ist um diese Zeit mehr los. Die Fußgänger gehen sich sehr diszipliniert aus dem Weg. Nur manch ein Bauarbeiter steht herum und weicht nicht aus. Bei uns wird sehr viel gebaut. Überall entstehen neue Wohnungen.

Dann im Auto die übliche Rundfahrt an den Supermärkten vorbei. Heute ist mehr los als gestern, aber immer noch deutlich weniger als an einem normalen Tag. Vor dem Lidl steht eine Mitarbeiterin. Sie beobachtet die Kunden, braucht aber nicht einzuschreiten. Es darf jeder hinein.

Eine gute Freundin von uns lebt in London. Sie arbeitet für das Fernsehen und produziert Reportagen aus der Modewelt. Auch sie ist zu Hause in einer weitgehenden selbst auferlegten Quarantäne. Ihre beiden Kinder sind bei den jeweiligen Vätern und können nicht zu ihr. Um ihre Zeit sinnvoll zu nutzen, hat sie eine Diät begonnen. Sie bildet sich ein, zu dick zu sein. Wenn sie gerade Single ist, nimmt sie ab, weil sie glaubt, dann leichter ihren Traummann zu finden. Kaum ist sie in einer festen Beziehung, nimmt sie wieder zu. Sie sieht gut aus, gleichgültig, ob sie gerade dick oder dünn ist. Mit den Männern hat sie allerdings weniger Glück. Ihr letzter Freund hat sich als Psychopath herausgestellt, ein schwer gestörter, gewalttätiger Narzisst. Ich bin mir fast sicher, dass sie, ohne abzunehmen, die besseren Männer fände. Schlank entspricht sie dem klassischen Schönheitsideal und zieht Männer an, die sich mit schönen Frauen wie mit schönen Objekten umgeben. Dass dann jemand mit einer schweren narzisstischen Persönlichkeitsstörung dabei ist, verwundert nicht. Oder ist das zu einfach gedacht? Steht sie selbst auf solche Männer, ohne es wirklich zu wollen?

Ich bin abgeschweift. Eigentlich wollte ich erzählen, dass sie auf der Modewoche vor zwei Wochen mit einigen Modemachern und Models aus Mailand zu tun hatte. Tage später wurde sie krank: leichtes Fieber, Halsweh, Husten. Es ging ihr aber schnell wieder besser. Jetzt überlegt sie, ob sie die Seuche vielleicht schon hinter sich hat. Es spricht einiges dafür. Testen kann sie sich nicht mehr. Nur eine Blutanalyse könnte jetzt die Antikörper nachweisen und Gewissheit bringen.

Ich würde viel darum geben, die Krankheit ebenfalls hinter mir zu haben. Abgesehen von der Angst, sich anzustecken, könnte man sich viel freier bewegen. Noch gibt es keinen Stempel mit der Aufschrift ‚coronafrei' oder einen grünen Sticker, den man sich anheften kann, der beweist, dass man nicht ansteckend ist. Ob das kommen wird?

Es ist zwar nicht zweifelsfrei bewiesen, dass man nach überstandener Krankheit immun ist, aber vieles spricht dafür. Zumindest für eine gewisse Zeit und gegen diese besondere Variante sollte das so sein. Vielleicht kommt irgendwann eine Mutation, gegen die die gebildeten Antikörper nicht mehr wirken. Doch erstmal könnte man die Genesenen vielfach einsetzen. In der Pflege zum Beispiel, in den Krankenhäusern. Wie es sich wohl anfühlen würde, unbesiegbar zu sein?

Gestern hat mich meine Partnerin gefragt, wie es mir mit der ganzen Sache ginge. Ich nehme an, sie wollte über meine Gefühle sprechen. Ich rede zwar den ganzen Tag über die Epidemie, aber dann geht es meist um Zahlen und Theorien. Ähnlich ist es auch in diesem Text, und manch einem ist er zu wenig emotional und zu wenig persönlich.

Das lässt sich schwer ändern, denke ich, denn ich bin so. Das Rationale ist meine Strategie gegen die Angst, es ist meine Art, die Situation zu kontrollieren. Angst entsteht oft aus Hilflosigkeit, Ungewissheit, aus Mangel an Möglichkeiten, sich zu schützen. Da geht es mir nicht anders als allen anderen. Viele behelfen sich mit Verdrängung. Das wäre ein gangbarer Weg, der mir verschlossen ist. Warum, habe ich weiter oben ausgeführt. Es hat etwas mit meiner Unfähigkeit zu tun, mir selbst etwas vorzumachen.

Da mir dieser Weg weitgehend verschlossen ist, versuche ich die Situation anderweitig zu kontrollieren. Ich berechne Risiken, schätze Schwächen ein, rechne die epidemiologischen Daten hoch. Das ist das, was ich als Statistiker gelernt habe. Psychologen könne auch gute Statistiker sein. Hilft das? Ja und nein.

Ich habe Angst. Ich glaube, es ist keine Schande, das zuzugeben. Es bringt aber auch nichts, ständig darüber zu sprechen. Es ist keine Panik, ich habe sie gut im Griff. Sie nimmt mal zu und nimmt mal ab, je nachdem, welche neuen Nachrichten es gibt. Manchmal ist sie sogar ganz weg. Dann denke ich auch, dass alles halb so wild wird, dass die Optimisten recht behalten werden, dass ich noch relativ jung bin (man ist immer relativ jung, weil das davon abhängt, mit wem man sich vergleicht), dass ich ein gutes Immunsystem habe, dass ich nie krank werde, wirklich nie.

Doch dann lese ich die italienischen Zeitungen, sehe die Fotos von Männern und Frauen, die am Vortag an Covid-19 gestorben sind. Zahlen sind anonym, Gesichter nicht. Man kann mehrere hundert Tote am Tag leicht wegstecken, wenn sie in einer Zelle eines Excel-Sheets stehen. Gesichter, die dich anschauen, nicht.

Da ist ein milde lächelnder Pfarrer aus der Nähe von Bergamo, der mit 60 Jahren gestorben ist (in etwa meinem Alter), ein fünfundfünfzigjähriger Unternehmer aus Mailand, der entschlossen in die Kamera blickt, der

joviale ältere Anwalt, die neunundachtzigjährige Film-
diva früherer Zeiten und die Krankenschwester, die gerade
einmal 40 wurde. Im Dienst dahingerafft, sozusagen an
vorderster Front. Diese Gesichter geben mir zu denken.
Mein eigenes würde in dieser Reihe nicht auffallen, im
Gegenteil, es würde sich nahtlos einfügen.

Ich entstamme einer Familie ängstlicher Menschen.
Meine Mutter hat uns Kinder zu Angsthasen erzogen. Sie
selbst hat jede Menge Phobien: Höhenangst, Flugangst,
soziale Ängste und einige mindere mehr. Meine Schwester
würde niemals ein Flugzeug oder einen Fahrstuhl
besteigen, und mein Bruder bildet sich alle möglichen
Krankheiten ein. Einige dieser Ängste habe ich auch.

Es ist nicht leicht, eine begründete von einer
unbegründeten Angst zu unterscheiden. Vielleicht habe
ich Psychologie studiert, um das zu lernen. Letztlich ist es
eine Frage von Wahrscheinlichkeiten. Und dann sind wir
wieder bei der Statistik.

Das Pendant zur Angst ist das Risiko. Es wäre vernünftig, wenn die Angst proportional zum Risiko wäre.
Mehr Risiko, mehr Angst, weniger Risiko, weniger Angst.
Doch leider ist das nicht so. Es gibt viele Menschen,
die mehr oder weniger angstfrei den gefährlichsten
Beschäftigungen nachgehen, und andere, die sich vor
gänzlich harmlosen Dingen zu Tode fürchten. Natürlich weiß die Psychologie, warum das so ist, und was man
dagegen tun kann.

Zum einen darf man sich nicht pausenlos damit
beschäftigen, was alles passieren könnte, und es sich schon
gar nicht bildhaft vorstellen. Doch das wichtigste gegen
die Angst ist, die angstauslösende Situation *nicht* zu vermeiden. Vermeidung erhöht Angst. Das ist ein Naturgesetz. Man lernt dadurch geradezu, immer ängstlicher zu
werden – und sie führt zu einer Generalisierung, das heißt,

die Angst weitet sich auf ähnliche Situationen aus. Doch die Vermeidung zu vermeiden ist leichter gesagt als getan.

Ich hatte Flugangst. Sie war nicht so groß, dass ich nicht geflogen wäre, doch sie machte mir das Fliegen zur Hölle. Ich konnte nicht einmal für Sekunden den Gedanken beiseiteschieben, wir würden unverzüglich abstürzen. Bereits Wochen vor dem anstehenden Flug ging es mir schlecht, den Urlaub konnte ich nicht genießen, weil ich ständig an den bevorstehenden Rückflug denken musste.

Heute genieße ich das Fliegen über alles. Jeder Flug ist für mich ein Geschenk. Mein Motto ist: Ein Tag, an dem ich fliege, kann kein schlechter Tag sein. Und dabei ist es unerheblich, ob ich in der Businessclass ein fünfgängiges Menu zu mir nehme und Champagner dazu trinke oder in der Economy Ellbogen an Ellbogen an einem Schokokeks knabbere.

Doch es war ein langer Weg. Mir hat Wissen geholfen. Ich weiß, wie ein Flugzeug funktioniert, wie es gesteuert und gelotst wird. Ich kenne die Absturzursache sämtlicher Unglücke der letzten 30 Jahre und weiß, was man daraus gelernt hat, welche Änderungen an Gerät und Abläufen vorgenommen wurden. Und ich kann die Risiken genau beziffern. So beträgt die durchschnittliche Absturzwahrscheinlichkeit heutzutage etwa 1 zu 10.000.000. Nüchtern betrachtet, ein Risiko, über das es sich nicht zu ängstigen lohnt. Doch wer Flugangst hat, ist gegenüber Zahlen und Argumenten weitgehend unempfindlich. Er antwortet meist: „Das weiß ich doch alles. Ich habe aber trotzdem Angst!"

Was mir geholfen hat, war auch, mir vorzustellen, wie es wäre, *keine* Angst zu haben, ruhig und gelassen zu sein, den Flug zu genießen, die Aussicht, die Sonne, die bei Tag immer und überall scheint, und bei Nacht die Lichter der Städte, die man überfliegt. Gibt es etwas Schöneres?

Es hat einige Jahre gedauert und sehr viele Flüge, bis ich völlig angstfrei fliegen konnte. Heute fühle ich mich in einem Reisebus oder einem Intercity wesentlich unwohler als in einer Boeing oder einem Airbus. Das Schönste überhaupt ist für mich im Oberdeck einer 747 in den Sonnenuntergang zu fliegen.

Die gleiche Strategie wende ich jetzt bei Corona an. Ich sauge alle verfügbaren Informationen auf, vergleiche Inzidenzen und Mortalitätsraten, versuche die erkannten und unerkannten Fallzahlen in Einklang zu bringen. Das Ergebnis dieser Überlegungen habe ich oben dargestellt. Mir helfen sie, mit der Angst besser umzugehen. Anderen geht es vielleicht anders.

25. März

Ein alter Freund hat mir heute den Artikel von Mathias Döpfner weitergeleitet („Ich habe Zweifel"). Ich bin kein regelmäßiger Leser der Axel Springer-Presse. Eine Weile hatte ich die *WamS* abonniert – es gab dafür Meilen – fand sie allerdings niveaulos und uninteressant. Warum sie sich selbst mit dem Titel ‚Premiumjournalismus' ziert, ist mir unbegreiflich. Die meisten Artikel sind lediglich schlecht recherchierte Meinungsmache („Warum Windräder schädlich für die Umwelt sind"). Nach meiner Kündigung hat mich deren Support angerufen und wollte mich dazu bewegen, das Blatt weiter zu beziehen. Dafür hätte es wieder Meilen gegeben, wodurch ich sie quasi kostenlos bekommen hätte. Ich habe dankend abgelehnt, was den Herrn am Telefon ungewohnt sprachlos gemacht hat.

Seltsamerweise fand ich Döpfners Statement sehr ausgewogen. Ich hätte den Großteil seiner Aussagen unterschreiben können. Er beschrieb das Hin und Her, das

© Der/die Autor(en), exklusiv lizenziert durch Springer-Verlag GmbH, DE, ein Teil von Springer Nature 2020
M. Lalli, *Als wäre immer Sonntag*,
https://doi.org/10.1007/978-3-662-62510-1_17

heute viele verspüren und ich auch in diesem Text beschrieben habe. Das Schwanken zwischen Sorglosigkeit („Es ist alles halb so schlimm") und echter Angst („Das endet in einer unvorstellbaren Katastrophe"). Damit gehen Zweifel an der Notwendigkeit der getroffenen Maßnahmen einher. Ist es wirklich notwendig, der Wirtschaft diesen ungeheuren Schaden zuzufügen? Eine Frage, die ich mir als Unternehmer, dessen wirtschaftliche Existenz in diesen Tagen auf dem Spiel steht, täglich stelle. Doch dann sehen wir die Bilder aus Italien, schreibt Döpfner, und denken, dass kein Weg daran vorbeiführt, diese und strengere Restriktionen zu akzeptieren.

Sein recht persönlicher Kommentar ist nur die Speerspitze einer Widerstandsbewegung, die im Entstehen begriffen ist. Die Wirtschaft und ihre Verbände (auch in der CDU) beginnen aus der Schockstarre zu erwachen und die Angemessenheit der getroffenen Maßnahmen infrage zu stellen. Je länger der Lockdown geht, je größer der wirtschaftliche Schaden wird, umso lauter wird diese Gegenbewegung werden. Zurecht? Ich weiß es nicht. Niemand weiß, ob man hinterher die Eingriffe ins öffentliche Leben und der Arbeitswelt als angemessen ansehen wird oder als völlig überzogen. Doch die Ungewissheit ist der entscheidende Punkt. Können Politiker das Risiko eingehen, dass sie zu wenig getan haben, das Falsche? Was ist schlimmer, einige Hundert Milliarden in den Sand gesetzt oder einige Millionen Menschen auf dem Gewissen zu haben?

Das Abwägen von Menschenleben und finanziellen Ressourcen ist nichts Ungewöhnliches. Es ist rational und erfolgt fortlaufend. Die finanziellen Mittel sind begrenzt, und sie werden dort eingesetzt, wo der größte Nutzen zu erwarten ist. Insofern wurden schon immer Menschenleben gegen Geld aufgerechnet. Heute wird das als menschenverachtend angeprangert. Vermutlich muss man auch diese Diskussion versachlichen.

Aus Döpfner Stellungnahme wird noch etwas anderes deutlich. Es entsteht der Verdacht, dass die Politik von der Panik der Bevölkerung getrieben ist (ähnlich wie bei der kürzlichen Kehrtwende in England). Ist die Welt also zum Opfer einer globalen Hysterie geworden, die vor allem von den sensationslüsternen Medien geschürt wird? Vielleicht sehen wir ein Zusammenwirken traditioneller und neuer Medien, die sich gegenseitig verstärken, und übervorsichtiger, technokratisch denkender Experten (Virologen und Epidemiologen). Eine seltsame Allianz, eine ganz neue Allianz. Vielleicht ist das ein Blick in die Zukunft.

Döpfner legt bewusst nahe, dass er nicht allein mit seinen Zweifeln steht. Er berichtet, dass viele Politiker „hinter vorgehaltener Hand" von den gleichen Bedenken berichten, dass sie nicht immer hinter dem stehen, was sie tun. Das wäre nichts Neues, in diesem Fall aber fatal.

Der genannte Freund nahm diesen Artikel zum Anlass, auf seine eigenen Zweifel hinzuweisen. Im Grunde hält er die jetzige Politik für populistisch. Die Politik geht den diffusen Ängsten der Bürger nach, ohne wirklich von der Notwendigkeit der Maßnahmen überzeugt zu sein. Man fürchtet Panik, einen Aufstand der sich bedroht Fühlenden.

Interessanterweise gibt es zu diesem Zeitpunkt nur noch Populisten. Da sind zum einen jene, die die vorhandene Angst bedienen und schüren, dann jene, die abwiegeln und beruhigen und selbst jene, die die scheinbar notwendigen Maßnahmen durchführen, stehen im Verdacht, von den irrationalen Ängsten der Bevölkerung getrieben zu werden. Ein beunruhigendes Dickicht, aus dem es vorerst keinen Ausweg zu geben scheint.

Mein Freund, nennen wir ihn Peter, geht aber noch einen Schritt weiter. Er zweifelt die Schwere der Epidemie generell an. Er glaubt den Zahlen der WHO oder des RKI nicht, was Tote und Infizierte angeht. Er hält die Corona-Krise für einen gewaltigen Medienhype. Geradezu schockiert hat mich seine Aussage, es gäbe seriöse Quellen, die beweisen, dass es in Italien bisher nur 3 (!) echte Corona-Tote gegeben habe. Die WHO weist gegenwärtig 6820 Covid-19 bezogene Sterbefälle aus. Alle anderen Tote seien zwar tatsächlich gestorben, aber eben nicht an Corona, sondern an allerlei anderen Erkrankungen. Zum Beispiel führe die Verlegung kranker, alter Menschen in ein Krankenhaus möglicherweise zu einer Verschlimmerung ihres Zustandes, gar zum Tod, und die künstliche Beatmung töte mehr Patienten, als wenn man gar nichts täte. Die Corona-Epidemie also eine sich selbst erfüllende Prophezeiung?

Peter ist kein dummer Mensch, ganz im Gegenteil. Ich schätze ihn sehr. Vielleicht sollte ich erwähnen, dass er Professor an einer deutschen Universität ist. Kein Mediziner, kein Epidemiologe, kein Statistiker oder Psychologe, aber ein durchaus wissenschaftlich geschulter und denkender Mensch. Vielleicht sollte ich auch erwähnen, dass er Impfgegner ist, was vielleicht mehr erklärt als die erstgenannte Tatsache. Doch die Frage bleibt, wie kommt ein rationaler Mensch, jemand, den man als aufgeklärt und vernünftig bezeichnen kann, dazu, offensichtliche Fakten zu ignorieren, international anerkannten Experten zu misstrauen? Jemand, der selbst in national und regional beratenden Gremien für sein Fachgebiet sitzt, vertraut den Experten seiner Nachbardisziplinen nicht, die ihrerseits die Regierung in epidemiologischen Fragen beraten. Wenn ich ehrlich bin, habe ich dafür keine Erklärung.

Nun habe ich wenig Interesse, über Sinn und Unsinn von Impfungen zu diskutieren oder darüber, ob die Welt eine Scheibe oder eine Kugel ist. Ich glaube nicht, dass das ergiebig ist. Doch mit Peter neige ich dazu. Ich habe das seltsame Bedürfnis, ihn ‚aufzuklären‘, obwohl ich natürlich weiß, dass das völlig sinnlos ist. Ein solches Gedankengebäude ist nicht falsifizierbar, man kann es nicht infrage stellen. Etwas, was nicht falsifizierbar ist, hat aber keine Erklärungskraft.

Mir ist aufgefallen, dass ich eine Art Zweifrontenkrieg führe. Auf der einen Seite stehen die Panikmacher, die ein Vergnügen und eine Entlastung verspüren, wenn sie andere in Angst und Schrecken versetzen. Auf der anderen Seite die Verharmloser und Verleugner. Sie halten alles für maßlos übertrieben und würden am liebsten sofort zur Tagesordnung übergehen. Ein solcher Mensch ist Trump, ein anderer ist Peter. Ich könnte mir vorstellen, dass dem Zweitgenannten dieser Vergleich nicht gefällt. Auch das Verleugnen und Verdrängen führt zu einer psychologischen Entlastung. So sind beide Strategien wohl nur andere Wege, um mit Angst und Bedrohung umzugehen. Zu diesen beiden kommt eine dritte: meine eigene. Die Rationalisierung des Problems ist ebenfalls eine Möglichkeit mit diesen belastenden Gefühlen fertig zu werden.

26. März

Es gibt wieder Toilettenpapier. Zumindest kam heute meine Partnerin stolz mit einer Packung aus dem Getränkemarkt (!) zurück. Sie hätte eine volle Palette stehen sehen und nicht widerstehen können. An und für sich haben wir noch genug davon, doch schaden kann es nicht. So denken vermutlich die meisten Menschen.

Im Fernsehen kam gerade ein Bericht, dass sich der Toilettenpapierabsatz zuletzt versiebenfacht hätte. Dennoch bräuchte es keine Engpässe zu geben. Es wurden prall gefüllte Lagerhallen gezeigt. Es gäbe auch genügend Lkw, sagte der Betriebsleiter. Nur keine Fahrer. Das sei gegenwärtig der Engpass. Die Trucker kommen oft aus Polen oder anderen Oststaaten und dürften derzeit nicht nach Deutschland einreisen. Das gilt offenbar auch für Saisonkräfte in der Landwirtschaft. Die Bauern fürchten um das Gemüse auf den Feldern. Der Spargel ist dieses Jahr früh dran und sprießt bereits. Wir leben in einer Spargelgegend. Jedes Jahr im Mai oder Juni richten wir ein

© Der/die Autor(en), exklusiv lizenziert durch Springer-Verlag GmbH, DE, ein Teil von Springer Nature 2020
M. Lalli, *Als wäre immer Sonntag,*
https://doi.org/10.1007/978-3-662-62510-1_18

großes Spargelessen mit Freunden aus. Dieses Jahr wird es wohl ausfallen.

Diese Woche wurde unsere wichtigste Studie vom Kunden gestoppt. Es ist eine Befragung des Baugewerbes zum Thema ‚Digitalisierung'. Wir entwickeln dafür einen Digitalisierungsbarometer, der in Zukunft regelmäßig bei verschiedenen Gewerken eingesetzt werden soll. Man könnte sie also als Grundlagenstudie bezeichnen. Begründung der auftraggebenden Handwerkerverbände war, dass man zum gegenwärtigen Zeitpunkt negative Auswirkung auf das Image befürchtet. Mit anderen Worten, jemand könnte sich auf den Schlips getreten fühlen und sich beschweren („Wie können Sie in diesen schwierigen Zeiten eine Umfrage durchführen?!").

Das ist ein Argument, mit dem man jegliche Studie abschießen kann. Einzige Ausnahme wären regelrechte Corona-Studien, doch die gibt es noch selten.

Die Studie wurde nicht abgesagt, sondern ‚nur' für voraussichtlich vier Wochen pausiert – mitten in der Erhebungsphase, was für alle Beteiligten zu zusätzlichen Kosten führt. Rein methodisch gibt es keine ernstzunehmenden Bedenken, die Erhebung weiterzuführen.

Dass zurzeit keine neuen Projekte kommen, ist die eine Seite, dass aber die längst beauftragten und schon laufenden ausgesetzt oder gar storniert werden, ist für uns ein schwerer Schlag. Im Grunde bedeutet es, dass wir nichts mehr zu tun haben. Das war der Grund, warum mich diese Nachricht so aufgebracht hat.

Da sitzen ein paar Verbandsfunktionäre auf ihren dicken Ärschen und fürchten sich um die Reaktion der Basis. Möglichst nichts falsch machen ist ihre Devise. Lieber erst einmal abwarten. Dass sie dadurch Kleinunternehmen wie das unsere in den Ruin treiben, ist keine Überlegung wert. In ihren Sonntagsreden rühmen sie sich für Millionen von Handwerksbetrieben einzutreten, Betriebe, die oftmals genau unsere Größe haben.

Gerade wenn der Bund hunderte von Milliarden in die Wirtschaft pumpt, um die Folgen der Corona-Krise abzumildern, sollten die öffentlichen Hände, die Verbände, die Gewerkschaften, Parteien und Stiftungen nicht dagegen arbeiten, und fällige Aufträge an die Wirtschaft stoppen oder gar stornieren. Bei privaten Kunden könnte man eine Zurückhaltung angesichts der Lage verstehen, öffentliche und halböffentliche Auftraggeber müssten dagegen gerade jetzt zu ihrer gesamtgesellschaftlichen Verantwortung stehen. Das war der Tenor meines flammenden Appells, den ich umgehend an den Kunden per Mail adressierte. Cicero, mein alter Rhetoriklehrer, wäre begeistert gewesen.

Diesen Brief zu schreiben, hat mich etwas beruhigt. Das Schlimmste ist die Hilflosigkeit, das Gefühl, dem Geschehen ohnmächtig gegenüber zu stehen. Mit einer kleinen Geste kann man sich beweisen, dass man doch etwas tun kann, sei es auch nicht erfolgsversprechend. Jedenfalls habe ich mit keiner Antwort gerechnet, höchstens mit einem Verweis, wie ich dazu käme, mir einen solchen Ton anzumaßen. Aufträge wurden schon wegen minderer Vergehen annulliert.

Doch es kam anders. Unser Ansprechpartner hat sich als sehr angenehmer Zeitgenosse entpuppt. Er rief mich am nächsten Tag an, und wir haben lange gesprochen. Zwischenzeitlich hatte ich eine Idee gehabt, besser gesagt, meine Partnerin, aber das muss niemand wissen. Wie wäre es, begann ich, wenn man der Befragung, sie läuft telefonisch ab, zwei oder drei Fragen zum Thema Corona voranstellte? Das könnte die Befragten zur Teilnahme animieren. Gleichzeitig könnte der Verband seine Verantwortung für seine Mitglieder auch in diesen schweren Zeiten unter Beweis stellen. Eine Idee, die meinem Gesprächspartner gefallen hat. Er müsse erst mit den maßgeblichen Leuten sprechen, erwarte aber, dass der Studienstopp wieder aufgehoben würde. Einen Tag später hatten wir das Go weiterzumachen. Manchmal genügt eine kleine Idee, um ein ganzes Projekt zu retten.

Doch natürlich wird das nicht reichen, um über die Runden zu kommen. Für den März verzeichnen wir einen Umsatzeinbruch von 90 %. Für den bald beginnenden Monat April sieht es kaum besser aus. Wir geraten in ernsthafte Liquiditätsprobleme. Das heißt, Geld ist da, doch es sind die Rücklagen für meine Rente, die auf dem Konto liegen. Alles, was ich dort entnehme, fehlt mir später im Alter, im höheren Alter, denn alt bin ich jetzt schon.

Ich habe also den Antrag auf Corona-Soforthilfe gestellt. Der besteht zwar aus sieben Seiten, ist aber erstaunlich einfach auszufüllen. Neben den Angaben zur Firma genügen ein paar Zeilen, um auf die aktuelle wirtschaftliche Notlage hinzuweisen. Als Kleinunternehmen mit fünf Vollzeitstellenäquivalenten (sic!) stehen uns 9000 € zu. Die Zahlung ist für den Zeitraum der Monate März bis Mai gedacht. Der Genehmigungsprozess soll schnell und unbürokratisch sein. Es gibt sicherlich ein Meer von Anträgen, die meisten werden ohne weiteres durchgewunken. Geprüft werden sie von der örtlichen IHK.

An dieser Stelle muss ich dem staatlichen Apparat ein Lob aussprechen. Alle zuständigen Stellen arbeiten eng zusammen und haben es geschafft, innerhalb weniger Tage eine ansehnliche Hilfe auf den Weg zu bringen. In anderen Ländern gibt es deutlich weniger und es hapert bei der Zuteilung. Dass ich hier Italien im Blick habe, brauche ich nicht zu erwähnen. Wieder einmal bin ich froh, in Deutschland zu leben und zu arbeiten. Deutschland beweist gerade, dass es schnell und effektiv mit der Krise umgehen kann. Das gibt Hoffnung für die nächste

Zeit, wenn die Lage sich weiter zuspitzen wird, und dass sie sich weiter zuspitzen wird, steht außer Frage.

Die Infektionsraten in Deutschland steigen weiter mit mehr als zehn Prozent täglich. Damit liegen wir international im Mittelfeld. Italien scheint sich dagegen zu stabilisieren. Von einer Trendwende kann man zwar noch nicht sprechen, aber das Wachstum der Infiziertenzahlen ist gebremst. Außer Kontrolle scheinen allerdings Spanien und die USA zu geraten. New York City steht am Rande des Kollapses. Warum hat man die Forderungen nach mehr Beatmungsgeräten, die seit zwei Monaten immer wieder vorgebracht wurden, nicht gehört? Jetzt müssen sich zwei Schwerstkranke ein Gerät teilen, bald wird manch ein Todkranker ohne auskommen müssen. Es ist beängstigend, wie hilflos die größte Supermacht der Welt angesichts der Krise agiert. Es wird eine Weile dauern, bis sie sich auf eine Kriegswirtschaft eingestellt haben wird. Zum Ende des zweiten Weltkrieges war man in der Lage, jede Stunde (!) einen viermotorigen Bomber zu produzieren. Der Engpass war damals nicht das Material, sondern die Piloten. Sie lebten nicht lange genug. Vielleicht bekommen wir bald auch hier eine Parallele. Dann wird es genug Geräte geben, aber nicht genug Ärzte, die sie bedienen können.

27. März

Vor ein paar Tagen hat meine Partnerin ein Interview mit studentischen Freiwilligen am Uniklinikum durchgeführt. Sie sollen in einer mobilen Teststation potenziell Infizierte testen. Zum ersten Mal trug sie dabei eine der FFP3-Masken, die ich für sie bestellt habe. Damals habe ich knapp zehn Euro pro Maske bezahlt, damals, Ende Februar, bereits ein spekulativer Preis, heute wären sie gar nicht mehr zu bekommen.

Die Studenten trugen nur einfache OP-Masken und schienen verwundert und auch ein wenig neidisch, dass sie ein Modell mit der höchsten Schutzklasse umgebunden hatte.

Später bei Aldi war sie die einzige, die beim Einkaufen einen Mundschutz trug. In anderen Ländern geht niemand mehr ohne einkaufen. Bei uns wird nach wie vor gepredigt, dass das nicht nötig sei. Es gibt immer noch nicht genug, um die ganze Bevölkerung damit zu versorgen.

© Der/die Autor(en), exklusiv lizenziert durch Springer-Verlag GmbH, DE, ein Teil von Springer Nature 2020
M. Lalli, *Als wäre immer Sonntag*,
https://doi.org/10.1007/978-3-662-62510-1_19

Ich war heute zum ersten Mal auf der Seite der Johns-Hopkins-Universität. Sie wurde 1876 gegründet und ist eine private Universität in Baltimore. Sie wird nach deutschem Vorbild geführt, wird bei uns gerne behauptet, und vereinigt Forschung und Lehre. Bei beidem zählt sie zur Weltspitze.

In aller Munde ist sie gegenwärtig, weil sie weltweite Zahlen zu Infizierten, Behandelten und Toten liefert. Da sie sich nicht auf amtlichen Meldungen mit kumulierten Zahlen verlässt, sondern selbst die Daten zusammenträgt, gilt sie gegenwärtig als die aktuellste Quelle. Der WHO und dem RKI ist sie etwa zwei Tage voraus. In diesen Zeiten ein nicht zu unterschätzender Vorsprung. Jetzt, da die Politik auf aktuelle Trends angewiesen ist, bleibt es unverständlich, wie träge die amtlichen Statistiken sind. Eine private Einrichtung stellt unter Beweis, wie es besser geht.

Und tatsächlich ist diese Seite beeindruckend. Sie weist Zahlen von 177 Ländern und Regionen aus, die im Stundentakt angepasst werden. Dazu gibt es eine Weltkarte mit roten Markierungen für das Ausmaß der Ausbreitung der Pandemie und auch Grafiken für die Gesamtzahlen der Infizierten und den täglichen Zuwachs. In etwa das gleiche, was ich selbst mache, nur eben für die ganze Welt.

Mich interessieren hier besonders die Länder, die ich bisher nicht im Blick hatte. Vor allem die USA, wo wir ein starkes exponentielles Wachstum sehen. Ich beobachte auch die Entwicklung in den Niederlanden und in Schweden ganz genau. Das sind die beiden Länder, die auf eine schnelle Durchseuchung der Bevölkerung setzen. Stichwort Herdenimmunität. Das ist eine viel diskutierte Vorgehensweise, die allerdings in den meisten Ländern abgelehnt wird. Die Gesundheitsrisiken erscheinen zu hoch. Die Niederlande haben ein starkes Wachstum an Infizierten, Schweden seltsamerweise ein deutlich geringeres. In beiden Ländern werden kaum Menschen in Krankenhäusern behandelt. Dennoch gibt es auch dort zahlreiche nachgewiesene Corona-Tote. Vermutlich wird in Schweden weniger getestet. Eine Strategie, die auch in Japan verfolgt wird. Entscheidend wird sein, wie mit deutlich höheren Fall- und Opferzahlen umgegangen wird. Ich bin mir recht sicher, dass man dann auch dort Ausgangsbeschränkungen einführen wird. Wenn sich die Krankenhäuser füllen und die Sterberaten in die Höhe schnellen, wird die Bevölkerung vermutlich nicht mehr mitspielen. Jetzt sitzen die Schweden noch seelenruhig in Restaurants und Kneipen zusammen, gehen einkaufen oder zum Skifahren. Sie machen sich über ihre italienischen Mitbewohner lustig, Migranten, die seit vielen Jahren im Land leben und sich angstschlotternd eingesperrt haben. Die Schweden stammen von den Wikingern ab und kennen keine Angst. „Uns kann nichts passieren", sagen sie. Die italienischen Einwanderer bezichtigen sie des Rassismus.

Es ist erstaunlich, wie unterschiedlich Migranten im Vergleich zur Urbevölkerung in einem Land reagieren. Selbst nach Jahrzehnten zeigen sich die Wurzeln der alten Heimat. Sie orientieren sich dahin zurück und sind besorgter als die Einheimischen, wenn der Ausbruch in ihrem Herkunftsland weiter fortgeschritten ist. So geht es auch mir, obwohl ich seit mehr als 50 Jahren in Deutschland lebe.

Es ist ebenso erstaunlich, dass die Einheimischen die Entwicklungen im Ausland weitgehend ignorieren. Das gilt für den einfachen Menschen wie für die Politiker. Nun ist Italien nicht weit, fast jeder macht dort regelmäßig Urlaub, viele haben persönliche Bindungen zu dem Land, und doch herrschte bis vor wenigen Tagen die Ansicht, die Ereignisse dort würden uns Deutsche nicht betreffen.

Italien ist uns zwei Wochen voraus, mehr nicht. Es wäre leicht gewesen zu sehen, was uns erwartet, hätte man nur sehen wollen. Die italienische Schriftstellerin Francesca Melandri hat den Deutschen einen ‚Brief‘ geschrieben: „Ich schreibe euch aus eurer Zukunft." Einen eindringlichen, beunruhigenden und doch auch mutmachenden Brief.

Darin sagt sie den Deutschen (und auch allen anderen Ländern) voraus, dass sie die gleichen Stadien wie Italien durchmachen werden: zuerst Sorglosigkeit, dann Verleugnung, später Angst und Verzweiflung. Sie sagt nichts Neues, doch sie wirkt glaubwürdig, weil sie aus dem Zentrum des Hurrikans berichtet. Man erkennt sich in ihren Worten wieder. Trotzdem muss man eine berühmte Schriftstellerin sein, um Gehör zu finden.

28. März

Heute ist Samstag. Das Wetter ist schön. Bei uns haben wir etwa 20 Grad. Alles steht in voller Blüte, viele Bäume haben schon Blätter. Obwohl ich jeden Tag mindestens eine halbe Stunde aus dem Haus gehe, habe ich das Gefühl, den Frühling verpasst zu haben. So geht es mir zum ersten Mal in meinem Leben.

Wie bereits am vergangenen Samstag sind wir auch heute ins Büro gefahren. Es liegt nahe am Neckar, und wir nutzen die Gelegenheit, einen kleinen Spaziergang mit dem Hund zu machen. Auf den Neckarwiesen waren viele Fußgänger und Radfahrer unterwegs. Kaum weniger als an einem normalen Frühlingssamstag. Im Unterschied zu sonst sieht man aber keine größeren Gruppen, meistens Einzelne oder Paare. Aber es gibt auch vier oder fünf Menschen, die zusammen unterwegs sind. Schwer zu sagen, ob sie alle in einem Haushalt zusammenleben oder nicht. Die Spielplätze sind mit einem Band abgesperrt, auch die Tore der Bolzplätze, die Schaukeln. Die Kids

© Der/die Autor(en), exklusiv lizenziert durch Springer-Verlag GmbH, DE, ein Teil von Springer Nature 2020
M. Lalli, *Als wäre immer Sonntag*,
https://doi.org/10.1007/978-3-662-62510-1_20

bauen daneben neue Tore und spielen trotzdem. Anstatt zu schaukeln, macht man ein Picknick wenige Meter entfernt. Die Chinesen würden sagen, es sind noch zu viele Menschen unterwegs. Das gleiche, was sie vor zwei Wochen in Italien gesagt haben. Ja, das ist der Eindruck, den man unweigerlich bekommt: zu viele Menschen auf der Straße. Das kann nicht gut gehen. Wir werden bald noch härtere Ausgangsbeschränkungen bekommen. In Italien darf man sich nur 200 m von seiner Wohnung entfernen, um spazieren zu gehen, den Hund auszuführen oder Sport an der frischen Luft zu treiben. Zum Einkaufen muss man in den nächstgelegenen Supermarkt. Das wird uns vielleicht auch bald blühen.

Der Einzelne verhält sich in den allermeisten Fällen richtig. So wie wir. In der Summe wird das aber zum Problem. Wenn 1000 Menschen allein oder zu zweit gleichzeitig am Neckar spazieren gehen, dann ist eine gefährliche Ansammlung von Menschen die Folge. So wie vor ein paar Wochen bei der Mandelblüte an der Pfälzischen Weinstraße. Das Gebot der Stunde ist, jeden unnötigen Gang aus Wohnung oder Haus zu vermeiden.

Es gab bereits Verurteilungen. Eine größere Gruppe Jugendlicher wurde zu einer empfindlichen Geldstrafe verurteilt, weil sie sich in einem Park getroffen hatte. Einer von ihnen hat sich zudem später als infiziert erwiesen. Sollte er das nicht fahrlässig, sondern absichtlich getan haben, drohen ihm bis zu zwei Jahren Gefängnis.

Mein Sohn hat mir gerade einen Link zu einem sehr interessanten wissenschaftlichen Artikel geschickt. Sporadische Nachrichten auf Telegram sind die wenigen Nachrichten, die wir gegenwärtig austauschen. Ich frage mich, wie es ihm wohl geht, allein in seinem kleinen Zimmer.

In diesem Artikel wird die Immunantwort auf eine Infizierung mit dem Corona-Virus beschrieben.

Nach erfolgter Infizierung beginnt der menschliche Körper das Virus zunächst mit einer unspezifischen Immunantwort zu bekämpfen. Das ist das übliche Vorgehen bei einem neuen, also unbekannten Erreger. Je nachdem wie groß die anfängliche Virenlast war, dauert es mehrere Tage, bis sich das Virus ausgebreitet hat. Einem gesunden Menschen mit einem gut funktionierenden Immunsystem genügt diese Zeit zumeist, um spezifische Antikörper gegen das Virus zu bilden. Die anfänglichen Symptome wie leichtes Fieber, trockener Husten, Durchfall klingen rasch ab. Nach einige Tagen ist der Infizierte symptomfrei und gesund.

Ist das Immunsystem schwächer oder die Virenlast groß (zum Beispiel bei medizinischem Personal), dann breitet sich das Virus auf die Lunge aus und verursacht eine mehr oder schwere Entzündung. Was dann passiert ist seltsam und neuartig: Das Immunsystem springt plötzlich und mit einer übertriebenen Immunantwort an. Es schießt über das Ziel hinaus und beginnt die vom Virus befallenen Zellen in der Lunge zu zerstören. Der Mensch stirbt an den Folgen einer exzessiven Immunantwort. Es ist also nicht das Virus, was unmittelbar zum Tod führt. Je schwächer das Immunsystem, umso stärker dieses Umkippen in eine gefährliche Überfunktion.

Das Problem ist, dass es dann bereits zu spät ist. Die Lunge ist stark geschwächt, das Immunsystem wird zu einer zusätzlichen Belastung, der Mensch stirbt.

Das ist vermutlich der Grund, warum die Sterbeziffern in Italien so hoch sind, warum die meisten Menschen, die intensiv behandelt werden, nicht überleben. Leichtere Fälle werden wegen der Überlastung des dortigen Gesundheitssystems nach Hause geschickt. Nur schwerste Fälle werden behandelt.

Im Lichte dieser Ergebnisse könnte das ein tragischer Fehler sein. Antivirale Mittel bewirken im Spätstadium wenig. Auch die Behandlung des Autoimmunangriffs mit dem neuartigen Rheumamittel Tocilizumab führt nicht zum Erfolg. Man müsste die mittelschweren Fälle sofort mit virenhemmenden Medikamenten behandeln, um zu verhindern, dass die Lunge umfassend angegriffen wird. Ist das erst geschehen, sind die Heilungschancen gering. Vielleicht stimmt die Aussage der weiter oben genannten Krankenschwester doch, die behauptete, dass alle Patienten auf ihrer Intensivstation sterben würden.

Nun kann man sicherlich nicht alle Patienten mit einer leichten Symptomatik mit komplexen Virostatika behandeln. Man sollte dem Körper zunächst Zeit lassen, auf Antikörperproduktion umzustellen. Erst wenn es ihm nicht gelingt, sollten Mittel wie Remdesivir verabreicht werden. Die Frage ist, wann genau dieser Zeitpunkt ist, zumal er individuell unterschiedlich ist. Wenn dieser Punkt überschritten wird, ist es oft zu spät.

Wenn wir im Büro sind, holen wir uns neuerdings das Mittagessen beim Jakob. Das ist eine alteingesessene Gaststätte im Ortskern, wo wir zu normalen Zeiten gelegentlich essen gehen. Im Sommer kann man im Innenhof sitzen. Hier trifft sich der Männergesangsverein. Alteingesessene dreschen Skat oder Schafskopf. Natürlich passiert jetzt nichts dergleichen. Jakob, der Chef, hat aber anscheinend beschlossen, sich den Zeiten anzupassen und bietet Speisen ,ToGo' an. Man kann aus einer kleinen, reduzierten Speisekarte auswählen. Naturgemäß gibt es hier Schnitzel mit Pommes Frites oder Bratkartoffeln, aber auch Würstchen mit Sauerkraut oder Frikadelle mit Gemüse. Alles zu moderaten Preisen, die durch die Schließung des Gastraums ein Stück gesunken sind. Wir betrachten es als Abwechslung, als Pause vom Zwang, zwei Mal am Tag kochen zu müssen. Und wir betrachten es als unseren Beitrag zur Unterstützung der lokalen Gastronomie.

29. März

Heute war Madrid menschenleer. Pedro Sanchez, der spanische Ministerpräsident, hat sich gegenüber der Presse geäußert, er wünsche sich auch für die nächsten Tage „als wäre es immer Sonntag". Eine überaus treffende Äußerung. Mit dieser Wahrnehmung stehe ich also nicht allein.

Heute wurde noch etwas anderes bekannt: Personen in kritischen Berufen, damit sind zum Beispiel Verkäuferinnen und medizinisches Personal gemeint, erhalten eine steuerfreie Einmalzahlung in Höhe von 1500 €. Eine Art Anerkennung für ihre in der Krise herausragenden Leistungen.

Millionen Menschen sind davon betroffen. Es ist also eine Art ‚Helikoptergeld' und im Grunde genau das, wovon Mario Draghi lange vor der Krise als wirtschaftsstützende Maßnahme sprach. Er versprach sich davon eine Erhöhung der Inflationsrate und somit einen Ausstieg aus dem immer noch drohenden deflationären Szenario.

© Der/die Autor(en), exklusiv lizenziert durch Springer-Verlag GmbH, DE, ein Teil von Springer Nature 2020
M. Lalli, *Als wäre immer Sonntag*,
https://doi.org/10.1007/978-3-662-62510-1_21

Nun könnte genau das eintreten. Die Nachfrage geht stark zurück, die Preise werden auf breiter Front sinken. Erste Anzeichen sieht man bei den Rohstoffen. Das Benzin ist so billig wie lange nicht mehr. Vermutlich werden auch Immobilienpreise und Mieten sinken. Es wurde bekannt, dass geschlossene Einzelhandelsketten wie H&M, Deichmann und Adidas die Mieten für ihre Geschäfte nicht mehr bezahlen wollen. Andreas Scheuer, der Bundesverkehrsminister, äußerte sich gegenüber der BILD „schwer enttäuscht" von Adidas. Im Netz kursieren erste Boykottaufrufe. Es ist erstaunlich, dass milliardenschwere Multis sofort ihre Mietzahlungen einstellen, während eine kleine Firma wie die meine brav weiterbezahlt, obwohl unser Büro genauso leer steht wie deren Geschäfte.

Dass von der Krise besonders geforderte Berufsgruppen jetzt diesen Geldsegen bekommen sollen, finde ich dagegen gut. Und das ist das erstaunliche an der Corona-Krise. Es zeigt sich etwas, was bisher offenbar niemandem bewusst war: Wir sind hochgradig von jenen Menschen abhängig, auf die wir bisher geringschätzig hinuntergesehen haben, Menschen, denen nicht nur Anerkennung für ihr Tun versagt wird, sondern, was vielleicht schlimmer ist, eine gerechte Bezahlung. Erstaunt stellen wir fest, dass ohne Verkäuferinnen, Arzthelferinnen und Pfleger, ohne Lastwagenfahrer und Paketboten nichts mehr geht. Das sind Millionen und Millionen Menschen, die am Rande des Existenzminimums ihr Dasein fristen, viele von ihnen in geringfügiger oder prekärer Beschäftigung. War der Tenor bisher, sie werden die ersten Opfer der digitalen Rationalisierung sein, merken wir jetzt, wie überlebenswichtig diese Dienstleistungen für unsere Gesellschaft sind. Ob sich diese Erkenntnis über das Ende der Epidemie hinaus retten wird?

30. März

Leider bin ich einer Fehlinformation aufgesessen – oder es war Wunschdenken. Es gibt doch kein Helikoptergeld, obwohl das eine gute Idee gewesen wäre. Etwaige krisenbedingte Zuschläge sind für die genannten Beschäftigten lediglich steuerfrei. Man muss Beträge bis 1500 € also nicht versteuern. In dieser Berufsgruppe bedeutet das eine Ersparnis von etwa 300 €, mehr nicht.

Meine Mitbewohnerin war gerade bei Aldi einkaufen. Die Hälfte der Kunden habe zwischenzeitlich eine Maske umgebunden. Alle seien auf Abstand bedacht. Ständig ernte man böse Blicke, wenn man jemandem zu nahe käme. Es mache keinen Spaß. Außerdem beginne das Olivenöl knapp zu werden. Vielleicht gibt es Lieferengpässe aus Italien.

Heute Morgen hatte ich vor, selbst einkaufen zu gehen. Meine Partnerin ist zu normalen Zeiten nicht sehr darauf erpicht, deshalb bin ich derjenige der meistens in den Supermarkt rennt. Gleich neben meinem Büro gibt es

© Der/die Autor(en), exklusiv lizenziert durch Springer-Verlag GmbH, DE, ein Teil von Springer Nature 2020
M. Lalli, *Als wäre immer Sonntag*,
https://doi.org/10.1007/978-3-662-62510-1_22

einen kleinen Laden, den ich fast jeden Tag besuche. Meist kaufe ich nur eine Kleinigkeit für das Mittagessen.

In Zeiten von Corona macht das wenig Sinn. Man sollte selten einkaufen gehen und dann den ganzen Wocheneinkauf erledigen. Wie es scheint, entwickelt sich ein Wettbewerb zwischen uns, wer einkaufen darf. Wir drängeln uns nicht regelrecht vor, aber jeder zeigt eine erstaunliche Bereitwilligkeit, nach draußen in die feindliche Umwelt zu gehen.

Ich denke, dass meine Partnerin mehr unter der sozialen Isolation leidet als ich. Im Grunde meines Herzens bin ich ein Eigenbrötler und gewohnt, allein am Schreibtisch zu sitzen und vor mich hin zu arbeiten. Den einzigen Menschen, den ich gegenwärtig wirklich vermisse, ist mein Sohn. Sie dagegen ist an einem normalen Tag ständig unterwegs. Sie interviewt Leute, besucht Pressekonferenzen oder geht zu irgendwelchen kommunalpolitischen oder kulturellen Terminen. Abends ist es nicht anders. Dann besucht sie Veranstaltungen und schreibt darüber. Jetzt muss sie mit dem Telefon vorliebnehmen. Und mit mir. Das ist für sie eine große Umstellung.

Heute Mittag will sie mit einer Freundin und den Hunden im Wald spazieren gehen. Das ist nicht im Sinne und Geist der Ausgangsbeschränkung. Man soll soziale Kontakte so weit wie möglich vermeiden. Auch wenn zwei Fremde sich formal treffen dürfen. Sie geht mehr Risiken ein als ich. Wenn sich einer ihrer Kontakte infiziert, wird sie in Quarantäne gehen müssen. Dann wird das Zusammenleben schwierig. Trotz großer Wohnung und vieler Zimmer. Man soll nicht zusammen essen, nicht in einem Zimmer schlafen und auch nicht das gleiche Bad benutzen. Hoffentlich kommen wir niemals an diesem Punkt.

Heute ist Montag. Normalerweise mag ich Montage sehr. Das Leben beginnt wieder in normale Bahnen zu fließen. Die Menschen gehen arbeiten, gehen einkaufen. Die Schulen und Universitäten sind geöffnet. Der deprimierende Stillstand des Sonntags ist vorbei. Vielleicht liegt es an meinem Job, an der Tatsache, dass ich sowieso jeden Tag arbeite, dass ich das Gefühl dafür verloren habe, was es heißt, nach einem freien Wochenende wieder zu einer verhassten Arbeit gehen zu müssen. Vielleicht ist sie nicht verhasst, die meisten Menschen würden es aber wohl vorziehen, nicht zu arbeiten oder zumindest Urlaub zu haben. *I don't like Mondays,* so hieß das Liedchen von den Boomtown Rats und *Friday on my Mind* jenes der Easybeats. Das beschreibt dieses Lebensgefühl wahrscheinlich gut. Wie gesagt, bei mir ist es anders. Ich bin froh, wenn auch die anderen wieder arbeiten müssen, wenn die allgemeine Lähmung des Sonntags endlich vorüber ist.

Und es zeigt sich, dass ich anscheinend optimistischer bin, als es allgemein den Anschein hat. Ich freue mich nicht nur auf den Montag, ich erwarte von ihm etwas Besonderes. Ich stelle mir vor, wie der Kunde sich an seinen Schreibtisch setzt und beschließt, das längst fällige Projekt endlich in Auftrag zu geben. Unverzüglich greift er zum Telefon oder schreibt mir ein Mail. Vielleicht meldet sich auch ein Verlag bei mir, ein Literaturagent, jemand, der mich zu einem Vortrag oder einer Lesung einladen will. Das alles muss an einem Montag passieren. Denn dann drücken alle auf ‚Start‘, dann geht das Leben endlich wieder los.

Die ersten Stunden des Montags sind ein Versprechen. Um Zehn werde ich nervös. Ist es erst Elf, beginnt sich die Enttäuschung auszubreiten. Wird es Mittag, habe ich mich schon fast damit abgefunden, dass auch in dieser Woche nichts Nennenswertes passieren wird. Als Rettungsanker habe ich den Dienstag. Das ist meine zweite Chance.

In diesen Tagen ist alles genauso und doch ganz anders. Man kann einkaufen gehen, ich sitze genauso hoffnungsfroh am Schreibtisch und weiß dennoch, dass dieser Montag gar kein richtiger Montag ist. Er ist ein verkappter Sonntag, und je länger die Zeit an diesem Tag fortschreitet, umso mehr zeigt er sein wahres Gesicht, um so sonntäglicher wird er. Es ist 11.30 Uhr, eine kleine Chance hat dieser Montag also noch.

Ich muss an dieser Stelle auch etwas über diesen Blog schreiben. Er ist nicht fiktional, er hat keine Handlung, ich verfolge damit keine besondere Absicht, will also nicht unterhalten oder anregen oder interessieren oder bilden. Wenn jemand diesen Bericht langweilig oder einfach trocken findet, ist es dessen Sache. Das ist für mich unerheblich. Mir geht es einzig und allein darum, meine Gedanken festzuhalten, die Dinge zu dokumentieren, die mich bewegen, und damit das Fortschreiten der Epidemie zu protokollieren. Doch natürlich hoffe ich sehr, dass diese Schrift authentisch wirkt. Ich nehme kein Blatt vor dem Mund und entscheide von Tag zu Tag, über was ich schreibe, was es wert ist, festgehalten zu werden. Ich redigiere nichts, ändere nicht die Vergangenheit, gleichgültig, ob meine Aussagen im Licht der Zukunft unzutreffend, übertrieben oder oberflächlich erscheinen. Mit geht es um das Fortschreiten der Zeit, um den sich verändernden Eindruck, den ich von diesen Tagen habe. Insofern ist dieser Bericht radikal subjektiv.

Auf die Geschichte habe ich keinen Einfluss. Niemand weiß, wie es weitergehen wird, und das ist eine der Besonderheiten dieser Tage. Es gibt keine Blaupause, keine Erfahrungswerte. Deshalb schielen wir alle so auf Italien. Doch natürlich werden wir keine Kopie von Italien werden. Vielleicht läuft alles anders, vielleicht glimpflicher, vielleicht viel dramatischer.

Ich weiß auch nicht, wann ich dieses Tagebuch beenden werde. Wenn ich selbst krank und wieder geheilt bin? Sollte ich sterben, erübrigt sich diese Frage. Doch damit rechne ich nicht. Ich habe manchmal Angst zu erkranken, aber ich habe keine Angst zu sterben. Aber vielleicht mache ich mir etwas vor.

Selbst wenn die Epidemie in einigen Wochen abflauen sollte, müsste das nicht der Anlass sein, diesen Bericht zu beenden. Auch nach dem Shutdown kommen spannende Tage. Vielleicht erfolgt ein Rückfall, und alles beginnt von Neuem. Das ist die größte Gefahr, hieß es gestern in der Talkrunde von Anne Will. Niemand möchte ein solches Auf und Ab für Monate oder gar Jahre erleben.

Ich vertraue darauf, dass ich spüre, wann dieses Tagebuch zu Ende ist. Eines Tages, in einer nicht allzu fernen Zukunft, werde ich meinen, dass es genug ist, dass nichts Neues mehr passiert, dass ich diesen Zeilen nichts mehr hinzuzufügen habe. Dann werde ich aufhören.

31. März

Heute habe ich eher zufällig die tägliche RKI-Pressekonferenz verfolgt. Jeden Tag um 10 Uhr. Immer mit Lothar Wieler. Neben den tagesaktuellen Zahlen gab es auch die Ergebnisse des wöchentlichen COSMO-Monitorings. COSMO bedeutet „Covid-19 Snapshot Monitoring" und befragt seit dem 3. März wöchentlich 1000 repräsentativ ausgewählte Menschen in Deutschland.

Im ersten Augenblick dachte ich, dass es jene Studie sein müsste, die unlängst bei uns angefragt wurde. Das Thema war ebenfalls „Risikowahrnehmung von Corona". Doch unsere Studie ist keine kontinuierliche, sondern eine einmalige, aber dafür größere Befragung (2000 bis 3000 Teilnehmer). Nach dem ersten Schrecken, diesen Auftrag hätten wir verloren, telefonierte ich mit unserem Kontakt an der beteiligten Uni. Die Dame versicherte, der Antrag läge immer noch beim BMFT. Sie warte auf eine Entscheidung. Das ist eine beruhigende Nachricht. Ich hoffe sehr, wir bekommen dieses Projekt. Dabei geht es

© Der/die Autor(en), exklusiv lizenziert durch Springer-Verlag GmbH, DE, ein Teil von Springer Nature 2020
M. Lalli, *Als wäre immer Sonntag*,
https://doi.org/10.1007/978-3-662-62510-1_23

nicht nur um das Geld, das wir dringend benötigen, eine solche Studie könnte unseren Stand als wissenschaftlich hochqualifiziertes Institut stärken. Hoffen wir das Beste.

Die Stadt Jena hat gerade eine allgemeine Maskenpflicht insbesondere beim Einkaufen angeordnet. Sie ist die erste in Deutschland. Während sich die ganze Welt wundert, warum bei uns so wenige Menschen mit Mundschutz unterwegs sind, hat das RKI bekräftigt, das Tragen von Mundschutz sei nicht nur unnütz, sondern sogar kontraproduktiv. Schlechte oder schlechtsitzende Masken brächten eine trügerische Sicherheit und würden deren Besitzer in falsche Sicherheit wiegen. Der Bürgermeister von Jena fordert seine Bürger auf, notfalls einen Schal umzubinden. Das wäre besser als nichts. Ich habe meine FFP3-Maske bisher nur einmal getragen. Im Haus und zur Probe. Ich sehe damit bescheuert aus. Sollte ich aber demnächst wieder unter Menschen gehen, werde ich nicht darauf verzichten.

An diesem Mittwoch ist es kalt, aber sonnig. Meine Mitbewohnerin ist zum Haus ihrer Mutter gefahren, um zu entrümpeln und den Verkauf voranzutreiben. Sie hat heute homeofficefrei und nutzt ihre Zeit wie immer mit etwas Nützlichem. Ob das im Sinne der Ausgangsbeschränkungen ist? Jeder hat etwas imminent Wichtiges vor und macht bei sich selbst gerne eine Ausnahme. Dann ist es kein Wunder, dass die Straßen voll sind. Gestern Nachmittag gab es eine richtiggehende Rushhour. Auch ich war im Auto unterwegs, weil ich ‚ganz dringend‘ im Büro vorbeischauen musste.

Die Mutter meiner Partnerin ist fast 80 Jahre alt und hat eine beginnende Demenz. Meist merkt man ihr das nicht an. Sie verhält sich weitgehend unauffällig. Manchmal ist sie jedoch sichtlich verwirrt. Das betrifft vor allem die zeitliche und örtliche Orientierung. Wenn man sie fragt, weiß sie nicht, welchen Tag, welchen Monat oder gar welches Jahr wir haben. Sie vergisst auch manchmal, dass ihr Mann vor zwei Jahren gestorben ist.

Sie lebt in einer betreuten Wohngemeinschaft mit insgesamt acht Bewohnern. Ihr Zimmer ist klein, aber ausreichend. Ihr größter Wunsch ist, zurück nach Hause zu kommen, dorthin, wohin sie nie wieder zurückgehen werden kann. Manchmal ruft sie abends an und bittet darum, abgeholt und nach Hause gefahren zu werden. Ihr (verstorbener) Mann möge vorbeikommen. Am Anfang hat sie gedroht, Polizei und Anwälte einzuschalten, weil man sie gegen ihren Willen in diesem Heim festhält. Glücklicherweise hat sie das am nächsten Tag wieder vergessen. Was allerdings nicht ausschließt, dass sie bald wieder davon anfängt.

Es scheint, es geht vielen Menschen in den Heimen so. Das Nachhausezurückkehren ist ein großes Thema. Es dauert Jahre, bis sie sich damit abgefunden haben. Sie lebt jetzt seit drei Monaten dort. Kürzlich habe ich sie gefragt, wie lange sie ihren Aufenthalt einschätze. Sie meinte, es wären sicherlich schon zwei Jahre. Sie hat kein Gefühl für die Zeit. Manchmal packt sie immer noch ihren Koffer, hängt die Fotos von der Wand ab und verlangt von der Heimleitung, sofort nach Hause gebracht zu werden. Dann muss ihre Tochter anrufen und sie beruhigen oder ablenken. Überzeugen kann man sie nicht. Sie sieht keinen Grund, warum sie nicht allein zurechtkommen sollte. Dass sie in den letzten Wochen Zuhause recht verwahrlost war, bestreitet sie vehement.

Gerade jetzt ist der Zustand der Mutter ein wichtiges Thema. Man darf die Angehörigen in Altenheimen und Pflegeeinrichtungen nicht mehr besuchen. Sie gehören zu den am meistens gefährdeten Menschen im Land. Das Durchschnittsalter (!) der Toten liegt bei uns im Augenblick bei 80 Jahren. Obwohl Männer zwischen 70 und 80 weitaus häufiger als Frauen von Corona betroffen sind, gleichen sich die Zahlen für die noch Älteren weitgehend an. Auch als Frau darf man sich nicht zu sehr in Sicherheit wiegen, wenn man die 80 überschritten hat. Meine eigene Mutter ist 86 und geht aus Sicherheitsgründen kaum noch aus dem Haus. Mitte Februar ist sie auf dem Weg nach Deutschland in Mailand umgestiegen – nichtsahnend, denn sie war sich des Ernsts der Lage wie viele andere nicht bewusst.

Diese Besuchsbeschränkung ist notwendig, aber vermutlich nicht ausreichend. In Wolfsburg ist die Seuche in einem Pflegeheim ausgebrochen. Mehr als die Hälfte der Insassen hat sich angesteckt. Fast 20 von ihnen sind bereits daran gestorben. Eine Neuaufnahme hat das Virus ins Haus gebracht.

Natürlich ist meine Partnerin in großer Sorge um ihre Mutter. Bei Dementen ist es besonders tragisch, wenn sie die vertrauten Angehörigen nicht mehr sehen dürfen. Letzte Woche hatte sie Geburtstag. Den Kuchen, der für sie gebacken wurde, haben wir an der Eingangstür einer Pflegerin übergeben. Am Telefon sagte die Mutter dann, sie packe gerade Geschenke zum Muttertag aus.

Meine eigene Mutter ist zwar deutlich älter, aber geistig und körperlich einigermaßen fit. Sie trifft nur ihre Tochter, meine Schwester, was ich bereits für riskant halte. Andererseits lebt sie allein und kann nicht wochenlang wie eine Aussätzige eingesperrt bleiben. Wir telefonieren ab und an. Zuletzt sagte sie mir: „Weißt du, ich bin schon alt, aber ich möchte dennoch nicht sterben. Das Leben gefällt mir noch." Sie hängt am Leben wie ihre eigene Mutter, die 92 wurde. Ihre Großmutter wurde 99 Jahre alt. Unsere Familie ist zäh. Selbst die Spanische Grippe haben wir halbwegs überstanden.

Es gab nur ein Opfer: meine Großtante Thea. Sie starb zwar nicht, war aber danach zeitlebens dement oder verrückt. Zumindest lebte sie jahrzehntelang in einer psychiatrischen Einrichtung, ein Umstand, der bei uns stets totgeschwiegen wurde. Wenn die Sprache zufällig auf sie kam, war betretenes Schweigen die Folge. Vermutlich waren alle froh, als sie Ende der 50er Jahre endlich von uns ging. Ich habe sie nie kennengelernt.

Heute wird viel von der Spanischen Grippe gesprochen. So einschneidend sie war, so schnell wurde sie vergessen. Menschen neigen dazu, Epidemien zu verdrängen, das sagte gestern ein Experte für Medizingeschichte im Radio. Wird es uns mit dieser Pandemie genauso gehen? Werden wir keine Lehren daraus ziehen? Es ist zu befürchten, denn die nächste große Pandemie wird kommen, auch wenn es vielleicht erst in Jahrzehnten oder gar Jahrhunderten sein wird.

1. April

In vielen Ländern scheinen sich die Zahlen zu stabilisieren. Das gilt vor allem für jene Länder, die bereits seit längerer Zeit Beschränkungen eingeführt haben wie Italien. Alle Werte unter einer Steigerungsrate von zehn Prozent täglich sind erst einmal gut. In Italien liegen wir bei fünf Prozent, und das bedeutet eine Verdopplung der Fallzahlen in vierzehn Tagen. Ohne Maßnahmen sind Verdopplungen innerhalb von zwei bis vier Tagen zu erwarten. Das sind gewaltige Unterschiede, bedenkt man den ‚Zinsenzinseffekt‘, also die Tatsache, dass sich die Steigerung immer auf den vorherigen Tag bezieht und nicht auf den Ausgangswert.

Die große Frage ist nach wie vor jene nach der Letalität des Virus, also die Gesamtsterberate bezogen auf die infizierte Bevölkerung. Ein Epidemiologe sagte gestern in einem Interview, es gäbe dazu keine verlässlichen Werte, was zweifellos richtig ist. Jede weitreichende politische Entscheidung muss allerdings solche Sterbewahrschein-

© Der/die Autor(en), exklusiv lizenziert durch Springer-Verlag GmbH, DE, ein Teil von Springer Nature 2020
M. Lalli, *Als wäre immer Sonntag,*
https://doi.org/10.1007/978-3-662-62510-1_24

lichkeiten berücksichtigen. Bei einer erwarteten Rate von einem Tausendstel wären ganz andere Maßnahmen angemessen, als wenn man von zehn Prozent ausginge. Hier geht es um den Faktor 100.

Ich habe diese Zahlen nicht zufällig in den Raum geworfen, denn das ist die reale Spannweite, die in diesen Tagen diskutiert wird. Träfe die kleinere Zahl zu, dann wäre der Lockdown überzogen, trotz 50.000 oder 60.000 zu erwartenden Toten. Wäre dagegen die zweite, höhere Zahl zutreffend, dann müsste man von Millionen Opfer ausgehen, dann wären die getroffenen Maßnahmen nicht ausreichend. Doch vermutlich stimmt weder die eine noch die andere.

Betrachtet man die Zahlen der WHO, liegen wir im Moment bei einer Letalität von fünf Prozent. Das deckt sich mit den Ergebnissen aus China. Ein Blick nach Italien lässt Schlimmeres befürchten. Hier sterben mehr als zehn Prozent der Infizierten. In Deutschland sind es zurzeit gerade einmal ein Prozent.

Wenn man davon ausgeht, dass das Virus überall gleich tödlich ist, lässt man demografische Effekte außer Acht – eine alternde Gesellschaft ist stärker betroffen als eine junge – dann ist der Unterschied vor allem mit der Dunkelziffer zu erklären. In Italien schaffen es nur die schweren Fälle in die Statistik, leicht Erkrankte werden ohne Test wieder nach Hause geschickt. Dann gibt es noch den Zeitfaktor. Neu registrierte Infizierte brauchen eine gewisse Zeit, bis sie sterben. Im Durchschnitt etwa zehn Tage. Bei steigenden Infektionszahlen hinkt die Sterberate also immer um diesen Zeitraum hinterher. Das kann man gut in China oder Südkorea beobachten, wo bei minimalen Neuinfektionen immer noch Menschen aus dem Altbestand sterben.

Gibt es denn bessere Hinweise auf die zu erwartende Letalität? Aus meiner Sicht, ja. Ich möchte drei Beispiele nennen.

Zum einen haben wir den einmaligen Fall des Kreuzfahrtschiffes *Diamond Princess*. Einmalig deshalb, weil wir es hier mit einem geschlossenen System zu tun haben, wo man diese Prozesse unabhängig von anderen Fehlerquellen beobachten kann. Auf der *Princess* erkrankten laut WHO 712 Passagiere und Besatzungsmitglieder, besser gesagt, sie wurden positiv getestet. Davon starben genau sieben. Das wäre eine Quote von fast exakt einem Prozent. Nun kann man davon ausgehen, dass Kreuzfahrten vor allem von älteren Menschen mit einem höheren Risiko unternommen werden. Bezogen auf die (jüngere) Gesamtbevölkerung müsste man einen Wert deutlich darunter erwarten.

Dann gibt es das Beispiel Südkorea. Hier wurde sehr viel getestet, sodass die Dunkelziffer niedrig sein dürfte. Die WHO meldet für heute 9786 Infizierte und 162 Tote. Daraus errechnet sich eine Quote von 1,7 %. Da der Höhepunkt in Südkorea schon ein paar Wochen zurückliegt, ist nicht mit einer nennenswerten Anzahl weiterer Tote zu rechnen. Doch auch das überdurchschnittliche Testen wird in Südkorea nicht alle Fälle entdeckt haben. Die Dunkelziffer wird niedriger als in anderen Ländern, aber nicht Null sein. Knapp zwei Prozent könnten also als die obere Grenze gelten.

Heute gibt es neue Zahlen aus der Region Bergamo, die für eine Schätzung hinzugezogen werden können. Im März sind dort 4.500 Menschen mehr verstorben als im Durchschnitt der Vorjahresmonate, das ist etwa das Vier- bis Fünffache. Offiziell als Corona-Tote wurde nur die Hälfte registriert, die andere Hälfte verstarb Zuhause oder in Alters- und Pflegeheimen. In dieser Region leben gut eine Million Menschen. Daraus errechnet sich eine

Sterberate von vier Promille. Die Zahlen beziehen sich nur auf März, im April werden weitere Menschen sterben. Aus heutiger Sicht ist es zudem wahrscheinlich, dass es bereits ab Januar erste Fälle in dieser Region gab. Hinzu kommt, dass selbst, wenn man die Durchseuchung der Region als hoch annehmen darf, vermutlich nicht alle Bewohner infiziert worden sind. Selbst bei vorsichtiger Schätzung kommen wir auf eine Letalität von mindestens einem Prozent.

Wenn man diese, aus meiner Sicht recht validen, Ergebnisse betrachtet, kommt man zum Schluss, dass die Letalität von SARS-CoV-2 irgendwo im Bereich zwischen 1 und 1,5 % liegt. Das ist aus meiner Sicht eine recht stabile Zahl, auf die sich politische Entscheidungen stützen können.

Bezogen auf Deutschland mit 82.000.000 Einwohnern und einer erwarteten Durchseuchungsrate von 60 bis 70 % müsste man von 500.000 bis 850.000 Tote ausgehen. Diese Zahlen unterstellen, dass alle schwer Erkrankten ausreichend behandelt werden können. Ist das nicht der Fall, könnte am Ende leicht die doppelte Anzahl stehen. Das wäre zu erwarten, wenn man die Seuche ‚laufen‘ lässt, also keinerlei Einschränkungen vornimmt.

Das sind beeindruckende Zahlen. Sie zeigen, dass die Epidemie doch keine ‚leichte Grippe‘ ist und erklären, warum die Verantwortlichen zu so drastischen Maßnahmen gegriffen haben.

Hinzu kommt, dass das Sterberisiko in der Bevölkerung sehr ungleich verteilt ist. Über 90 % der Toten wären bei Menschen ab 70 Jahren zu erwarten. Eine ganze Generation würde also dezimiert werden.

Wenn man die Fälle betrachtet, wo sich die Seuche in Alters- und Pflegeheimen ausgebreitet hat, so zeigt sie das ganze verheerende Bild. In Würzburg und Wolfsburg sind mindestens 20 % der Erkrankten gestorben,

in Washington annähernd 50 %. In der besonders
gefährdeten Population sehr alter und vorbelasteter
Menschen ist demnach eine Sterberate von 20 bis 50 % zu
erwarten, auf längere Sicht vielleicht mehr.

2. April

Der April schleppt sich genauso hin, wie es der März schon getan hat. Es sind keine neuen Aufträge eingegangen. Es kam lediglich die Anfrage eines norwegischen Kunden. Er ist neu und kommt auf Empfehlung. Heute Morgen habe ich unser Angebot herausgeschickt. Mal sehen, ob daraus ein Auftrag wird.

Die Zahlungsmoral ist weiterhin schlecht. Wir haben viele Außenstände. Nach der zweiten Mahnung hat unser Verbandskunde jetzt doch bezahlt. Dafür steht die versprochene Liquiditätshilfe des Landes Baden-Württemberg noch aus. Eigentlich sollte sie eine ‚Soforthilfe' sein.

In Italien wird wieder einmal von der deutschen Effizienz gesprochen. Dort hakt es bei der Auszahlung der Zuschüsse noch mehr. Die Italiener bewundern seit jeher die Deutschen um ihre Organisiertheit. Sie selbst sind dagegen ‚nur' Meister im Improvisieren. Das hat sich gerade wieder gezeigt. Während wir in Deutschland mittlerweile 40.000 Intensivbetten haben (und nicht

© Der/die Autor(en), exklusiv lizenziert durch Springer-Verlag GmbH, DE, ein Teil von Springer Nature 2020
M. Lalli, *Als wäre immer Sonntag*,
https://doi.org/10.1007/978-3-662-62510-1_25

brauchen), hat man dort in kürzester Zeit eine Vielzahl provisorischer Krankenhäuser und Lazarette aus dem Boden gestampft.

Zu diesem Thema fällt mir eine kleine Geschichte ein, die sich vor einigen Jahren zugetragen hat. Obwohl ich seit vielen Jahren in Deutschland lebe, habe ich weiterhin einen italienischen Pass. Nur diesen, keine doppelte Staatsangehörigkeit.

Im Herbst 2014 wollte ich mit meinem Sohn nach Singapur fliegen. Als ich am frühen Morgen einchecken wollte, hat mich die Lufthansa darauf aufmerksam gemacht, dass mein Pass in wenigen Monaten abläuft und ich ein noch mindestens sechs Monate gültiges Dokument für die Einreise in den Stadtstaat brauche. Unser Flug sollte am späten Abend starten. Ich musste also umgehend meinen Pass verlängern oder erneuern.

So fuhr ich kurzerhand zum italienischen Konsulat nach Frankfurt und stand dort bei Öffnung um 9.30 Uhr am Schalter. Es stellte sich heraus, dass nicht Frankfurt für mich zuständig ist, sondern die konsularische Vertretung in Stuttgart. Man müsse erst die Daten von dort anfordern, sagte mir der Beamte. Außerdem bräuchte ich für den neuen Pass erst die Erlaubnis der Kindsmutter – das schreiben die italienischen Gesetze vor, anscheinend um Kindesentführungen durch die Väter zu verhindern. Von den benötigten neuen Passbildern ganz zu schweigen. Er schüttelte den Kopf: „Unmöglich, das sei heute ganz und gar unmöglich."

Wir müssten heute fliegen, wir hätten bereits die Tickets bezahlt, eine Verschiebung sei nicht möglich, diese Reise sei sehr wichtig. Ich weiß nicht, mit was allem ich ihn zu überzeugen versuchte. Schließlich sagte er: „Wir brauchen ein Wunder. Nur ein Wunder kann Sie retten."

Da wusste ich, dass ich meinen Pass rechtzeitig bekäme. Diese Worte von einem Deutschen wären einem Todesurteil gleichgekommen, bei einem Italiener bedeuten sie, dass es machbar sei. Vielleicht liegt das daran, dass Italiener an Wunder glauben und sich ein Beamter des Außenministeriums quasi als Vertreter Gottes auf Erden fühlt, oder zumindest des Papstes, und es zu seinem Job gehört, Wunder möglich zu machen. Das ist die italienische Mentalität. Die Bürokratie ist erdrückend, aber es gibt auch eine Gegenbewegung dazu, eine Art Notwehr, vermute ich. Das ist die Improvisationskunst: Was irgendwie möglich ist, wird möglich gemacht. Jedenfalls hielt ich drei Stunden später meinen neuen Pass in der Hand.

Die Einschläge kommen näher.

In unserem Stadtteil gibt es eine bundesweit führende Spezialklinik für Lungenkrankheiten. Es ist ein grauer langgestreckter Altbau mit einem modernen lichtdurchfluteten Anbau. Dahinter ein kleiner Park mit dem historischen Schlösschen. Neuerdings sind dort Corona-Patienten aus dem besonders hart betroffenen Elsass untergebracht. Es sind nicht viele, dafür aber ausschließlich schwere und schwerste Fälle. Offiziell ein Zeichen internationaler Solidarität, unter der Hand eher eine gute Gelegenheit, Abläufe einzuüben.

In dieser Klinik werden hauptsächlich Lungenkrebspatienten behandelt. Sie kommen aus dem ganzen Land hierher. Ich hatte dort kürzlich etwas zu erledigen und war erschlagen von den zahllosen Räumen, wo eine ambulante Chemotherapie verabreicht wird. Überall sitzen Menschen auf ihren Stühlen und erhalten Infusionen. Die stationär Behandelten trifft man häufig rauchend vor dem Haus. Entweder können sie nicht mehr aufhören oder es ist ihnen angesichts ihres Zustandes egal.

Das beunruhigt mich allerdings nicht. Es hat sich aber noch etwas anderes zugetragen. Unweit von unserer Wohnung gibt es ein Altersheim, in dem 32 Menschen untergebracht sind. Dort hat sich das Virus unbemerkt ausgebreitet. Bisher hat man 12 Infektionen nachgewiesen. Vielleicht werden es mehr, vielleicht werden einige von ihnen sterben. In Italien und Spanien hat das Virus in Alten- und Pflegeheimen gewütet. Bei uns beginnt es gerade.

Meine Partnerin macht sich Sorgen um ihre Mutter. Sie ist zwar in einer Nachbarstadt untergebracht, auf Dauer aber sicherlich genauso gefährdet. Zu Ostern will die dortige Heimleitung einen Besuch von Verwandten ermöglichen. Es sollen Einzelbegegnungen im Garten unter strengen Sicherheitsauflagen erlaubt werden. Ich weiß nicht, ob das verantwortlich oder unverantwortlich ist. Ich jedenfalls wollte nicht daran schuld sein, falls dann doch etwas passiert.

3. April

In den USA verschärft sich die Lage von Tag zu Tag. Gegenwärtig gibt es eine Viertelmillion Infizierte, die meisten davon in New York City. Die Steigerungsraten liegen bei mehr als zehn Prozent täglich. Geht es in diesem Tempo weiter, haben wir in zwei Wochen eine Million Infizierte allein in den USA.

Aus NYC kam heute ein weiterer Hilferuf. Medikamente gingen zur Neige, sogar Sauerstoff, ganz zu schweigen von den fehlenden Beatmungsgeräten und Schutzvorrichtungen. Es ist erstaunlich, wie schnell selbst ein hochentwickeltes Land wie die Vereinigten Staaten an seine Grenzen kommt. Mit 10.000 Dollar pro Kopf und Jahr hat es die größten Gesundheitskosten der Welt. Während Millionen Arme gar keine Gesundheitsversorgung genießen, lassen es sich die Reichen an nichts mangeln. Immerhin hat sich die Regierung jetzt bereit erklärt, die Kosten für Corona-Behandlung und -Testung

© Der/die Autor(en), exklusiv lizenziert durch Springer-Verlag GmbH, DE, ein Teil von Springer Nature 2020
M. Lalli, *Als wäre immer Sonntag*,
https://doi.org/10.1007/978-3-662-62510-1_26

für alle Amerikaner zu übernehmen. Bisher bezahlte man mehrere Tausend Dollar allein für den üblichen PCR-Test.

Vor einigen Jahren hatte ich selbst das Vergnügen, das amerikanische Gesundheitssystem von innen zu erleben. An einem Strand in Florida wurde ich von einem Stachelrochen am Fuß verletzt. Im knietiefen Wasser erwischte mich ein offenbar junges Tier oberhalb des Knöchels. Eine tiefe, stark blutende Wunde. Zudem war sie äußerst schmerzhaft, nur vergleichbar mit dem Schmerz eines Wespenstichs, den man im Geiste mit dem Faktor 50 multipliziert. Zum Glück kam gleich die Feuerwehr zu Hilfe und gab mir den Tipp, den Fuß in eine Schüssel mit sehr heißem Wasser zu stecken. Die Hitze zerstört das Gift. Eine Wirkung, die sofort wohltuend spürbar ist und den Schmerz besser ertragen lässt.

Ich ließ mich dann ins nahegelegene Krankenhaus fahren. Gut 20 km, für amerikanische Verhältnisse aber ‚um die Ecke'. Ich saß auf dem Beifahrersitz, den Fuß in einem großen Nudeltopf mit dampfendem Wasser. Im Krankenhaus wurde der Fuß ein paar Mal geröntgt, um sicher zu gehen, dass keine Stachelreste drinstecken. Ich bekam einen Verband und ein Rezept. Nach drei Stunden war ich fertig und musste nur noch die Rechnung bezahlen, um gehen zu dürfen. Von meiner Kreditkarte wurden 1.500 USD abgebucht. So bekommt man ein Gefühl, wie teuer Gesundheit in Amerika ist.

Das Problem in den USA ist Trump, und da kommt auch ein wenig Schadenfreude auf, obwohl sie angesichts der Opfer ganz und gar nicht angebracht ist. Er hat zwei Monate Zeit verloren und alle Experten ignoriert, die ihn zum Handeln drängten. Bereits Mitte Februar wurden Rufe nach einer Erhöhung der Produktion von Beatmungsgeräten laut, während der Präsident noch von einer „harmlosen, leichten Grippe" sprach und die beginnende Epidemie für eine Erfindung der demokratischen Opposition hielt, ein ganz besonders perfider Schachzug, um seine Wiederwahl zu verhindern.

Nun schreibt man in unseren Medien mittlerweile etwas süffisant, das Virus ließe sich weder verleugnen noch von populistischen Parolen beeindrucken. Insofern ist der jetzige desolate Zustand des Landes Ausdruck des Versagens einer Politik der Verharmlosung und Verleugnung, einer Politik, die Wunschdenken anstelle von konkreten Maßnahmen zur Eindämmung setzt. So gingen annähernd zwei Monate verloren, in denen man sich hätte vorbereiten können. Eine sehr lange Zeit, die jetzt Millionen von Kranken und zehntausende Tote fordert.

Doch wird dadurch das Scheitern der Trumpschen Politik offensichtlich? Nüchtern betrachtet, ja. Das Problem ist lediglich, dass sich populistische Politik nicht um Fakten schert. Und sie schert sich auch nicht um eine Vergangenheit, die im Nu in Vergessenheit gerät und neu geschrieben wird. Trump hat blitzschnell umgeschaltet und inszeniert sich als oberster Kriegsherr, wohl wissend, dass sich die Amerikaner in Krisenzeiten immer um ihren Präsidenten scharen. Seine Zustimmungswerte in der Bevölkerung sind so hoch wie nie. Auf die Frage, wie er sein Krisenmanagement beurteilt, antwortet er vor der Presse, er würde diesem eine glatte Zehn geben, die beste Note. „Amerika hat einen sehr guten Job gemacht. Kein anderes Land der Welt hat das Wuhan-Virus so gut bekämpft wie die USA." Er nennt das Virus entgegen der Empfehlung der WHO nach der chinesischen Stadt Wuhan. Sollte am Ende doch alles schlimmer werden als befürchtet, so soll man sich daran erinnern, wem man das zu verdanken hat: den Chinesen.

Populistische Politik kann nicht falsifiziert werden. Sie lässt sich im Nachhinein immer schönreden. Und notfalls findet man jemanden, den man zum Sündenbock machen kann. Das war zu Zeiten Nazideutschlands nicht anders. Noch im April 1945 im Berliner Bunker wollten die Nazigrößen nicht einsehen, dass sie Unrecht gehabt hatten.

Deshalb ist es naiv, auf die Wissenschaft zu setzen, auf die Empirie, auf die Kraft des Faktischen. Vernunft setzt sich nicht allein deshalb durch, weil sie objektiv recht hat.

Wenn wir schon bei den Zahlen sind. Sie sehen in vielen Ländern tatsächlich besser aus. Ganz vorne steht Italien. Nach drei Wochen harter Maßnahmen sinkt die Zahl der Neuinfizierten kontinuierlich. Die Abnahme der Todesfälle verläuft naturgemäß langsamer, die Neuaufnahmen in den Krankenhäusern und die stationär Behandelten werden aber deutlich weniger. Auch Frankreich, Österreich und die Schweiz sind auf einem guten Weg. Ähnliches gilt für Deutschland. Schlusslichter sind die Verleugner, die USA und Großbritannien. Diese werden den höchsten Preis bezahlen müssen. Die Verfechter der Herdenimmunität (Niederlande und Schweden) halten sich im Mittelfeld, die Basis der Erkrankten ist allerdings noch recht klein. Außerdem wird in diesen Ländern wenig getestet.

Deutschland hat sich seit mehreren Tagen bei einer täglichen Steigerungsrate von etwa acht Prozent eingependelt. Das ist nicht schlecht, aber immer noch viel zu viel, um die Epidemie ganz einzudämmen. In diesem Licht erscheinen die bisherigen Maßnahmen halbherzig, insbesondere im Vergleich zu Italien, wo man die Wirtschaft und den Aktionsradius der Menschen sehr viel stärker eingeschränkt hat. Möglich, dass bei uns die getroffenen Maßnahmen mehr Zeit brauchen, um ihre volle Wirkung zu entfalten. Möglich aber auch, dass man die Daumenschrauben weiter anziehen muss, will man den jetzigen Zustand nicht über Monate hinweg aufrechterhalten. Aus meiner Sicht ist es besser, für eine kurze Zeit entschlossen zu handeln, als die Zügel über einen langen Zeitraum schleifen zu lassen. Schließlich will man so schnell wie möglich zurück zu einem halbwegs normalen Zustand, wie immer dieser für den Rest des Jahres aussehen mag.

Es gibt auch Neuigkeiten von der Impfstofffront. Ein Kreis von Forschern an der Universität Pittsburgh hat einen Impfstoff an Mäusen erfolgreich getestet. Das wäre eine Nachricht von vielen, wenn diese Forschergruppe nicht auch bereits erfolgreich an einem SARS- und einem MERS-Impfstoff gearbeitet hätte. Als nächstes soll eine Phase 1-Studie am Menschen beginnen. Lässt man die beiden nächsten vorgeschriebenen Versuchsphasen aus – das müssten die Genehmigungsbehörden ausnahmsweise erlauben – könnte bereits im September ein brauchbarer Impfstoff in größeren Mengen vorliegen.

Dieser soll dann später durch ein kleines Pflaster verabreicht werden. Vierhundert winzige Nadeln bohren sich in die Haut und geben den Wirkstoff ab. Das hat erstaunlich viele Vorteile. Zum einen reagiert der Körper auf Eindringlinge in der Haut stärker und schneller, als wenn ein Impfstoff in den Muskel gespritzt wird – die Haut ist das Haupteinfallstor für Krankheitserreger und wird vom Immunsystem besonders gut bewacht. Zum anderen müssen Pflaster nicht gekühlt werden, lassen sich leicht transportieren und verteilen, und man braucht kein medizinisches Personal, um sie anzuwenden. Im Grunde kann man das sogar selbst machen. Unbestreitbare Vorteile gerade für Entwicklungsländer. Fünf Monate sind für einen neuen Impfstoff sehr schnell, und doch sind sie eine lange Zeit. Falls die Ausbreitung des Virus im Sommer nachlässt, kommt die Impfung vielleicht rechtzeitig zum Start der befürchteten herbstlichen Welle.

4. April

Davon, dass ich eine kleine private Statistik mit den Daten der WHO und des RKI führe, habe ich bereits berichtet. Gestern habe ich einen Mitarbeiter beauftragt, die deutschen Grafiken auf unsere Webseite zu stellen, auf die Startseite, also an ganz prominenter Stelle. Es sind Zeitreihen, die auf den täglichen Angaben des Robert-Koch-Instituts basieren und bis Anfang März zurückreichen, zum Beginn der Ausbreitung des Virus in Deutschland. Sie werden von mir täglich aktualisiert und zeigen die Entwicklung der Infektion. Es sind kumulierte Kurven von Infizierten und Toten, aber auch ihre tägliche Anzahl ist zu sehen. Am interessantesten sind aber die prozentualen Veränderungen. Diese geben Aufschluss über den aktuellen Trend.

Wenn man diese Werte international vergleicht, dann reichen die täglichen prozentualen Veränderungen von 4 % (Italien) bis 13 % (USA). Wer diese Unterschiede für geringfügig hält, ist im Irrtum. Man muss bedenken,

© Der/die Autor(en), exklusiv lizenziert durch Springer-Verlag GmbH, DE , ein Teil von Springer Nature 2020
M. Lalli, *Als wäre immer Sonntag*,
https://doi.org/10.1007/978-3-662-62510-1_27

dass die Prozentwerte sich stets auf die tägliche Basis beziehen, die absoluten Zahlen also jeden Tag, trotz gleichbleibendem Prozentwert immer stärker steigen. Es ist der bekannte Zinseszinseffekt, der hier drohend sein Haupt erhebt. Exponentielle Entwicklungen sind von uns Menschen nur schwer zu verstehen.

Bekannt ist das Beispiel des Schachbretts, bei dem auf dem ersten Feld ein Reiskorn liegt und diese Menge auf jedem weiteren Feld verdoppelt wird. Auf dem letzten Feld liegen dann 2 hoch 64 − 1 Reiskörner, besser gesagt würden dort liegen, denn es handelt sich um die unglaubliche Menge von 18.446.744.073.709.551.615 Reiskörnern. Wem diese Zahl nicht anschaulich genug ist, kann sich behelfsweise vorstellen, dass jeder Mensch auf der Erde 170.000 Kilo-Packungen Reis bekommen könnte. Diese Menge würde die Menschheit 423 Jahre ernähren.

Glücklicherweise gibt es auf der Welt und auch hierzulande deutlich weniger Menschen als Reiskörner. Aus diesem Grund ist jede Epidemie dazu verurteilt, in einem überschaubaren Zeitraum zu versiegen. Würden die Vereinigten Staaten dieses Infektionstempo halten, hätten sich in spätestens drei Monaten die meisten Einwohner des Landes infiziert.

Die tägliche Steigerungsrate der Infizierten in Deutschland liegt aktuell bei etwa 8 %, ein Wert, der zuletzt relativ konstant geblieben ist. Doch auch durch diesen deutlich geringeren Wert als in den USA, würde die gesamte Bevölkerung ebenfalls in etwa drei Monaten erfasst werden. Die USA haben viermal so viele Einwohner wie wir und brauchen deshalb zwei zusätzliche Verdopplungen, um das gleiche Ziel zu erreichen. Das machen sie zurzeit durch die höhere Infektionsrate wett.

Was können wir daraus lernen? Durch die getroffenen Sicherheitsmaßnahmen konnte die Zahl der Neuinfektionen deutlich gesenkt werden. Diese Zahl ist aber immer noch viel zu hoch. Wir müssen sie mindestens halbieren und möglichst noch weiter senken.

Italien macht es uns vor, allerdings gibt es dort viel härtere Beschränkungen des öffentlichen Lebens. In Italien darf man seine Wohnung oder sein Haus maximal bis zu einem Umkreis von 200 m verlassen – und auch das nur aus wichtigem Grund. Jeder muss eine Art Passierschein mit sich führen, in dem Ziel des Weges und dessen Notwendigkeit eingetragen wurde. Diesen Schein kann man zwar selbst ausdrucken und ausfüllen, dennoch wird er streng kontrolliert.

Auch die Produktion „nicht lebensnotwendiger Güter und Dienstleistungen" wurde in Italien untersagt. Es verbleiben zwar immer noch 100 Branchen, die weiterarbeiten dürfen, in vielen anderen Sektoren der Wirtschaft aber ruht die Arbeit. In Italien wäre unsere Branche beispielsweise ebenfalls von einem Verbot betroffen.

Für Deutschland sehe ich demnach nur zwei Möglichkeiten. Entweder man richtet sich auf lange Zeit mit dem gegenwärtigen Zustand ein, hier geht es nicht um Wochen, sondern um Monate, oder man verschärft die Ausgangsbeschränkungen. Ich halte den zweiten Weg für den wahrscheinlicheren.

Ob die Markt- und Meinungsforschung zu den lebenswichtigen Bereichen einer Gesellschaft gehört, ist eine interessante Frage. Spontan wäre ich bereit, sie zu verneinen. Marketingleute, Werbetreibende und Makler gehören schon seit jeher zu den aus meiner Sicht überflüssigen Berufsgruppen.

Ich erinnere mich an eine Science-Fiction-Geschichte, in der es darum ging, eine vom Untergang bedrohte Welt zu evakuieren. Es wurden riesige Raumschiffe gebaut und die Menschen nach und nach in den Weltraum geschossen. Sie sollten eine neue Erde suchen.

Zuerst kamen die vermeintlich wichtigen Berufsgruppen in diesen Genuss: Werbefritzen, Makler und Frisöre (es waren die siebziger Jahre!). Tatsächlich wollte man sie nur loswerden und hatte den bevorstehenden Weltuntergang erfunden. Es war eine witzige und nicht ganz ernst gemeinte Geschichte.

Doch erstaunlicherweise hat sich die Marktforschung in den vergangenen Tagen und Monaten von der überaus spannenden Untersuchung von Joghurtbechern und Babywindeln, von Versicherungspolicen und Mobilfunkverträgen, auf die wirklich wichtigen Themen des Lebens verlagert: Corona. Viele Institute haben Eigenstudien aufgesetzt, andere werden mit öffentlichen Geldern bedacht, um allerlei coronabezogene Themen zu erforschen. Und es geht nicht nur um naheliegende Fragestellungen, wie die Akzeptanz der getroffenen behördlichen Maßnahmen, es geht um die Analyse der Verbreitungswege und des damit verbundenen Sozialverhaltens, die Wahrnehmung von Risiko und eigene Gefährdung (ich hatte die Studie erwähnt, an der wir mitwirken sollen – leider bisher weder Zusage noch Ablehnung) und auch um echte epidemiologische Fragestellungen, die dann allerdings meist von Medizinern bearbeitet werden. Wir Markt- und Meinungsforscher können den Menschen ja schlecht Blut abnehmen und schon gar nicht sind wir in der Lage, es zu untersuchen. So werden die großen Verbreitungsstudien, die mit hunderttausender Stichproben und schier unermesslichem personellen und finanziellen Einsatz in diesen Tagen gestartet werden, an uns vorübergehen. Doch mehr werden folgen. Auch die Sozialwissenschaftler werden früher oder später die kurz- und langfristigen sozialen und psychologischen Folgen der Epidemie erforschen.

Ist unsere Branche also überflüssig? Ja und nein. Viele kleinere Institute werden die Krise nicht überleben. Angesichts des verlorenen Erkenntnisgewinns ist das sicherlich zu verschmerzen. Möglich, dass es zu einer Verwissenschaftlichung der Forschung kommt und dass man sich mehr den wirklich relevanten Themen zuwendet.

Der Samstag ist zu einem Höhepunkt der Woche geworden, der Tag, auf den ich mich fast genauso freue, als wäre ich ein abhängig Beschäftigter, der das Wochenende nicht erwarten kann. An diesem Tag gönnen wir uns etwas mehr Ausgang.

Im Grunde sieht dieser Tag nicht viel anders als die übrigen aus, doch wir fahren mit dem Auto ins Büro. Und das ist eine schöne Abwechslung. Meine Partnerin kümmert sich um den dortigen Garten, und ich sitze an meinem Bürocomputer und schreibe. Der gleiche Computer, die gleichen Daten und Programme, die gleichen Texte. Dafür ein anderer Ausblick aus dem Fenster.

Wir kochen beide sehr gerne. Zurzeit kochen wir zwei Mal am Tag. Für mich ist Kochen Entspannung und Kreativität. Ich koche nur selten nach Rezept. Meine Mitbewohnerin backt gerne, und manchmal stellt sie sich einfach hin, um einen Kuchen zu backen, in Ermangelung von Geburtstagskindern und Jubilaren einfach für sich selbst. Und für mich.

Am Samstag ist es anders. Da laufen wir ein paar Meter weiter zum Jakob, der bereits erwähnten Gaststätte, und bestellen zwei Portionen panierte Schnitzel, mit Pommes Frites und Salat. Man muss eigene Behältnisse mitbringen und bei der Übergabe auf Abstand bleiben. Doch das Geschäft blüht. Viele unterstützen die lokale Gastronomie oder suchen, wie wir, etwas Abwechslung. Das Essen ist durchschnittlich. Ich glaube, wir würden bessere Schnitzel und besser Salate hinbekommen, und doch freuen wir uns darauf. Es ist etwas *anderes*.

Danach geht es mit dem Hund auf die Neckarwiese. Nahe am Wasser ist ein ausgetretener Fußweg, auf dem man nur gelegentlich einem anderen Hundebesitzer begegnet. Dann macht man einen großen Bogen umeinander, versäumt es aber nicht, sich freundlich zu grüßen. Eine Art Ausgleich, für das demonstrative Ausweichen, vermute ich.

Natürlich laufen wir nicht stundenlang, sondern bewegen uns immer im Rahmen des Erlaubten oder Empfohlenen, des Angemessenen, des sozial Erwünschten.

Der Himmel ist blau, fast durchsichtig. Die Temperaturen steigen jeden Tag und mit ihnen die Zahl der verschämten Ausflügler. Ein Blick nach oben zeigt unbegrenzte Weite, keinen Dunst, keine Kondensstreifen am Himmel.

Das gleiche Bild wie 2010, beim Ausbruch des isländischen Vulkans, der den Luftverkehr über halb Europa lahmlegte. Auch ich strandete in diesen Tagen einmal in Marseille. Eine überregionale Zeitung titelte damals „Der Himmel hat frei" und zeigte ein ähnliches Bild wie das, was ich heute vor Augen hatte. Dass an einem wolkenlosen Himmel in unserer Gegend kein einziger Kondensstreifen zu sehen ist, verblüfft, verunsichert fast, wirkt irreal, als habe man sich in eine andere Zeit verirrt. Schließlich ist der Frankfurter Flughafen in der Nähe.

Um sicher zu gehen, nahm ich mein Smartphone zur Hand und öffnete Flightradar, eine App, die die Transponderdaten aller Verkehrsflugzeuge erfasst. Sie zeigt eine Karte, auf der kleine Flugzeugsymbole ihre Bahnen ziehen. Klickt man einen der Miniflieger an, erscheint ein Foto des Flugzeugs, seine Herkunft und sein Ziel, die voraussichtliche Flugzeit und die augenblickliche Höhe. Ich benutze diese App oft und gerne.

Heute ist der ganze Luftraum im Umkreis von 100 km leer. Lediglich am Frankfurter Flughafen sieht man drei (!)

Maschinen landen oder starten. Normalerweise wären es Dutzende oder gar Einhundert.

Einen nennenswerten Flugverkehr gibt es nicht mehr, sieht man von den Frachtmaschinen ab, die die Versorgung aufrechterhalten. Einige Flughäfen haben ganz geschlossen, andere ihre Bahnen gesperrt. Man spricht von 90 % Rückgang und mehr.

Es verblüfft mich, dass man von heute auf morgen ohne Flugzeuge auskommen kann. Keine Urlaubsreisen, keine Geschäftsreisen, die bis vor Kurzem lebensnotwendig schienen. Und ich sage das, wohl wissend, dass ich selbst jährlich mindestens 100.000 km geflogen bin.

Doch es geht auch ohne. Die Welt hat nicht aufgehört, sich zu drehen. Im Gegenteil, ihr geht es deutlich besser. Die Luft ist sauberer, klarer, es ist leiser und weniger hektisch. Die Globalisierung ist zum Stillstand gekommen, das Lokale hat die Lücke gefüllt.

Während ich über die Wiese stapfe und in die Luft schaue, überlege ich, was man daraus lernen, ob man etwas davon in die Normalität der Nachkrisenära retten kann. Müssen wir tatsächlich immer Konferenzen, Meetings und Präsentationen persönlich abhalten? Muss man tatsächlich 10.000 km um die halbe Welt fliegen, um am Strand zu liegen und in einem Hotelrestaurant zu essen? Im Januar war ich auf den Bahamas. Wunderschöne Strände, keine Frage, doch was habe ich von den Menschen dort mitbekommen, von ihrer Kultur?

Das Verblüffende an diesen Tagen ist die Erkenntnis, dass es anders gehen könnte. Dass unser Tun kein Naturgesetz ist, dass niemand uns zwingt, den Zwängen der Globalisierung und des Konsums blind zu folgen. Was bisher alternativlos war, entpuppt sich als durchaus beliebig. Natürlich haben wir das schon immer gewusst, abstrakt, diffus, trotzig vage, doch plötzlich ist ein solcher alternativer Gegenwartsentwurf Wirklichkeit. Ein kleiner Schnipp, und alles ist anders.

Ich beschäftige mich seit langem mit Mobilitätsforschung. Bisher war die Fragestellung immer, wie sich verschiedene Verkehrsträger substituieren lassen. Der Umstieg vom Auto aufs Fahrrad, in den Bus oder die Straßenbahn, der Ausbau des Zugnetzes. Doch was wäre, wenn man Mobilität grundsätzlich infrage stellte? Werden die ungeheuren Kosten der Mobilität durch ihren Nutzen aufgewogen? Es fällt mir schwer, mir heute das vertraute Gedränge auf einem internationalen Flughafen vorzustellen, die hastenden Menschen, die allgegenwärtigen Schlangen. Es fällt mir nicht nur schwer, mir graust es regelrecht davor. Wie konnten wir das so lange ertragen, uns damit arrangieren? Warum haben wir uns dieser Hektik, dieser Rastlosigkeit unterworfen, diesem Stress?

Jegliche Art von Tourismus ist gegenwärtig verboten, keine Zweitwohnungen, keine Ferienhäuser, keine Tagesausflügler in der Stadt, keine Wochenend- und Fernreisen. Ich vermisse es, nach Japan zu fliegen und in die dortige Kultur einzutauchen, ich vermisse es, in meine alte Heimat zu reisen und meine Verwandten zu besuchen, ich vermisse es, nach Skandinavien zu fliegen und mich von einer menschlicheren Gesellschaft als der unseren faszinieren zu lassen. Doch wir müssen uns auch darüber klar werden, was wir dafür verloren haben, welche Kosten auf der anderen Seite stehen. Davon bekommen wir heute eine Ahnung.

Das vieldiskutierte Stichwort ist Entschleunigung. Wenn es keine nennenswerte Mobilität gibt, dann wird man zwangsläufig entschleunigt. Doch es ist mehr als das. Auch das Wegfallen von kulturellen Angeboten und von sozialen Verpflichtungen führt zu einer Rückbesinnung auf uns selbst. Man wird auf sich selbst zurückgeworfen und weiß zunächst nichts oder nur wenig mit sich anzufangen. Es ist nicht wie ein Urlaub, denn der weist fast noch mehr Verpflichtungen auf als der Alltag. Und wenn das freie Wochenende zum Dauerzustand wird, jeder Tag ein Sonntag ist, dann greifen auch die üblichen Muster und Bewältigungsstrategien nicht mehr.

Die Menschen in unserem Viertel arbeiten im Garten, manch einer bessert Zäune und Mauern aus, pflastert Wege und legt Beete an. Andere verpassen ihrer Wohnung eine Grundreinigung, räumen auf, arbeiten lang liegengebliebene Aufgaben ab. Doch was dann? Was, wenn dieser Zustand länger als ein paar Wochen andauert? Was, wenn alle Netflix-Serien geschaut sind und es keine lustigen Katzenvideos im Netz gibt, die man nicht schon unzählige Male betrachtet hätte? Vielleicht lesen die Menschen dann mehr. Oder sie setzen sich einfach hin und genießen die Ruhe, genießen, dass es nichts gibt, was jetzt wirklich getan werden müsste.

Kontemplation und Meditation sind nicht die eigentliche Natur des Menschen. Er braucht Aufgaben und ist es gewohnt, ständig etwas zu tun. Und das ist auch gut so. Dennoch ist es wichtig, immer wieder innezuhalten und sich zu besinnen. Der sich beschleunigende Strom der globalisierten Gesellschaft hatte uns mitgerissen, ohne eine Chance, uns irgendwo festzuhalten, vom Aussteigen ganz zu schweigen. Heute bekommen wir eine Ahnung davon, was anders sein könnte, und mehr noch, DASS es anders sein könnte.

5. April

Mein Freund, der Professor, hat heute Nacht ein Rundmail an seine Bekannten und Kollegen gesandt. Eine Art
Newsletter, vermute ich, denn er macht das häufig. Andere
Freunde und Bekannte schreiben Blogs. So wie ich. Es ist
schön, ein paar Hundert Menschen zu haben, denen man
sagen kann, wie man die Welt sieht. Ob sie das dann wirklich lesen und gar diese Sicht teilen, ist eine andere Frage.
Aber es bleibt ein gutes Gefühl.

Peter, der Freund, äußert ein Unbehagen, das gerade in
unseren, eher linksintellektuellen Kreisen weit verbreitet
ist. Ich halte das für sehr berechtigt. Es ist erschreckend,
wie schnell und wie einvernehmlich grundlegende bürger-
liche Freiheiten eingeschränkt wurden. Selbst eine brutale
Diktatur orwellscher Prägung würde seinen Bürgern vermutlich mehr Rechte einräumen.

Erstaunlich ist zudem, dass sich keinerlei Widerstand dagegen regt. Im Gegenteil, schenkt man den
neuesten Umfragen Glauben, dann halten die allermeisten

© Der/die Autor(en), exklusiv lizenziert durch Springer-Verlag
GmbH, DE, ein Teil von Springer Nature 2020
M. Lalli, *Als wäre immer Sonntag*,
https://doi.org/10.1007/978-3-662-62510-1_28

Deutschen die Maßnahmen für gerechtfertigt. Eine qualifizierte Minderheit hält sie sogar für nicht streng genug. Auch alle (!) Parteien im Bundestag haben in seltener Einmütigkeit alles durchgewinkt, was die Regierung auf die Tagesordnung gesetzt hat. Diskussion? Fehlanzeige.

Und es ist noch etwas anderes zu beobachten. Es herrscht eine Art Denkverbot, was mögliche Lockerungen angeht, was einen Exit-Plan aus den Shutdown betrifft. Merkel hat geradezu untersagt, vor dem 19. April darüber nachzudenken. Zu groß ist wohl die Angst, die Bevölkerung könnte zu schnell zur Tagesordnung zurückkehren wollen.

Damit einher geht eine Political Correctness, die eine Kritik an den Ausgangs- und Kontaktbegrenzungen weitgehend unmöglich macht. Selbst kritische Journalisten betonen, wie sehr sie hinter allem stehen und stellen nur vorsichtige, nicht besonders kritische Fragen.

So ist es kein Wunder, dass sich in jenen Kreisen, die schon immer gegen den Mainstream waren und einem solchen übergreifenden Konsens misstraut haben, Widerstand regt. Ich selbst wäre sicherlich einer der ersten, der dabei wäre und solche Zustände anprangerte.

Doch haben wir eine Alternative? Mit dem Begriff ‚alternativlos' gehe ich sehr vorsichtig um, er ist demagogisch und meist falsch. Doch in diesen Zeiten kommen mir die gegenwärtigen restriktiven Maßnahmen tatsächlich alternativlos vor. Und es ist seltsam zu sehen, dass auch die GRÜNEN, eine Partei, die mir nahesteht und in der ich einmal Mitglied war, keinerlei grundsätzliche Kritik äußern. Gestern Abend bei Maybrit Illner haben sich Habeck (GRÜNE) und Giffey (SPD) kein einziges Mal widersprochen. Keinerlei inhaltliche Differenzen, weder in der Bewertung noch in Strategie und Taktik.

Verblüffend ist auch, dass fast alle Staaten der Welt den gleichen Kurs fahren, die einen entschiedener, die anderen vorsichtiger, was aber hauptsächlich vom Stand der Epidemie abhängt, also von der Anzahl der Infizierten und deren Zunahme.

Wir haben Staaten, die sehr früh hart gegen die Seuche gesteuert haben (China, Südkorea).

Wir haben Staaten, die von der Entwicklung überrumpelt wurden, und dann die entschiedensten Vorkehrungen durchgesetzt haben (Italien, teilweise gehören auch Spanien und Frankreich dazu).

Wir haben Staaten, die die Gefährlichkeit des Virus wochenlang unterschätzt haben (USA, Großbritannien und Brasilien) und jetzt vor einem Scherbenhaufen stehen. Die Ausbreitungsgeschwindigkeit erreicht schwindelerregende Höhen (Verdopplung alle fünf Tage). Zahllose Tote sind die Folge. Jetzt wird hektisch nachgebessert.

Wir haben Staaten, die auf eine differenzierte Strategie gesetzt haben: Schutz der Risikogruppen bei gleichzeitig weitgehender Bewegungsfreiheit (Niederlande, Schweden und Japan). Ein spannendes, vielleicht sogar notwendiges Experiment, wie ich finde. Doch heute rücken Japan und Schweden von dieser Vorgehensweise ab. Auch hier werden bald Ausgangs- und Kontaktsperren folgen.

Wer bleibt übrig? Die Niederlande. Wie lange werden die Holländer diesen Kurs halten können?

Natürlich gibt es zahllose Entwicklungsländer, die mehr ungewollt als geplant die Seuche laufen lassen. Wir werden sehen, was dort geschieht. Es steht Schlimmes zu befürchten.

Leidet also die ganze Welt unter einer Angstneurose? Steigert sich eine überängstliche, neurotische Bevölkerung angeleitet von technokratischen Epidemiologen und Virologen, begleitet vom Trommelfeuer der traditionellen und neuen Medien immer weiter in einen kollektiven Wahn?

Ich denke nicht. Die Maßnahmen sind angesichts unseres jetzigen Wissens vermutlich notwendig und angemessen. Sie sind wahrscheinlich sogar verhältnismäßig, so ungeheuerlich die Folgen sind. Mehr wird man nach der Pandemie wissen, wenn man genaue Zahlen zu Letalität und Mortalität hat, zur Anzahl der schwer Betroffenen und den medizinischen, psychologischen und sozialen Folgen.

Mein Freund, der Professor, unterschreibt seine Rundschreiben gerne mit „Ratlos, euer xyz". Das finde ich ehrlich, aber auch erstaunlich. Wir Intellektuellen können es uns aus der Höhe unserer Saturierung leisten, ratlos zu sein. Wenn man einen hochdotierten, unkündbaren Job hat, ein schönes Haus mit mehreren Autos in der Garage, eine ordentliche Alterssicherung, ist es leicht, ratlos zu sein. Es ist leicht, Maßnahmen zu kritisieren, ohne Erklärungen oder gar Alternativen anbieten zu können.

Doch was sollen die Politiker tun? Sollen sie der Bevölkerung ebenfalls sagen, sie seien ratlos? Man wisse nicht, was zu tun sei und müsse eben abwarten, bis gesicherte Erkenntnisse vorliegen? Es gibt Situationen, in denen das scheinbar Bestmögliche getan werden muss. Natürlich erfolgt dabei eine genaue Abwägung der Nutzen und der Risiken, doch niemand kann garantieren, dass sich Entscheidungen nachträglich nicht als Fehler erweisen. Das gilt im Übrigen ebenso für nicht getroffene Entscheidungen, für Nicht-Handeln. Einen Königsweg aus der Ungewissheit gibt es nicht. So würden die gleichen Personen, die den jetzigen Kurs der Verantwortlichen kritisieren, nachträglich angesichts von hunderttausenden Toten die Regierung erst recht anprangern.

In diesen Tagen bin ich sehr froh, kein Politiker zu sein, keine Verantwortung in dieser Situation tragen zu müssen. Es ist leichter, als neutraler Wissenschaftler die Fakten zu liefern und die Bewertung anderen zu überlassen. Oder als Intellektueller aus den Höhen seiner geistigen Sphären über Gott und die Welt zu philosophieren. Natürlich weiß ich alles besser und habe es schon immer gewusst.

6. April

Boris Johnson, der englische Premierminister, ist in der Nacht ins Krankenhaus eingeliefert worden. Er hat sich selbst dorthin begeben, um diverse Tests durchführen zu lassen, so die offizielle Lesart.

Wenn jemand, der zunächst die Gefahr des Virus leugnet, später dann die Erkrankung als harmlos abtut, dann doch ernsthaft erkrankt, ist die Schadenfreude nicht weit. Das war auch meine erste Reaktion. Auf den zweiten Blick ist es aber erschreckend, dass ein gesunder Mann von gerade einmal 55 Jahren ernsthafte Probleme durch die Seuche bekommt. Dass es jeden treffen kann, ist bekannt, dass es aber wirklich jeden trifft, versetzt einen in Erstaunen und macht betroffen.

Von der Infektion weiß man bei Johnson seit fast zwei Wochen. Symptome wie Fieber und Husten hat er seit mehreren Tagen. Die Frist, in der der Körper von der unspezifischen Abwehr zur gezielten Antikörperproduktion übergeht, scheint bei ihm verstrichen zu

© Der/die Autor(en), exklusiv lizenziert durch Springer-Verlag GmbH, DE, ein Teil von Springer Nature 2020
M. Lalli, *Als wäre immer Sonntag*,
https://doi.org/10.1007/978-3-662-62510-1_29

sein. Das lässt nichts Gutes erwarten. Vermutlich kommt es auch bei ihm zu einem schweren Verlauf, bei dem er beatmet werden muss. Wenn dann eine Überreaktion des Immunsystems folgt, wird auch seine Lage kritisch. Man sieht, Fakten holen einen immer ein, das ist einerseits beruhigend, andererseits beängstigend.

Heute war ich im Supermarkt. Zum ersten Mal seit mehr als drei Wochen. Meistens geht meine Mitbewohnerin, obwohl ich unter normalen Umständen sehr gerne einkaufe. Heute wollte ich aber selbst unbedingt etwas für das bevorstehende, private Osterfest besorgen. Es gab Lammrücken, eine Fleischsorte, die ich sehr mag, und Wachtelbrüstchen. Dazu die üblichen Dinge. Selbst eine Packung *penne rigate* von Barilla habe ich mitgebracht. Die gab es im Sonderangebot. Von Lieferengpässen also keine Spur.

Am Eingang des Supermarkts stand ein freundlicher Mitarbeiter, der erst einmal den Einkaufswagen desinfiziert hat. Mundschutz wurde nicht verteilt. Einige wenige Menschen liefen dennoch mit einer Atemmaske herum. Ich auch. Man gewöhnt sich daran, auch wenn es ein merkwürdiges Gefühl bleibt, weitgehend anonym durch die Regale zu gehen. Selbst mein Mobiltelefon erkennt mein Gesicht nicht mehr. Alles in allem war es ein entspannter Einkauf, der Laden war nicht voll, die Menschen rücksichtsvoll. Keine Hektik, kein Stress, auch beim Discounter scheint ein Hauch von Entschleunigung angekommen zu sein.

7. April

Boris Johnson, der britische Premierminister, ist in der Nacht auf die Intensivstation verlegt worden. Er bekommt Sauerstoff, wird aber nicht künstlich beatmet, ein kleiner, aber wichtiger Unterschied. Er ist bei Bewusstsein, noch, müsste man sagen, denn sein Zustand ist bedenklich.

Seitdem er mit demonstrativer Sorglosigkeit auf einer Corona-Krankenstation Hände geschüttelt hat, sind vier Wochen vergangen. Manchmal muss man seine Dummheit selbst ausbaden. Seit elf Tagen hat er jetzt Symptome. Das ist ein Warnsignal, denn die Krankheit ist in die zweite Phase eingetreten. Sie beginnt, die Lunge zu beeinträchtigen. Das Immunsystem kämpft weiter gegen das Virus an, ihm ist es aber noch nicht gelungen, in ausreichendem Maße Antikörper zu bilden. Wenn dann als nächstes die Immunreaktion überschießt und es zu einem Zytokinsturm kommt, dann ist es vermutlich zu spät. Die Überlebenswahrscheinlichkeit sinkt drastisch.

© Der/die Autor(en), exklusiv lizenziert durch Springer-Verlag GmbH, DE, ein Teil von Springer Nature 2020
M. Lalli, *Als wäre immer Sonntag*,
https://doi.org/10.1007/978-3-662-62510-1_30

In den internationalen Medien wird gegenwärtig immer häufiger gefragt, warum Deutschland so gut dasteht, will sagen, warum es in Deutschland verhältnismäßig wenige Tote gibt, denn die augenblickliche Letalität hier ist deutlich geringer als in allen anderen Ländern der Welt.

Das hat vielfältige Gründe. Zum einen geht auch hierzulande die Sterblichkeit nach oben. Es braucht mindestens zehn Tage, bis ein Infizierter stirbt. Deshalb wird auch unser Index nach und nach steigen. Zum anderen wurde bei uns mehr getestet, das heißt, wir erfassen eine größere Vielzahl leicht Erkrankter oder gar Symptomloser. Dann gibt es noch die Theorie mit den Skifahrern, dass bei uns zunächst eine jüngere Population betroffen war. Es gibt aber auch deutliche Behandlungsunterschiede.

Im internationalen Vergleich haben wir die mit Abstand höchste Anzahl stationärer Behandlungen im Vergleich zu den Sterbefällen. Laut JHU kommen bei uns gegenwärtig 1810 Tote auf gut 36.000 Krankenhausbehandlungen. In Italien sind es 16.500 Tote auf etwa 23.000 Behandlungen, in Frankreich 9000 auf 17.500. Diese Reihe ließe sich fast beliebig fortsetzen. Besonders extrem sind Länder wie die Niederlande, wo mehr als 2000 Menschen der Krankheit erlegen sind, aber nur 250 im Krankenhaus behandelt wurden.

Es wird deutlich, dass in Deutschland sehr viel schneller im Krankenhaus behandelt wird als in anderen Ländern. Ob das die Gesamtsterblichkeit verringert, muss man sehen. Auf jeden Fall scheint ein Gesundheitssystem im Vorteil zu sein, wenn es Corona frühzeitig behandelt. Etwas, was in den komplett überlasteten Ländern wie Italien, Spanien und Frankreich zunächst unmöglich war. So wurden alle minder schweren Fälle in Italien nach Hause geschickt. Wenn diese Patienten dann doch irgendwann röchelnd ins Krankenhaus kamen, war es meist zu spät. Viele verstarben sogar sang- und klanglos in ihren eigenen vier Wänden.

Entscheidend scheint der Zeitpunkt einer Intervention zu sein, das habe ich bereits an früherer Stelle geschrieben. Nach etwa einer Woche entscheidet es sich, ob der Verlauf mild bleibt und die Krankheit schnell überwunden wird oder es zu gefährlichen Komplikationen in der Lunge und anderen Organen kommt.

Diesen Ansatz verfolgt zum Beispiel die Heidelberger Uniklinik. Dort gibt es mehrere sogenannte Corona-Taxis, mit denen ärztliches Personal die gemeldeten Infizierten Zuhause aufsucht und deren aktuellen Zustand umfassend untersucht. Falls Hinweise auf einen bevorstehenden schweren Verlauf entdeckt werden, erfolgt umgehend eine stationäre Aufnahme, selbst wenn der Betroffene sich noch relativ gut fühlt. Das könnte für die zahlreichen Einweisungen und die unterdurchschnittliche Sterberate zumindest mitverantwortlich sein.

Eine Nachricht übrigens, die zunächst im Mannheimer Morgen erschien, dann über die New York Times den Weg zurück zu FAZ und WELT fand. Letztere titelte frech: „New York Times erklärt deutsche Ausnahme".

Was Boris Johnson angeht, so könnte es sein, dass die stationäre Aufnahme zu spät erfolgt ist. Doch natürlich wissen wir nicht, wie er in Downing Street No. 10 behandelt wurde.

8. April

Ostern naht, und der Bevölkerung wurde empfohlen, sich frühzeitig mit Lebensmitteln einzudecken. Der Ostereinkauf, der schon in normalen Zeiten stressig ist, droht jetzt zu einer Tortur zu werden. Die Supermärkte und Geschäfte lassen nur wenige Kunden herein, was bei einem großen Andrang zu riesigen Warteschlangen führen wird. Uns betrifft das wenig. Wir haben bereits Anfang der Woche eingekauft, außerdem planen wir keine kulinarischen Exzesse. Gestern hat meine Partnerin allerdings eine neue Gasflasche für unseren Terrassengrill gekauft. Vielleicht werden wir also grillen. Ich überlege noch, ob ich meinen Sohn dazu einladen soll. Eigentlich sind Verwandtenbesuche an den Feiertagen unerwünscht. Er stellt aber meinen einzigen Außenkontakt dar, sodass das vielleicht vertretbar ist.

Die relative Isolation verkrafte ich erstaunlich gut. Das kommt daher, weil ich sowieso fast immer zu Hause vor dem Computer sitze und schreibe oder arbeite. Ich gehe

© Der/die Autor(en), exklusiv lizenziert durch Springer-Verlag GmbH, DE, ein Teil von Springer Nature 2020
M. Lalli, *Als wäre immer Sonntag*, https://doi.org/10.1007/978-3-662-62510-1_31

auch nicht häufig aus, am ehesten noch essen und zu einer Kulturveranstaltung. Von den alternativen Kulturangeboten im Netz halte ich wenig. Auf einer Lesung oder bei einem Konzert geht es auch darum, andere Menschen zu treffen. Der Inhalt per se ist für mich eher sekundär.

Am ehesten vermisse ich das Reisen. Bei uns hängen viele Fotos von unseren letzten Touren. Im Bad ist ein großes Bild des Pools des Marina Bay Sands in Singapur, in meinem Homeoffice schaue ich auf Aufnahmen aus Hongkong, neben dem Bildschirm Strand und Sonnenuntergang auf Turks and Caicos. Ein Stück weiter der Gardasee, Oslo, Kopenhagen, Dresden und anderes mehr.

Wir waren im Januar zehn Tage in der Karibik. Das ist nicht so lange her. Von einem Nachholbedürfnis kann also keine Rede sein. Außerdem gefällt mir die Beschaulichkeit der jetzigen Zeit, das Zurückgeworfensein auf das Lokale, auf die unmittelbare Umgebung. Einen Überdruss verspüre ich (noch) nicht.

Und doch fehlt mir etwas. In normale Zeiten verbringe ich viel Zeit mit dem Planen der nächsten Reisen. Ich suche nach Flügen, nach schönen Hotels und überlege mir, wie man das bestmöglich kombinieren kann. Dann frage ich meine Partnerin, ob sie sich an den von mir ausgesuchten Tagen frei nehmen kann, und buche. Meistens haben wir drei oder vier größere und kleinere Reisen in der Pipeline.

Die einzige Reise, die im Moment in meinem Kalender steht, ist ein Wochenendtrip nach Manchester und Liverpool. Abflug in zehn Tagen. Natürlich werden wir nicht reisen. Selbst, wenn wir wollten, könnten wir nicht. Die Lufthansa bittet, den Flug nicht zu stornieren. Man könne zu einem späteren Zeitpunkt einfach umbuchen. Ich bin geneigt, der Lufthansa in dieser Frage entgegenzukommen. Es steht zudem im Raum, dass man verpflichtet ist, solche ‚Gutscheine' anzunehmen. Das gilt auch für

Kulturveranstaltungen. Schließlich sollen weder Reiseveranstalter und Fluggesellschaften noch Konzertausrichter und Bühnen pleitegehen.

Den Osterurlaub haben zwischenzeitlich alle abgeschrieben. Touristische Bewegungen sind generell verboten. Stimmen werden laut, die auch für den Sommerurlaub schwarzsehen. Mich würde es sehr wundern, wenn größere Reisen dieses Jahr überhaupt noch möglich wären. Schwer vorstellbar, man könne zum Beispiel nach Südostasien fliegen und dann unbehelligt zurückkehren. Vielleicht werden Urlaubsfahrten innerhalb des Landes erlaubt. Oder in die unmittelbaren Nachbarländer. Wir fahren gerne an die niederländische oder belgische Nordseeküste. Letztes Jahr waren wir in Ostende auf den Spuren Stefan Zweigs.

In den USA sind innerhalb eines Tages fast 2000 Menschen an Covid-19 gestorben (oder *mit* Covid-19, wie es neuerdings immer häufiger heißt). Boris Johnson soll es besser gehen, das Fieber sinkt. Das sind die wenigen Nachrichten des Tages.

9. April

Heute Nacht habe ich schlecht geschlafen. Ich bin immer
wieder aufgewacht und fühlte mich heiß und fiebrig.
Dazu passten auch die Träume. Ich nenne sie *abstrakt,*
aber eigentlich sind es Fieberträume. Als Kind hatte ich sie
häufig, mit steigendem Alter immer seltener, denn ich bin
nur sehr selten krank. Es ist viele Jahre her, dass ich zum
letzten Mal Fieber hatte.

Abstrakt sind die Träume deshalb, weil sie keine Handlung und auch keine Bilder enthalten. Oft kommen geo-
metrische Figuren darin vor. Heute Nacht war es ein
endloser Schacht, den es im Dunkeln zu durchfliegen galt.
Immer wieder musste ich unsichtbaren Hindernissen ausweichen. Die Beschreibung dieser Träume hört sich meist
harmlos an, sie zu durchleben ist aber beängstigend. Für
mich sind es Alpträume.

Am Morgen fühlte ich mich völlig zerschlagen und war
kaum in der Lage aufzustehen. Mir war immer noch sehr
warm, doch meine Körpertemperatur war normal: 36,2

© Der/die Autor(en), exklusiv lizenziert durch Springer-Verlag
GmbH, DE, ein Teil von Springer Nature 2020
M. Lalli, *Als wäre immer Sonntag,*
https://doi.org/10.1007/978-3-662-62510-1_32

Grad. Vielleicht bilde ich mir alles ein, vielleicht werde ich langsam hysterisch. Gestern hatte ich eine leichte Nebenhöhlenentzündung. Falls ich tatsächlich fiebrig war, dann mag das daran gelegen haben.

Jetzt am Nachmittag fühle ich mich wie immer. Mal sehen, ob das heute Abend und heute Nacht so bleibt.

Unter diesen Umständen achten alle mehr auf ihre Gesundheit oder auf verdächtige Anzeichen. Jedes Husten oder Niesen kann ein Hinweis auf eine Infektion sein, ein Schniefen, Völlegefühl nach dem Essen oder Durchfall. Das Virus kann auch den Magen-Darm-Trakt befallen. Wir entwickeln uns zu einem Volk von Hypochondern und schauen uns vielsagend an, wenn jemand von einem Hustenanfall geschüttelt wird.

Bei Licht betrachtet, wüsste ich nicht, wo ich mich angesteckt haben könnte. Außer meiner Partnerin sehe ich keinen Menschen. Dass mein Sohn hier war, ist fast zwei Wochen her. Ich gehe einmal am Tag für eine halbe Stunde spazieren und mache brav wie alle anderen einen großen Bogen um jeden Fremden. Die Apotheke oder den Supermarkt betrete ich nur mit meiner Schutzmaske.

Und doch nehmen die Infektionszahlen seit ein paar Tagen nicht mehr ab. Die Regierung sagt zwar andauernd, wir seien auf einem guten Weg – man muss den Menschen Hoffnung machen und sie motivieren – aber die neuesten Zahlen sind eher ernüchternd. Jeden Tag stecken sich in Deutschland 5000 Menschen neu an. Von diesen vier oder fünf Prozent Zunahme kommen wir nicht runter. Zu viel, um ernsthaft über Lockerungen nachzudenken. Italien ist hier schon viel weiter.

Nach meinem Eindruck beginnen sich die Menschen, an den Zustand zu gewöhnen und werden nachlässiger. Man spricht zu viel von der Aufhebung der Maßnahmen und nimmt sie schon vorweg. Genau das, was die offiziellen Stellen befürchtet haben. Nicht umsonst hat man sich tagelang geweigert, Exit-Strategien auch nur zu diskutieren.

Die Medien werden immer optimistischer. So wie man am Anfang die Krise gepuscht hat, wird jetzt für die Aufhebung der Maßnahmen getrommelt. Vermutlich ist es das, was die Menschen im Augenblick hören wollen.

Ob man mit den getroffenen Maßnahmen tatsächlich auf die notwendigen ein oder zwei Prozent Zunahme am Tag herunterkommt, ist zweifelhaft. In Italien, Frankreich und Spanien wurde die Bewegungsfreiheit wesentlich mehr eingeschränkt, viel mehr Unternehmen wurden geschlossen. In Deutschland haben wir Beschränkungen light, sie tun weh, aber sie halten sich in Grenzen. Man möchte der Bevölkerung nicht mehr zumuten. Vielleicht der falsche Weg, wenn man eines Tages merkt, dass man den Lockdown verlängern oder gar verschärfen muss.

Es gibt auch erste wissenschaftliche Studien und Simulationen, um die Sterberate durch das Virus endlich besser einzuschätzen. Die Universität Göttingen kommt auf eine allgemeine Letalität von 1,38 %. Ein aufwendiges Rechenmodell, dessen Ergebnisse unweit von meinen eigenen Schätzungen liegen.

Kollege Streeck hat im Kreis Heinsberg eine erste Teilpopulation getestet. Er kommt zum Schluss, dass 15 % der Bevölkerung dort die Infektion bereits hinter sich haben. Wenn man das mit der Anzahl der Toten in diesem Bereich ins Verhältnis setzt, kommt man auf eine Sterblichkeit von 0,38 %. Die aktuellen wissenschaftlichen Schätzungen liegen also zwischen 0,38 (Streeck) und 1,38 % (Uni Göttingen). Unsere eigenen Schätzungen lagen zwischen 0,5 und 1,5 %.

Die Corona-Liquiditätshilfe für meine Firma ist übrigens mittlerweile eingegangen. Es hat knapp zwei Wochen gedauert. Für eine Soforthilfe ist das nicht wenig, aber ich will mich nicht beklagen. Das deutsche Krisenmanagement arbeitet effizient, das muss ich als Italiener eingestehen. Vorbehaltlich Prüfung, steht auf dem Kontoauszug. Mal sehen, was das heißt.

10. April

Heute ist Karfreitag. Ein Osterfest, wie es noch keines gab. Keine Messen, keine Prozessionen, keine Familienbesuche, keinen Urlaub in den Bergen oder an der See. Stattdessen die übliche Ansammlung an liebgewonnenen Sonntagen. Vielleicht gibt es wenigstens etwas Besonderes zu essen, wenn man auch nicht für Verwandte und Freunde kocht.

Selbst das Wetter ist österlich. Zumindest stelle ich mir österliches Wetter so vor. Es ist warm, und die Sonne scheint von einem wolkenlosen Himmel. Die Blüte hat ihren Höhepunkt überschritten, die Bäume werden nach und nach grün.

Schwer vorstellbar, dass jetzt alle Menschen vier Tage zu Hause bleiben. Hinauszugehen ist eine Art Reflex. Gärten und Balkone sind voll, wer kann, macht sich auf den Weg zu seinem Schrebergarten.

Ich stelle mir vor, wie die Polizei mit Hubschraubern und Drohnen Jagd auf verbotene Zusammenrottungen macht. Heidelberg hat angeblich einen Hubschrauber

© Der/die Autor(en), exklusiv lizenziert durch Springer-Verlag GmbH, DE, ein Teil von Springer Nature 2020
M. Lalli, *Als wäre immer Sonntag*,
https://doi.org/10.1007/978-3-662-62510-1_33

gechartert, am Bodensee soll ein Zeppelin NG für die Polizei fliegen. Diese wünscht sich Drohnen, sie wären das Mittel der Wahl, um die Bürger zu beaufsichtigen. Schließlich können Streifen kaum in unzulängliche Wälder vordringen. Man stelle sich eine Hütte in den Bergen vor, wo ein Haufen Unnachsichtiger zusammenkommt, um eine illegale Grillparty zu veranstalten. Ein wahres Schreckensszenario.

Die Wahrnehmung hat sich verschoben. Sieht man mehrere Menschen zusammen, wird man misstrauisch. Es gibt Zeitgenossen, die Anzeige erstatten. Denunziantentum hat sich breit gemacht. Das Mindeste ist eine unfreundliche Zurechtweisung.

Leben wir mittlerweile in einem totalitären Staat? Wie schnell hat sich die Sicht auf die Dinge verändert. Wenige Wochen genügen, um alle von der Notwendigkeit der Beschränkungen und ihrer vollständigen Überwachung zu überzeugen. Die Zustimmungswerte in den Umfragen sind exorbitant hoch. Ich gebe zu, dass ich das ebenfalls unterstütze. Ein mulmiges Gefühl habe ich dennoch dabei. Merkel beteuert eins ums andere Mal, dass die Restriktionen nach dem Ende der Bedrohung umgehend zurückgefahren werden. Muss das tatsächlich betont werden?

Die Restriktionen werden zurückgefahren werden, daran habe ich überhaupt keinen Zweifel. Und doch zeigt der verblüffend schnelle Übergang zum Überwachungsstaat und seine allgemein anerkannte Legitimität, wie schnell ein totalitäres Regime in der Bevölkerung auch unseres Landes verankert werden könnte. Eine mittelschwere Epidemie reicht dafür aus, ein Krieg sicherlich auch, selbst eine größere terroristische Bedrohung könnte dafür missbraucht werden. Und was wäre, wenn morgen plötzlich Außerirdische vor der Tür stünden, wären sie feindselig oder auch nicht.

In anderen Ländern werden Polizeidrohnen zur Überwachung der Ausgangssperren eingesetzt. Ein lautloses
und unsichtbares Werkzeug, vor dem niemand sicher
ist. Ich muss an den vorderen Orient denken, an einige
afrikanische Länder, wo die Menschen aus Angst vor
amerikanischen Killerdrohnen bei wolkenlosem Himmel
nicht mehr ins Freie gehen. Selbst nachts fürchten sie
sich vor den vorbeiziehenden Satelliten. Wie lebt es sich
unter einer solchen lückenlosen und allgegenwärtigen
Überwachung? Wie sieht man die Welt, die Natur, wenn
einen jederzeit der Tod aus dem Nichts ereilen kann? Die
deutschen Innenminister haben sich gegen den Einsatz
von Polizeidrohnen ausgesprochen. Man möchte bei den
Bürgern nicht den Eindruck erwecken, sie lebten in einem
Überwachungsstaat. Es bleibt ein Rest von Vernunft.

Die Regierungschefs der EU haben sich heute
auf gemeinsame finanzielle Hilfen für die besonders
betroffenen Länder geeinigt. Deutschland und die
Niederlande blieben ihrer Linie treu, keine gemeinsamen
Schulden aufzunehmen. Es gibt also keine Eurobonds
oder Corona-Bonds oder welche Namen man dafür
gefunden hat.

Vorausgegangen waren heftige Auseinandersetzungen.
Die Hardliner unter Merkels Führung schienen auf ver-
lorenem Posten zu stehen. Selbst in der CDU gab es
Stimmen, angesichts der Krise die alte Linie aufzugeben.
Der SPIEGEL schrieb, dass es in der Pandemie keine
Alternative zu Corona-Bonds gäbe. Der Leitartikel titelte
mit: „Deutschland ist unsolidarisch, kleingeistig und
feige." Das war aber nicht das Besondere. Der Artikel
wurde zusätzlich in vollem Umfang auf Italienisch, auf
Spanisch und auf Französisch veröffentlicht. Eine Aktion,
die auf starke internationale Resonanz stieß. Auch
Historiker und Ökonomen hatten sich für gemeinsame
europäische Schulden stark gemacht.

Die Gegenseite argumentierte mit dem Vorwurf der Erpressung, damit, dass man mithilfe der Krise die Tür zur gemeinschaftlichen Verschuldung aufstoßen wolle. Diese Linie vertrat auch der Kommentar des WDR während der gestrigen *Tagesthemen*.

Man versteht in Deutschland nicht, in welchem Zustand sich Italien derzeit befindet. Für die Italiener ist die Epidemie nicht nur eine (schwere) Krise. Sie durchleben eine Katastrophe historischen Ausmaßes. Dort geht es buchstäblich ums Überleben, um das persönliche, das gesellschaftliche und das wirtschaftliche. In dieser nationalen Tragödie fühlen sie sich von Europa im Stich gelassen. Grenzen wurden geschlossen, Hilfsmittel, die auf dem Weg nach Italien waren, zurückgehalten. Kleinstaatliche Egoismen erhoben ihr hässliches Haupt. Wo war Europa in diesen Wochen, in denen jede Nation nur noch an sich selbst gedacht hat? Wo die europäische Solidarität? Und jetzt, wo es darum ginge, die Folgen auf die Wirtschaft und den Euro abzufedern, hält Europa (oder Deutschland als Vertreterin der harten Linie) unverrückbar an der heiligen Kuh fest, keine gemeinsamen Schulden aufzunehmen.

Die Enttäuschung in Italien ist riesengroß. Nach der Eurokrise, der Flüchtlingskrise fühlt man sich zum dritten Mal binnen zehn Jahren von Europa im Stich gelassen. Nicht nur die Populisten fragen sich, was ein solches Europa für Italien noch wert sei. Conte, der italienische Ministerpräsident, ein durch und durch nüchterner und zurückhaltender Mann, hat ungewohnt scharf formuliert: „Ein solches Europa brauchen wir nicht."

Ich verstehe diese Haltung, als Italiener kann ich sie vermutlich besser nachvollziehen als viele andere hier in Deutschland. Und ich warne. Die Mitgliedschaft Italiens im Euro, gar in der Europäischen Union, ist nicht in Stein gemeißelt. Es kann schon bald der Tag kommen, an dem

Italien eine bessere Zukunft für sich jenseits der Mitgliedschaft in der EU sieht. Wenn Europa zu einer leeren Hülle
verkommt, die die nationalen Interessen nur mühsam
verschleiert, wenn es keine echte Solidarität gibt, dann
werden sich auch die überzeugtesten Europäer fragen,
was eine Mitgliedschaft noch soll. Corona und die Folgen
könnten die Initialzündung für die Desintegration des
ganzen europäischen Kontinents sein.

11. April

Unser Samstagprogramm ist durcheinandergekommen. Wir sind zwar ins Büro gefahren, mussten aber feststellen, dass unsere Stammgaststätte feiertagsbedingt geschlossen hat. Auch unsere Lieblingspizzeria ist zu. So haben wir eine Pizza bei unserem Lieferanten zweiter Wahl bestellt. Sie wird in 30 min geliefert.

Gestern Abend kam mein Sohn zu Besuch. Wir haben auf dem Balkon gegrillt. Er ist wieder besserer Laune. Mit der relativen Isolation hat er sich arrangiert. Allerdings wohnt er zu dritt in einer Wohngemeinschaft, kein besonders enger Kontakt, aber es ist immer jemand da. Während die meisten Studenten nach Hause gefahren sind, harren einige noch aus. Er hofft, dass manch ein universitäres Angebot wieder geöffnet wird. Aber er schreibt gerade an seiner Bachelor-Arbeit und hat genug zu tun.

Der Besuch meines Sohnes gestern Abend war von schlechtem Gewissen überschattet. Verstoßen wir nicht gegen die Regel, wenn wir Kontakt mit einem

© Der/die Autor(en), exklusiv lizenziert durch Springer-Verlag GmbH, DE, ein Teil von Springer Nature 2020
M. Lalli, *Als wäre immer Sonntag*,
https://doi.org/10.1007/978-3-662-62510-1_34

Außenstehenden aufnehmen, sei er auch ein enger Verwandter? Osterbesuche sollte man meiden, so hieß es. Was werden die Nachbarn denken, wenn seine sonore Stimme von unserer Terrasse herüberschallt? Eine illegale Ansammlung von Familienangehörigen? Vielleicht beschwert sich jemand, vielleicht ruft jemand die Polizei. Lauter irrationale Gedanken, die einem durch den Kopf gehen. Aber sind sie wirklich unrealistisch?

Dann das Ansteckungsrisiko. Meistens habe ich keine Angst, ich könnte ernsthaft am Virus erkranken. Ich schlage meinem Sohn vor vorbeizukommen. Von sich aus würde er es vermutlich nicht machen, weil er fürchtet, er könnte mich gefährden.

Wenn er dann da ist, verändert sich meine Wahrnehmung schlagartig. Ich merke, wie ich versuche, Abstand zu halten, dass wir uns anders hinsetzen als sonst, dass immer diese imaginären ein oder zwei Meter zwischen uns sind. Doch natürlich geht das nicht immer, wir begegnen uns auf dem Weg in die Küche, stehen plötzlich voreinander oder Quetschen uns aneinander vorbei. Wir haben eine große Wohnung, und doch kann man sich nicht aus dem Weg gehen.

Das Seltsame ist, dass alles unwillkürlich geschieht, ungeplant, ohne feste Absicht. Niemand von uns beiden hat sich vorgenommen, Abstand zu halten. Doch Nähe erzeugt ein ungutes Gefühl, ein Gefühl der Bedrohung und ein Gefühl des Bedrohens. Und ein Spannungsverhältnis: das Bedürfnis, auf den anderen zuzugehen und gleichzeitig sich zu entfernen. Ein widersprüchlicher Zustand, der an den Nerven zerrt, ermüdet, ratlos macht. Was ist richtig? Müsste man sich nicht für das eine oder andere entscheiden? Ich fühle mich nicht fähig, eine solche Entscheidung zu treffen. Er war zwei Wochen nicht da, ich denke, das Risiko ist vertretbar.

Es sind diese kleinen Dinge, die mich beunruhigen, nicht die finanziellen Verluste, die aufkommende Wirtschaftskrise. Das beunruhigt mich auch, aber auf eine andere Art und Weise. Wenn man sein Kind nicht mehr in den Arm nehmen darf, man sich vielleicht ungewollt gegenseitig krank macht, gar umbringt, was macht das mit uns? Selbstverständlichkeiten beginnen zu kippen, verzerren sich bis zur Unkenntlichkeit, kehren sich um. Ich weiß nicht, ob das Danach wieder so sein wird wie das Davor.

In diesen Wochen muss ich häufig an die AIDS-Pandemie denken. Ich habe 1983 oder 1984 zum ersten Mal davon erfahren. Ich hatte damals zahlreiche sexuelle Kontakte, die natürlich völlig ungeschützt abliefen. Ich sage ‚natürlich‘, weil das damals weitgehend normal war. Es gab die Pille, Kondome benutzten die wenigsten. AIDS schien weit weg. Es häufte sich in den Vereinigten Staaten und betraf offenbar nur schwule Männer. Nichts, was einen beunruhigen konnte, nichts, was das Verhalten ändern konnte.

Es dauerte Jahre, bis die Seuche näherkam. Und es war nicht schwer, sich zu schützen, nachdem man herausgefunden hatte, dass flüchtige körperliche Kontakte harmlos waren. Man musste lediglich ein Kondom benutzen. Eine einfache Maßnahme, würde man meinen, die keinen großen Einfluss auf unser aller Leben hat.

Doch was war die Folge von AIDS, der Aufklärungskampagnen, der Erziehung, die wir unseren Kindern haben angedeihen lassen?

Sexualität ist zu etwas Gefährlichem geworden. Sie ist nicht mehr Ausdruck von Lust und Liebe, sondern etwas potenziell Todbringendes. Auch hier eine vollständige Verkehrung. Sexualität schuf nicht Leben, sie tötete. Man musste also in der Wahl seiner Sexpartner noch wählerischer sein als ohnehin schon, möglichst monogam leben. Jeder Wechsel bedeutete Gefahr und Quarantäne. Erst ein Test machte den Weg zu einem ungeschützten Umgang innerhalb einer Beziehung frei.

Wenn ich die heutige Zeit mit jener vor 40 und 50 Jahren vergleiche, dann stelle ich fest, dass wir wieder in einer repressiven Gesellschaft leben, die jener der 50er Jahre in vielem gleicht. Junge Menschen suchen wieder *den* einen Partner fürs Leben, manch einer spart sich für die Ehe auf. Fremdgehen und Ehebruch sind genauso stigmatisiert wie damals. Von sexueller Revolution ist keine Rede mehr. Natürlich gibt es noch polyamore Gemeinschaften, und tindern gehört zum Alltag vieler Menschen. Doch die meisten von uns leben in sehr geordneten, man möchte fast sagen, repressiven Beziehungen.

Ist AIDS also an allem schuld? Sicher nicht. Das Rollback hat in vielen Bereichen stattgefunden. Wenn ich aber heute Jugendliche höre, die aus Angst vor Bakterien, Viren und Pilzen nur noch sogenannte Lecktücher verwenden, dann schaudert es mir. Es tut mir unendlich leid, dass sie nicht mehr die Unbeschwertheit erleben können, die wir genossen haben.

Was Corona mit uns und unserer Gesellschaft machen wird, wissen wir noch nicht. Viel wird davon abhängen, wie lange die Bedrohung andauern wird.

12. April

Ostersonntag. Auch heute ist schönstes Wetter. Meine Partnerin besucht ihre Mutter, die in der genannten Alten-wohngemeinschaft lebt. Ob das erlaubt oder verboten ist, bleibt umstritten. Eine WG ist kein Alten- oder Pflege-heim, dafür gelten die Besuchsverbote nicht. Und ihre Bewohner sind formal mündige Menschen.

Die Pflegeleitung hat Einzelbesuche im Garten genehmigt. Jeweils ein Bewohner kann sich dort zu einem Besucher setzen, ausreichend Abstand vorausgesetzt. Jene, die zu Besuch kommen, müssen einen Mundschutz tragen.

Das schien eine gute Idee zu sein, denn die alten Leute, die meist an einer beginnenden Demenz leiden, brauchen soziale Anregung, sie sind auf den Kontakt zu ihren Angehörigen angewiesen. Selbst wenige Wochen und Monate könnten dazu führen, dass sie ihre Kinder und Kindeskinder nicht mehr erkennen.

© Der/die Autor(en), exklusiv lizenziert durch Springer-Verlag GmbH, DE, ein Teil von Springer Nature 2020
M. Lalli, *Als wäre immer Sonntag*,
https://doi.org/10.1007/978-3-662-62510-1_35

Im Vorfeld der Osterfeiertage gab es aber dann heftige Auseinandersetzungen unter den Angehörigen. Die einen hielten einen solchen Besuch für zu gefährlich, die anderen für notwendig. Interessanterweise sieht jeder den anderen als Gefahr. Und daraus ergibt sich eine erstaunliche Inkonsequenz. Die gleichen Personen, die noch vor wenigen Tagen den eigenen Vater besuchten, lehnen die Gartentreffs aus Sicherheitsgründen vehement ab. Die Gefahr geht immer von den anderen aus.

Der Bruder meiner Partnerin, der der Vorsitzende dieses bunt zusammengewürfelten Angehörigenvereins ist, schrieb einen verständnisvollen und ausgewogenen Brief (Mail), der schlussendlich den Besuch in die Eigenverantwortung des Einzelnen stellt, ein Schachzug, der seltsamerweise auf allgemeine Zustimmung stieß. Letztlich wäre es sowieso nicht möglich, einzelne Besuche durch ein Veto zu unterbinden.

Das sind die Themen, die die Menschen im Augenblick bewegen: Wo hört meine Freiheit auf, wo beginne ich meine Mitmenschen zu gefährden? Eine Frage, die in dieser Form schon seit jeher die gesellschaftliche Ordnung bestimmt, sich jetzt aber anders stellt. Vieles muss neu ausgehandelt, vieles muss anders gehandhabt werden.

Meine Partnerin war am Samstag im Baumarkt. Sie brauchte eine neue Wasseruhr für den Garten. Am *Bauhaus* reichte die Schlange um den halben Block. Offenbar brauchten die Menschen Nachschub für ihre österlichen Basteleien an Haus und Garten. Gewissenhaft wie sie ist, hatte sie ihre schicke 3M-Maske umgebunden. So wird sie unweigerlich vom nächstbesten Typen angeschnauzt: „Wenn Sie krank sind, sollten sie gefälligst zuhause bleiben."

Das gibt es in Deutschland noch: Menschen, die sich aufregen, wenn jemand Atemschutz trägt. Sie folgen treudoof der offiziellen Devise, nur Kranke sollten einen

Mundschutz tragen. Da fragt man sich logischerweise, warum man krank aus dem Haus gehen sollte – ob mit oder ohne Maske. Da die Maskenproduktion zwischenzeitlich auf vollen Touren läuft, ist es nur eine Frage der Zeit, bis die Behörden eine Maskenpflicht einführen. Dann wird man zugeben, dass ein Mundschutz durchaus geeignet ist, das Infektionsrisiko zu senken. Das RKI ist bereits auf diese Linie eingeschwenkt. Dann wird man im Supermarkt nur noch jene anschnauzen, die höherwertige Masken tragen. Es sind die „Egoisten", die nur an sich selbst denken. Ehrlich gesagt, weiß ich nicht, was hinter dieser Argumentation steckt. Ist man egoistisch, weil man diese Masken dem medizinischen Personal de facto weggenommen hat, weggehamstert hat sozusagen? Oder spricht aus solchen Bemerkungen nur der nackte Neid? Selbst im Kleinen gestaltet sich das Zusammenleben in Zeiten von Corona schwierig.

Das Basteln von einfachen Stoffmasken hat sich zwischenzeitlich zu einem regelrechten Volkssport entwickelt. Und die Preise für geeignete Stoffe und Gummibänder gehen durch die Decke. Die Maske wird zu einem modischen Accessoire. Es gibt besondere Farben und Designs, und selbst der Schnitt spielt eine Rolle. Auch das erinnert mich an das Venedig früherer Zeiten. Vielleicht stehen wir an der Schwelle zu einem neuen Zeitalter, in dem es schick wird, sein Gesicht zu verstecken, wo es obszön erscheint, sich ungeschützt der Öffentlichkeit darzubieten. Neben der Geschlechtsscham wird es vielleicht die Gesichtsscham geben.

Unnötig zu erwähnen, dass meine Partnerin hier an vorderster Front steht. Als begeisterte Hobbynäherin und -schneiderin hat sie bereits früh im Internet nach entsprechenden Schnittmustern gesucht und sogleich die Fertigung hochgefahren. Damit beliefert sie jetzt ihren großen Freundes- und Bekanntenkreis. Die Masken enthalten sogar einen dezenten Hinweis auf die Produzentin. Man könnte sagen, sie hat ein eigenes Label.

Heute habe ich zum ersten Mal den Anfang dieses Textes gelesen. Wie versprochen, werde ich nichts ändern, selbst wenn einiges aus der Sicht der Gegenwart unzutreffend oder unpassend erscheinen sollte. Die Lektüre der ersten Seiten ermutigt mich weiterzumachen. Doch jeder möge sich sein eigenes Urteil bilden.

Bei dieser Lektüre ist mir aufgefallen, dass ich den Job meiner Partnerin als krisenfest bezeichnet habe. Sie ist Redakteurin bei einer regionalen Tageszeitung. Gerade jetzt bräuchten die Menschen Informationen, und zu Hause hätten sie Muße zu lesen. Insgeheim hoffe ich, dass die Buchverkäufe neue, ungeahnte Höhen erreichen. Ob die Quarantäne die Menschen zu Leseratten erzieht, ist indes fraglich. Das Einzige, was gerade steigt, sind die Zugriffe auf die Seiten der Streamingportale. Davon droht das Internet in die Knie zu gehen. Wieder eine Erkenntnis aus der Corona-Krise. Auch die IT-Infrastruktur war nicht genügend darauf vorbereitet.

Meine Einschätzung, was die Krisensicherheit des Zeitungsgewerbes angeht, hat sich leider nicht bestätigt. Der Verlag, in dem die Tageszeitung meiner Partnerin erscheint, hat Kurzarbeit für 250 Beschäftigte angemeldet. Einigen wurde sie kurzerhand verordnet, andere bekamen entsprechende Angebote. Man sei sogar bereit, das Kurzarbeitergeld freiwillig auf 80 % aufzustocken.

Mag sein, dass manch ein Arbeitgeber die Kurzarbeit gerne zum Anlass nimmt, Kosten zu sparen. Im Moment wimmelt es von Krisengewinnlern und Unternehmen und Subjekten, die, ohne zu zögern, die Hand aufhalten, wenn das Geld in großen Mengen vom Himmel regnet. Doch fairerweise muss man zugeben, dass das Anzeigengeschäft der Zeitung weitgehend zum Erliegen gekommen ist. Gibt es keine Veranstaltungen, gibt es keine Werbung, keine

Ankündigungen und keine Besprechungen. Die Zeitung ist viel dünner geworden. Es bleiben die Todesanzeigen, die, und das wissen die wenigsten, eine kräftig sprudelnde Quelle der Einnahmen darstellen, zumal diese Seiten von der sich im fortgeschrittenen Alter befindlichen .Leserschaft regelrecht verschlungen werden. Mit steigenden Todeszahlen würde sich dieses Geschäft sicherlich beleben (ein unwürdiges Wortspiel). Danach sieht es aber im Moment in Deutschland nicht aus. Stand heute sind in der ganzen Republik insgesamt 2673 Opfer der Epidemie zu verzeichnen. Wir sind also noch weit von jenen Zuständen entfernt, als das *Echo von Bergamo,* die dortige Lokalzeitung, einen Rekord von elf Seiten mit Todesanzeigen meldete.

13. April

Immer noch Ostern. Oder schon wieder. Schwer zu sagen. Für mich sieht es wie ein weiterer Sonntag aus.

Ursula von der Leyen rät davon ab, einen Sommerurlaub zu buchen. Es sei höchst ungewiss, ob ein solcher stattfinden könne. Das mag manch einen Zeitgenossen erstaunen, ist aber nichts wirklich Neues. Es wird noch sehr lange dauern, bis die Grenzen weltweit wieder offen sind. Ob es in absehbarer Zeit touristische Reisen im Inland geben wird, ist eine andere Frage. Möglich erscheint es. Vielleicht lässt man mich im Sommer nach Italien in unsere Ferienwohnung am Meer. Doch dahin wird sich sicherlich die halbe Familie flüchten, sodass von Urlaub keine Rede mehr sein kann.

Heute haben wir unseren Hausputz fortgesetzt. Ja, auch wir nutzen die freie Zeit, um lange Liegengebliebenes zu erledigen. Wirklich arbeitslos fühlen wir uns indes nicht. Selbst an den Feiertagen sitzen wir beide mehrere Stunden vor unseren Bildschirmen. Das Wetter hat sich ver-

© Der/die Autor(en), exklusiv lizenziert durch Springer-Verlag GmbH, DE, ein Teil von Springer Nature 2020
M. Lalli, *Als wäre immer Sonntag*,
https://doi.org/10.1007/978-3-662-62510-1_36

schlechtert, sodass weniger Ausflügler zu erwarten sind. Gestern sah man noch manch ein Paar mit Rucksäcken bergan wandern.

Es ist seltsam, dass solche Menschen Aggressionen auslösen. Ich ertappe mich manchmal dabei, dass ich wütend werde. Ist es der Neid? Ärgere ich mich, dass sich andere nicht an die Regeln halten? Fühle ich mich benachteiligt, weil ich mich zurückhalte, die anderen nicht? Von allem ein bisschen, denke ich.

Bei unserem gestrigen Abendspaziergang mit dem Hund – ich betone den Hund, damit die Legitimität dieses Verhaltens offensichtlich wird – bog in ein verkehrsberuhigtes Sträßchen eine große BMW-Limousine mit Münchner Kennzeichen ein. An Bord ein älteres Paar, freundlich lächelnd und doch etwas verlegen. Was machen die hier? durchfuhr es mich. Vermutlich Großeltern zu Besuch bei Kindern und Enkelkindern. Ein offensichtlicher Verstoß gegen alle Regeln: Unbegründete längere Fahrten (womöglich mit touristischem Hintergrund!), Verstoß gegen die Kontaktsperre, Gefährdung von Menschen. Eine Vielzahl von Vergehen. Immerhin gefährden sie vor allem sich selbst. Ich ertappe mich dabei, dass ich ihnen wünsche, sie bekämen die Quittung für ihr uneinsichtiges Verhalten.

Fremde Menschen und Fahrzeuge im Wohnumfeld sind verdächtig und ernten böse Blicke. Während der Pest wurden Fremde als *untori* verfolgt. Man verdächtigte sie, die Seuche bewusst zu verbreiten. Manch einer wurde verurteilt oder gleich erschlagen oder verbrannt. Doch es waren nicht nur Fremde, die die Pest absichtlich weitertrugen, es waren auch missgünstige Nachbarn, Feinde, Erbschleicher, jeder, der irgendeine Rechnung offen hatte.

Der Modus Operandi der *untori* war das Beschmieren der Haustüren seiner Opfer mit infizierten Substanzen. Manch einer soll auch Kirchenbänke präpariert haben.

Ungere bedeutet schmieren. Der *untore* ist also ein Schmierer, ein Gift- oder Pestsalber. Auch heute, zu Zeiten von Corona, werden in Italien verdächtige Personen als *untori* beschimpft.

Die Gestalt des *untore* wird in der italienischen Literatur des 17. und 18. Jahrhunderts beschrieben. Manzoni und Boccaccio haben diese Figur unter dem Eindruck der großen Pestepidemien in Norditalien in ihren Werken verewigt. Im *Dekameron* treibt das personifizierte Böse sein Unwesen in einer Quarantänestation bei Florenz, und auch bei den *Verlobten* von Manzoni findet man ihn wieder.

Seuchen schüren Ängste vor Fremden. Nicht selten werden sie für deren Ausbreitung verantwortlich gemacht. In der Psychologie spricht man von Projektion. Man kann mit Bedrohungen besser umgehen, wenn man diese auf einen vermeintlichen äußeren Feind verlagert.

Doch so einfach ist die Sache nicht. Seuchen wurden tatsächlich zumeist von außen eingeschleppt. Es waren Reisende, Händler, Soldaten, Mönche, die etwa die Pest mitbrachten. Einen rationalen Kern hat also die Angst vor dem Fremden durchaus. Wir erinnern uns an die süditalienischen Bürgermeister, die potenzielle Heimkehrer beschworen, in ihren Häusern und Wohnungen im Norden zu bleiben. Dass das ältere Ehepaar aus München das Virus absichtlich oder unwillentlich bei uns einschleppt, ist dagegen unwahrscheinlich.

Die Nachrichten von der Corona-Front werden spärlicher. In den ersten Tagen und Wochen gab es kaum ein anderes Thema, jetzt, da in vielen Ländern die Zahl der Infizierten zurückgeht, versiegen auch die Meldungen. Schlechte Nachrichten finden mehr Aufmerksamkeit als gute. Selbst die USA liefern keine neuen historischen Höchststände an Verstorbenen mehr. Der Höhepunkt mit über 2000 täglichen Opfern scheint hinter uns zu liegen.

Boris Johnson wurde zwischenzeitlich aus dem Krankenhaus entlassen.

Während die meisten europäischen Länder auf einem guten Weg sind, bleibt die Zahl der Neuinfizierten in den USA hoch. Auch Großbritannien befindet sich in einer Phase ungebremsten Wachstums. Ähnliches gilt für die Türkei und die Niederlande. Es ist nicht erstaunlich, dass das genau die Länder sind, die erst spät oder noch gar nicht reagiert haben. Wir werden also sehen, welche Wirkung die unterschiedlichen Containment-Strategien haben.

14. April

Heute ist der Dienstag nach Ostern. Gefühlsmäßig eine Art Neustart, obwohl sich tatsächlich noch gar nichts geändert hat. Ich bin jedenfalls voller Tatendrang. Das liegt auch daran, dass sich unsere wirtschaftliche Lage langsam verbessert und die Mitarbeiter nach und nach aus der Kurzarbeit geholt werden müssen, um die Aufträge abzuarbeiten. Wir sind noch nicht über dem Berg, aber es besteht Anlass zur Hoffnung.

Dann doch ein Rückschlag: Ein interessantes Projekt wurde „wegen Corona" auf unbestimmte Zeit verschoben. Die Münchner Verkehrsbetriebe wollten untersuchen, wie Kunden den Mobilitätsmix (ÖPNV, Leihfahrrad, Scooter) auf festgelegten Alltagsstrecken zu nutzen beabsichtigen. Die Frage war also, von was es abhängt, ob jemand für eine bestimmte Strecke die U-Bahn nimmt, ein Fahrrad ausleiht oder mit einem elektrischen Roller fährt oder diese Fahrzeuge miteinander kombiniert. Eine überaus interessante und komplexe Fragestellung, der man nur mit

© Der/die Autor(en), exklusiv lizenziert durch Springer-Verlag GmbH, DE, ein Teil von Springer Nature 2020
M. Lalli, *Als wäre immer Sonntag*,
https://doi.org/10.1007/978-3-662-62510-1_37

ausgeklügelten statistischen Modellen beikommt. Wie für uns geschaffen.

Das könne man die Kunden jetzt nicht fragen, weil sie ganz andere Mobilitätsbedürfnisse haben als sonst. Ein berechtigter Einwand. Die Frage ist allerdings, wann dieser Zeitpunkt kommen wird. Er ist gegenwärtig nicht abzusehen. Deshalb habe ich keine großen Hoffnungen, dass es dieses Jahr noch klappt. Wieder ein Projekt, das sich im Nichts aufzulösen droht. Es entfernt sich, um dann langsam durchscheinend zu werden und sich in Luft aufzulösen. Wie ein Geist.

Heute war ich mal wieder im Büro. Ich musste einige Dinge abholen und wollte nach dem Rechten schauen. Vermutlich nur Ausreden, um aus dem Haus zu kommen. Immerhin habe ich die Pflanzen und den Rasen gegossen. Von meinen Mitarbeitern kommt derzeit nur eine regelmäßig in die Firma. Nennen wir sie Claudia. Ich kenne sie schon seit mehr als zwanzig Jahren. Sie ist die Frau eines Freundes und Kollegen. Bei uns arbeitet sie seit fast zehn Jahren.

Der Grund, warum sie nicht im Homeoffice ist, liegt am gegenwärtigen Auftrag, den sie bearbeitet. Wir haben vom Heidelberger DKFZ und dem Hamburger UKE mehrere tausend Fragebögen erhalten, die wir erfassen und auswerten sollen. Es ist ein großes Krebsscreening, das seit mehreren Jahren in Wellen durchgeführt wird. Es geht also um Papier, viel Papier. Eines der wenigen analogen Projekte, die wir betreuen.

Claudia sitzt also an ihrem Rechner im menschenleeren Großraumbüro und arbeitet. Plötzlich ruft sie: „Oh, nein!", klingt immer verzweifelter und fängt schließlich an zu heulen. Ich sitze in meinem eigenen Büro und wundere mich, spekuliere, was vorgefallen sein mag. Dann gehe ich rüber, um zu fragen und sie zu trösten, was immer vorgefallen sein mag.

Eine nahe Verwandte sei gestorben. Unerwartet, wie sie sagt. Sie sei zwar alt gewesen, sehr alt (93) und habe im Winter einen Schlaganfall erlitten, sei aber auf dem Wege der Genesung gewesen und habe sich in einer Reha-Klinik befunden. Vor vierzehn Tagen sei sie positiv auf Corona getestet worden. Ohne gravierende Symptome allerdings. Jetzt sei sie verstorben. Unklar, ob an Corona oder mit. Die alte Frage, die immer wieder anders beantwortet wird und sich vielleicht auch objektiv nie eindeutig klären lässt. Wieder jemand, der wie viele andere nicht in die offizielle Corona-Sterbestatistik eingehen wird.

Es ist erstaunlich zu sehen, wie groß der Unterschied zwischen einer Zahl und einem Gesicht ist – auch wenn ich diese Frau gar nicht kannte. Wir nehmen die mittlerweile 200 oder 300 Toten in Deutschland täglich gleichmütig hin – wir sind von anderen Ländern andere Größenordnungen gewohnt – erschrecken aber, wenn es einen Prominenten oder einen Bekannten trifft. In Italien sind die Zeitungen voll von den Gesichtern der Corona-Opfer. Sie lächeln arglos in die Kamera. Zu jedem gibt es eine kurze Geschichte. Bei uns in Deutschland verhindert das Personenrecht solche Porträts von Privatleuten. In Italien nicht. Da werden Mörder und Verkehrsopfer mit ihrem vollen Namen genannt und die passenden Fotos dazu gezeigt.

Mittlerweile weiß man auch, wer am meisten vom Virus betroffen ist. Das sind bekanntlich ältere und kranke Menschen. Es gibt nun aktuelle Statistiken über die Zahl der Toten in Alters- und Pflegeheimen. Man schätzt, dass etwa die Hälfte aller Toten weltweit Heimbewohner sind. Wenn das Virus in einem Heim eingedrungen ist, verbreitet es sich rasend schnell unter den Insassen und dem Pflegepersonal. Separierung und Distanzierung sind kaum möglich. Hinzu kommt das Fehlen von Schutzausrüstung.

In Mailand gibt es ein großes und landesweit bekanntes Altersheim. Es heißt Pio Albergo Trivulzio. Seine Tradition reicht bis 1766 zurück, denn in diesem Jahr wurde es vom adligen Mailänder und Philanthropen Prinz Antonio Tolomeo Gallio Trivulzio gegründet.

Das Trivulzio verfügt neben der Altenabteilung auch über einen umfangreichen Pflegebereich. Man besuche die Webseite, um die schönen Bilder der Gebäude zu sehen und die Berichte über den heiteren Alltag im Heim zu lesen. Hier sind mehr als tausend Personen untergebracht. Sie heißen *ospiti,* also Gäste.

Bereits im Februar gab es hier eine Häufung von mysteriösen Todesfällen. Allesamt atypische, beidseitige, schwere Lungenentzündungen. Auch Mitarbeiter wurden krank, arbeiteten zum Teil mit Fieber weiter. Im März starben über 100 Insassen, in der ersten Aprilwoche weitere 30. Die Särge stapelten sich in der heimeigenen Kapelle. Niemand wurde auf Corona getestet, Krankenakten wurden vernichtet, CT-Aufnahmen verschwanden. Es dauerte lange, bis die unhaltbaren Zustände in diesem Heim an die Öffentlichkeit drangen. Heute steht der Name Pio Albergo Trivulzio auf den Titelseiten der italienischen Zeitungen. Polizei, Zoll und Spezialkommandos haben die Anlage durchsucht und Beweismittel gesichert. Es geht um fahrlässige Tötung, um Körperverletzung mit Todesfolge, um Totschlag. Unnötig zu erwähnen, dass kein einziges der Opfer im Trivulzio in die offizielle Corona-Sterbestatistik einging.

Es gibt weitere, neue Erkenntnisse. Für mich erstaunlich, dass es Monate gedauert hat, bis man halbwegs gesicherte Daten über den Erfolg der Beatmungsmaßnahmen erhalten hat, gilt sie doch als Methode der Wahl für schwere Fälle extremer Atemnot. Nicht umsonst ist der Ruf nach mehr Beatmungsgeräten ein allgegenwärtiges Mantra. Ich gebe zu, dass auch ich früh darin eingestimmt bin.

Nun sieht es so aus, dass mehr als 50 % der künstlich beatmeten Patienten sterben. Erste Zahlen kamen bereits aus Wuhan, dort allerdings gemessen an sehr kleinen Stichproben. In Italien gab es bereits früh Hinweise darauf, dass künstliche Beatmung einem Todesurteil gleicht. In Deutschland werden Patienten vor der Intubation aufgefordert, sich von ihren Angehörigen telefonisch zu verabschieden. Neuere amerikanische Untersuchungen kommen auf eine Todesrate von 80 % und mehr.

Wie gesagt, würde ich eine Corona-Abteilung leiten, hätte ich den relativen Erfolg solcher Maßnahmen immer miterfasst. Aber nicht jeder hat es offenbar mit Statistiken.

Auf jeden Fall schrecken solche Zahlen auf. Nicht nur uns als potenzielle Patienten, sondern auch Mediziner und andere Fachleute. Man fragt sich, wie sich dieses Versagen erklären lässt.

Zum einen gibt es bisher kaum Erkenntnisse zu Langzeitbeatmungen. Corona-Patienten müssen oft eine oder zwei Wochen lang einer Beatmung unterzogen werden. Traditionelle Behandlungen dauern kaum länger als ein oder zwei Tage. Zum anderen braucht man bei Corona einen hohen Druck, was, gerade in Verbindung mit der Langzeitbehandlung, die Lunge nachhaltig schädigen kann. Vermutlich ist diese Schädigung im Zusammenhang mit einer von Corona befallenen Lunge besonders schwerwiegend.

Des Weiteren weiß man, dass eine künstliche Beatmung Experten erfordert, die sehr feinfühlig die Maschine auf den jeweiligen Patienten einstellen. Das sind Spezialisten mit langjähriger Erfahrung. Es ist also nicht damit getan, den Kranken zu sedieren, dann zu intubieren und das Gerät auf maximale Leistung zu schalten. Doch gerade

das geschieht, wenn zu wenig und nicht genügend aus-
gebildetes Personal angesichts der allgemeinen Über-
forderung mit einer solchen Aufgabe betraut wird. So ist
diese hohe Sterberate vermutlich ebenfalls Ausdruck eines
überforderten Gesundheitssystems.

Es ist interessant, dass gegenwärtig künstliche
Beatmung nicht mehr als Methode der Wahl, sondern
als Ultima Ratio angesehen wird. Bevor man zu diesem
letzten Mittel greift, werden alle denkbaren Alternativen
versucht.

Erfolgsversprechend erscheint das Einatmen von
Stickstoffmonoxid, eine Therapie, die gerade von
der amerikanischen Zulassungsbehörde FDA für die
ambulante Behandlung zugelassen wurde. NO hemmt die
Vermehrung des Virus im Körper und stärkt die befallenen
Zellen. Zudem soll sich die Sauerstoffversorgung im
Körper verbessern.

15. April

Die Londoner Deep Knowledge Group, ein sogenannter Think Tank, hat kürzlich ein Länderranking veröffentlicht, in dem die Krisenbewältigung und die Sicherheit der Bevölkerung angesichts der Corona-Krise bewertet wurde.

In dieser weltweiten Analyse liegt nicht unerwartet Israel an erster Stelle, ein Land, das jahrzehntelange Erfahrung mit schwersten Bedrohungen hat. Auf dem zweiten Rang folgt aber schon Deutschland. Und tatsächlich muss man sagen, dass wir bisher relativ gut durch die Krise gekommen sind. Natürlich sind die ökonomischen Verwerfungen erheblich, doch das Gesundheitssystem hat im Wesentlichen der Herausforderung standgehalten, und die Zahl der Opfer ist vergleichsweise niedrig. Hinzu kommt, dass bei uns viel getestet wird und es in der Bevölkerung einen hohen Konsens gibt, was die Angemessenheit der getroffenen Restriktionen angeht. China liegt auf Platz 5, die USA auf Platz 70.

© Der/die Autor(en), exklusiv lizenziert durch Springer-Verlag GmbH, DE, ein Teil von Springer Nature 2020
M. Lalli, *Als wäre immer Sonntag*,
https://doi.org/10.1007/978-3-662-62510-1_38

Wenn man sich den Einzelindex ‚Gefährdung durch Corona' anschaut, so liegt hier Italien ganz vorne, dann folgen USA, Großbritannien, Spanien und Frankreich. Alles in allem keine erstaunlichen Ergebnisse.

Was die deutsche Corona-Strategie angeht, so hat man sich von der Pressekonferenz heute Aufschluss darüber erhofft, wie es weitergeht. Sie war lange angekündigt und mit Spannung erwartet worden. Als dann am heutigen Mittwoch um 18 Uhr Merkel, Söder, Scholz und der regierende Hamburger Bürgermeister Tschentscher vor die Kameras traten, waren sorgfältige Worte von überaus eloquenten Menschen zu vernehmen. Es wurde Einigkeit zwischen Bund und Ländern demonstriert. Die wesentlichen Änderungen wurden verkündet.

Im Grunde bleibt erst einmal alles, wie es ist. Die Quarantäneregeln und die Kontaktbeschränkungen gelten weiter. Geschäfte mit einer Fläche unterhalb von 800 Quadratmetern sollen aber wieder geöffnet werden. Eine Grenze, die einigen Pressevertretern willkürlich erschien, bei näherer Betrachtung aber Sinn macht. Man will verhindern, dass sich Städte und Einkaufszentren wieder mit Menschenmassen füllen. Außerdem wurde eine schrittweise Öffnung der Schulen angekündigt. Diese gilt vorerst nur für die jeweiligen Abschlussklassen. Eine weitere Rückfrage von Journalisten ergab, dass es für lange Zeit keine Großveranstaltungen geben wird, auch an eine Wiedereröffnung von Restaurants und Kneipen sei nicht zu denken. Die kämen vermutlich „als letzte dran".

Der Vertreter der ARD stellte dann die entscheidende Frage: Was das alles für die Strategie von Bund und Ländern bedeutet. Man fahre „auf Sicht", beschied die Bundeskanzlerin. Man würde jetzt vorsichtig öffnen und dann sehen, was passiert. Sollten die Zahlen in die Höhe schnellen, müsse man wieder bremsen, sollte die Entwicklung der Neuinfektionen im Rahmen bleiben, könne man weiter öffnen.

Um Epidemien zu bekämpfen, gibt es bekanntlich verschiedene Strategien. China, Taiwan und Südkorea haben vorgemacht, dass man einen Ausbruch so eindämmen kann, dass nur noch wenige Neuinfektionen erfolgen. So lange es einige Dutzend am Tag sind, kann man diese neuen Fälle effektiv zurückverfolgen und Maßnahmen ergreifen, damit es zu keinen neuen Seuchenherden kommt. Italien ist auf einem solchen Weg, braucht aber noch mehr Zeit. Damit diese Strategie Erfolg hat, müssen kurzfristig harte Einschränkungen verfügt (härtere als bisher in Deutschland) und zu einem späteren Zeitpunkt weitreichende Kontrollen durchgeführt werden.

Deutschland ist aber offenbar auf einem anderen Weg. Im Augenblick stehen wir zwischen 2000 bis 3000 Neuinfektionen am Tag. Lockert man jetzt, werden es sicherlich kaum weniger werden. Man ist also bereit, etwa 100.000 neue Fälle im Monat zu akzeptieren. Eine Zahl, die das Gesundheitssystem sicher gut auslasten, aber nicht überfordern wird. Dennoch bedeutet dies auch eine vierstellige Zahl an monatlichen Opfern. Die Devise ist offenbar ‚flatten the curve‘, also die Verteilung der Krankheitsfälle über einen längeren Zeitraum. Dies muss dann allerdings so lange durchgehalten werden, bis entweder ein Impfstoff beziehungsweise effektive Medikamente vorliegen oder eine Herdenimmunität erreicht wird.

Die viel zitierte Herdenimmunität ist bei dieser Strategie allerdings kaum eine realistische Option. Bei einer Million Kranken im Jahr muss selbst bei einer hohen Dunkelziffer ein Zeitraum von 5 bis 50 Jahren ins Auge gefasst werden, bis man das Virus mit dieser Methode im Griff hat. Hierbei geht man davon aus, dass eine Wiedererkrankung ausgeschlossen ist, bisher mehr begründete Vermutung als Fakt.

Die Frage ist also, welche Strategie die bessere ist. Eine kurze, aber heftige Vollbremsung des öffentlichen Lebens und der Wirtschaft, um den Ausbruch faktisch zum Erliegen zu bringen. Danach kann das Leben unter Beachtung von Vorsichtsmaßnahmen relativ ungehindert weitergehen. Oder ein langer Zeitraum, in dem man abwechselnd auf der Bremse steht und Gas gibt, um den Ausbruch in einem bestimmten Korridor zu halten.

Im *heute journal* befand ein Vertreter des renommierten Helmholtz Zentrum München, aus epidemiologischer Sicht sei die Strategie der schnellen und umfassenden Eindämmung zu bevorzugen. Vermutlich leiden Wirtschaft und Gesellschaft weniger, wenn begrenzte, aber harte Maßnahmen getroffen werden, als wenn sich ein Zustand relativer Einschränkung und Freiheit über viele Monate hinzieht.

Auch darauf wird die Zeit eine Antwort geben. Deutschland, wir alle, sind Teil eines gewaltigen Experiments, von dem niemand weiß, wie es ausgehen wird. Wir wissen nicht, welche die bessere Strategie ist, mussten uns aber für eine entscheiden. Merkel hat also nicht die ganze Wahrheit gesagt. Wir fahren nicht auf Sicht und können jederzeit vor und zurück, wir verfolgen eine ganz bestimmte Strategie mit ungewissem Ausgang.

16. April

Donald Trump hat kürzlich verkündet, er entscheide allein über die Lockerung der Beschränkungen in den USA: „Wenn jemand Präsident der Vereinigten Staaten ist, hat er allumfassende Macht." Der Gouverneur von New York, Andrew Cuomo, der für den am stärksten betroffenen Bundesstaat verantwortlich und Anhänger der Demokratischen Partei ist, konterte: „Der Präsident hat keine allumfassende Macht. Wir haben eine Verfassung, wir haben keinen König." Heute hat Trump einen Dreipunkteplan der Rückkehr zur Normalität vorgelegt. Über den Zeitpunkt seiner Einführung entschieden aber die Bundesstaaten, Washington würde sie dabei bestmöglich unterstützen. Töne, die sich in wenigen Tagen grundlegend geändert haben.

Über Trump ließe sich viel berichten. Legendär die Pressekonferenz vor wenigen Tagen, in dem er das Virus als besonders aggressiven Erreger bezeichnete, dem man auch mit dem mächtigen Werkzeug, den Antibiotika,

© Der/die Autor(en), exklusiv lizenziert durch Springer-Verlag GmbH, DE, ein Teil von Springer Nature 2020
M. Lalli, *Als wäre immer Sonntag*,
https://doi.org/10.1007/978-3-662-62510-1_39

nicht beikommen könne. ("Antibiotics used to solve every problem and now one of the biggest problems the world has is the germ has gotten so brilliant that the anti-antibiotic can't keep up with it.") Fassungslose Gesichter bei den Journalisten, manch einer konnte sich das Lachen nicht verkneifen.

Einmalig auch in der Geschichte der Vereinigten Staaten, dass der Präsident darauf besteht, auf den Schecks der Hilfszahlungen an die amerikanischen Bürger müsse sein Name stehen. „Vergessen Sie nicht, wem Sie dieses Geld verdanken. Bedenken Sie mich bei den nächsten Wahlen."

Eine traurige Nachricht gab es heute auch: Der international bekannte chilenische Schriftsteller Luis Selpuveda ist an seiner Covid-19 Erkrankung erlegen. Er wurde 70 Jahre alt. Bereits am 29. Februar war er als einer der ersten in ein spanisches Krankenhaus eingeliefert worden. Auch seine Frau wurde positiv getestet. Eineinhalb Monate lag er im künstlichen Koma auf der Intensivstation und wurde beatmet. So lange kann es dauern, bis man an Corona stirbt.

17. April

Merkels Ansehen hat durch die Corona-Krise wieder alte Höhen erklommen. Sie gilt als die unangefochtene Krisenmanagerin, der die Menschen vertrauen. Manch einer bringt sie für eine fünfte Amtszeit ins Spiel. Auf der Pressekonferenz an diesem Mittwoch hat sie in anschaulichen Worten die Ausbreitungsgeschwindigkeit des Virus beschrieben und die Folgen aufgezeigt. Die *Repubblica* in Italien bezeichnete ihren Beitrag, als „die überzeugendste Erklärung, die einem Politiker jemals gelungen sei". Was für die Zeitung kein Wunder darstelle, Merkel sei schließlich nicht nur Physikerin, sondern auch in Quantenchemie (!) promoviert.

Von Merkel haben wir bei dieser Gelegenheit auch ein neues Wort gelernt. Wir kennen die Bezeichnungen Atemmaske, Mundschutz, Nasen-Mundschutz, OP-Maske, medizinische Maske und viele andere mehr. Zu erstem Mal fiel aber der Begriff *Alltagsmaske*. Er spielt wohl auf den Unterschied zwischen den professionellen Masken

© Der/die Autor(en), exklusiv lizenziert durch Springer-Verlag GmbH, DE, ein Teil von Springer Nature 2020
M. Lalli, *Als wäre immer Sonntag*,
https://doi.org/10.1007/978-3-662-62510-1_40

und den einfachen Schutzvorrichtungen Marke Eigenbau an. Der professionelle Mundschutz solle den Profis vorbehalten bleiben, allen anderen würde in geschlossenen Räumen und im ÖPNV die Benutzung eines einfachen Mundschutzes, eben einer Alltagsmaske, empfohlen. Empfohlen, nicht vorgeschrieben.

Heute prescht Sachsen vor. Gerade meldet der SPIEGEL, dass der Freistaat als erstes Bundesland eine Mund-Nasen-Schutz-Pflicht (sic!) in Geschäften und Nahverkehrsmitteln vorschreibt. Es könne auch ein einfaches Tuch und müsse keine teure FFP2- oder FFP3-Maske sein. Es ist zu erwarten, dass die restlichen Länder bald nachziehen.

Vor Kurzem wurde man als Maskenträger beschimpft, ab sofort gehört das Tragen zur guten Bürgerpflicht. Beschimpft und verunglimpft wird man allerdings weiterhin als Träger von Masken hoher Schutzklassen. In den sozialen Medien werden sie als „Egoistenmasken" verurteilt, weil man sich dadurch angeblich nur selbst schützt. Die einfachen Do-it-yourself-Masken schützen demnach einen selbst nicht, dafür aber die anderen. Warum die Partikel das Gewebe nur in eine Richtung passieren sollen, bleibt hierbei ungeklärt. Die teuren Masken würden den Träger schützen, aber seine Ausdünstungen unkontrolliert durch den Filter hinauslassen. Eine weitere Behauptung, die jeder Grundlage entbehrt, die aber heute sogar im Mittagsmagazin von ARD und ZDF ernsthaft vertreten wurde.

Stellen wir uns also auf einen ‚Krieg der Masken' ein. Teure und den Träger schützende FFP3-Masken werden zu den neuen SUVs der Supermärkte: Ausdruck von Luxus, Rücksichtslosigkeit und Eigennutz. Wer sich einen karierten Schal vor dem Mund hält, ist dagegen selbstlos und rücksichtsvoll. Außerdem nimmt er den Ärzten und Pflegern nicht die dringend benötigten Schutzvorrichtungen weg, denn jene dürfen sich selbst schützen und mit ihren Killermasken durchaus auch ihre Patienten gefährden. Neid und Dummheit sind unendlich. Das zeigt sich auch und insbesondere in Krisensituationen.

Eigentlich wären wir am heutigen Freitag für ein Wochenende nach Manchester und Liverpool geflogen. Selbstredend, dass wir das nicht machen (können). Die Lufthansa bietet uns eine Umbuchung an. Wir müssten gar nicht sagen, wann und wohin wir fliegen wollen. Das können wir zu einem viel späteren Zeitpunkt entscheiden. Hauptsache, wir stornieren unseren Flug nicht und wollen unser Geld zurück. Wenn wir darauf verzichten, erhalten wir zusätzlich einen 50 €-Gutschein. Als langjähriger Statuskunde des Kranichs werde ich ihnen dieses kleine Darlehen gewähren und hoffen, die Fluggesellschaft sei irgendwann tatsächlich noch in der Lage, mich irgendwohin zu fliegen.

18. April

Wieder Samstag. Das übliche Programm. Heute ist es warm, fast heiß. Die Straßen sind voll. Ein seltsames Gefühl von Normalität ist eingekehrt. Vermutlich ist genau das eingetreten, was man vermeiden wollte: Die vorsichtigen Lockerungen wurden als Startschuss zu einer Rückkehr ins alte Leben missverstanden. Auf der Neckaruferstraße ist uns eine Gruppe Motorradfahrer entgegengekommen. Ein halbes Dutzend schwerer Maschinen auf einer Ausflugsfahrt.

Was noch stattgefunden hat, war ebenfalls zu erwarten gewesen. Jeder Geschäfteinhaber fragt sich: Warum die, warum ich nicht? Natürlich ist die Grenze der 800 Quadratmeter willkürlich. Man möchte einfach verhindern, dass die Innenstädte wieder überquellen. Wenn man nicht alles öffnen will, muss man eine Grenze ziehen. Dabei spielt es keine Rolle, wo sie sich genau befindet. Seltsam erscheint mir, dass die Rhein-Galerie in Ludwigshafen 80 kleinere Läden öffnen will. Eigentlich hieß es,

© Der/die Autor(en), exklusiv lizenziert durch Springer-Verlag GmbH, DE, ein Teil von Springer Nature 2020
M. Lalli, *Als wäre immer Sonntag*,
https://doi.org/10.1007/978-3-662-62510-1_41

dass Einkaufszentren geschlossen bleiben. Warten wir den Montag ab.

Allgemein hat sich Zuversicht breit gemacht. Gesundheitsminister Jens Spahn spricht von einer beherrschbaren Situation, manchmal benutzt er nur das Wort beherrschbarere, um seine Aussage zu relativieren. Das RKI behauptet, die Reproduktionsrate der Ausbreitung sei unter 1 gefallen. Das bedeutet, dass die Fälle von nun an immer weniger werden.

Überhaupt ist die Reproduktionsrate R jetzt in aller Munde. Dank Merkel, denn diese Kennzahl war ihr Argument für die angekündigten Lockerungsmaßnahmen. Dabei ist R unbekannt. Sie ist fast genauso schwer zu sehen, wie das Virus selbst. Um sie zu berechnen, braucht man komplizierte Rechenmodelle und muss vielerlei Annahmen treffen. Die meisten davon sind spekulativ. So ist es kein Wunder, dass die verschiedenen Institute zu unterschiedlichen Schätzungen von R kommen.

Dabei ist die Definition von R relativ einfach und auch verständlich. Der Wert gibt an, wie viele Menschen ein Infizierter seinerseits ansteckt. Das Problem ist, dass es hierfür keinen bestimmten Zeitpunkt gibt. Jemand, der infiziert ist, kann andere über einen längeren Zeitraum anstecken. Wie lange diese Spanne ist, weiß man nicht genau. Sie hängt zudem von individuellen Faktoren ab.

Man geht davon aus, dass zwischen Erkrankungsbeginn eines Falles und Erkrankungsbeginn seiner Folgefälle etwa vier Tage vergehen. Das nennt man die Generationszeit. Daraus kann man relativ leicht die Kennziffer R berechnen: Sie ist der Quotient der Erkrankungsziffern im Abstand von vier Tagen: t2/t1. Heute wurden zum Beispiel 3609 neue Fälle gemeldet, vier Tage vorher waren es 2082. Daraus ergibt sich R = 1,73. Da ein einzelner Wert wenig aussagekräftig ist, verwendet man meist den gleitenden Durchschnitt. Über sieben Tage gerechnet liegen wir nach unseren Berechnungen momentan bei R = 0,9. Diese Tendenz ist allerdings steigend, weil die neuen Fälle in den letzten fünf Tagen wieder zugenommen haben.

Wir liegen also bei einer mittelfristigen Reproduktionsrate von knapp unter 1, waren aber schon deutlich besser (0,8). Einen Anlass zu übertriebenem Optimismus geben die Zahlen nicht her. Wenn ab Montag weitere Geschäfte öffnen und die Menschen noch sorgloser agieren, ist leicht vorherzusagen, was passieren wird. Wir werden schnell die Schwelle zu einer Rate von mehr als 1 überschreiten. Mit anderen Worten, die Epidemie wird sich wieder beschleunigen. Wenn man Merkel und dem RKI Glauben schenkt, würde bereits ein R von 1,3 dazu führen, dass unser Gesundheitssystem im Juni an seine Belastungsgrenze kommt.

19. April

Heute ist tatsächlich wieder Sonntag. Wir haben beide erstaunlich wenig zu tun. Meine Mitbewohnerin muss einen Artikel für die morgige Zeitung schreiben, ich habe das meiste gestern in unserem Büro erledigt.

Wir haben eine Anfrage eines neuen Kunden aus Südtirol. Ihm gehört das Skigebiet Schnalstal. Auf 3251 m Höhe wurde dort eine Aussichtsplattform errichtet, ein moderner Holzbau, der sich über den Gipfel in den Abgrund hinausschiebt und Ende Juni eingeweiht werden soll. Da in der dortigen Gegend auch Ötzi gefunden wurde, die 5000 Jahre alte, tiefgefrorene Leiche eines Steinzeitmenschen, soll die Plattform nach ihm benannt werden.

Es stehen verschiedene Namen zur Debatte. Vorläufig wird sie *Ötzi View* genannt. Diskutiert wird aber auch eine Reihe anderer Namen: *Ötzi Home, Home of Ötzi, Ötzi Mountain, Ötzi Arena, Ötzipeak, Ötzitop*. Und das Ganze alternativ mit *Iceman*, anstatt *Ötzi*.

© Der/die Autor(en), exklusiv lizenziert durch Springer-Verlag GmbH, DE, ein Teil von Springer Nature 2020
M. Lalli, *Als wäre immer Sonntag*,
https://doi.org/10.1007/978-3-662-62510-1_42

Hier kommen wir ins Spiel, Namenstests gehören zu unseren Spezialitäten. Mögliche Südtirol-Touristen sollen online nach ihrer Präferenz gefragt werden. Hierzu gibt es ausgeklügelte mathematische Modelle. Zusätzlich werden die Assoziationen zu den einzelnen Begriffen erhoben. Was gefällt den Leuten an dem Namen? Was missfällt ihnen? Und natürlich brauchen wir auch eine Art Eigenschaftsprofil zu jedem davon: aktiv, sportlich, modern, leicht verständlich… Der übliche Unsinn.

Dem Kunden gehört auch die größte deutschsprachige Verlagsgruppe in Südtirol. Ihr werden überaus enge Verquickungen mit der dortigen ÖVP und der Kirche nachgesagt. Ein Klüngel aus Medien, Politik und Kirche.

Als Italiener ist mir das alles wenig sympathisch. Es sind sehr konservative und separatistische Kräfte am Werk. Es wird das deutschsprachige Brauchtum gefördert und ein Wiederanschluss an Österreich angestrebt.

Bis jetzt habe ich mich nur wenige Male in Südtirol aufgehalten. Meist bin ich schnurstracks durchgefahren. So wie man sich als Deutscher dort wegen der Sprache wohlfühlt, geht es einem als Italiener genau umgekehrt. Die Einheimischen weigern sich konsequent, Italienisch zu sprechen. Und so kann es einem passieren, dass man in einer Gaststätte oder Bäckerei einfach nicht bedient wird. Als Deutschitaliener (oder als Italiendeutscher) stehe ich natürlich zwischen den Fronten. Andererseits ist Österreich nicht Deutschland, und die österreichische Mentalität ist mir fremd. Deshalb neige ich dazu, mich auf die Seite der Italiener zu schlagen. Italien verbindet bekanntlich eine Jahrhunderte alte Feindschaft mit dem nördlichen Nachbarn.

Was wenige wissen, ist, dass große Teile Norditaliens und auch Venedig lange Zeit zu Österreich gehörten. Im Gefolge der napoleonischen Kriege fiel das Lombardo-Venezianische-Königreich an Österreich und sollte es mit kurzen Unterbrechungen bis zur Schaffung eines vereinten Italiens im Jahre 1866 bleiben. Daran änderte auch das Revolutionsjahr 1848 nichts, als durch einen Aufstand die *Repubblica di San Marco* gegründet wurde. Nach über einem Jahr Belagerung marschierten schließlich die österreichischen Truppen wieder ein.

Das alles fällt mir ein, wenn ich an diesen Auftrag denke. Nun ist es nicht so, dass es mit widerstrebt, diesen anzunehmen (falls wir ihn überhaupt bekommen). In der jetzigen Situation können wir nicht wählerisch sein. Aber es verbleibt ein seltsames Gefühl.

Es gibt wenige rote Linien, die wir nicht überschreiten wollen, aber es gibt sie. Wir haben in den vergangenen 20 Jahren lediglich zwei Kunden abgelehnt. Einer davon war ein Zigarettenmulti, der andere verlegte ein rechtsgerichtetes Presseerzeugnis.

20. April

Merkel warnt vor „Öffnungsdiskussionsorgien". Der SPIEGEL Leitartikel titelt heute: „Wir brauchen keine Lockerung, wir brauchen viel härtere Maßnahmen." Das Für und Wider einer Lockerung oder Öffnung ist tatsächlich die im Augenblick alles beherrschende Diskussion. Man könnte es auch wie gestern bei Anne Will auf den Nenner bringen: Wirtschaft oder Gesundheit?

Auf der einen Seite stehen zurückgehende Krankheitsfälle und die Abnahme der Zahl der Toten. Die Intensivstationen leeren sich, ganze Covid-Abteilungen werden geschlossen und dem Normalbetrieb der Krankenhäuser zurückgegeben.

Auf der anderen Seite stehen exorbitant steigende Kurzarbeiterzahlen und zahllose Betriebe, die vom wirtschaftlichen Aus bedroht sind.

Die Menschen machen sich weniger Sorgen, die Aktionsradien vergrößern sich, die Isolation wird nicht mehr ganz so ernst genommen. Die Stimmen mehren

© Der/die Autor(en), exklusiv lizenziert durch Springer-Verlag GmbH, DE, ein Teil von Springer Nature 2020
M. Lalli, *Als wäre immer Sonntag*,
https://doi.org/10.1007/978-3-662-62510-1_43

sich, das Ganze sei doch halb so schlimm, nicht mehr als eine „kleine Grippe" und der Shutdown maßlos übertrieben. Abgesehen davon habe man seit der Gründung der Bundesrepublik schon mindestens zwei Epidemien mit wesentlich mehr Toten überstanden, ohne die Wirtschaft ernsthaft zu beschädigen.

Haben sich also unsere Wertmaßstäbe geändert? Werden Tote nicht mehr wie früher als unabänderlich in Kauf genommen? Nimmt man Verluste von Hunderten oder gar Tausenden Milliarden Euro in Kauf, um ein paar Zehntausend Menschenleben zu retten?

Ja und nein. Tatsächlich ist man heute bereit, mehr zu tun, um Leben zu erhalten und Leid abzuwenden. Das gilt zumindest bei der eigenen Bevölkerung. Man denke an maßgeschneiderte Krebstherapien, die Millionenbeträge kosten oder an aufwendige Transplantationen selbst bei wenig hoffnungsversprechenden Fällen. Auch die HPV-Impfung bei Jugendlichen, die relativ wenige Krebserkrankungen verhindert, aber Milliarden kostet, wird gerne propagiert und gehört mittlerweile zum Standard der Vorsorge. Solche Beispiele ließen sich zahlreich anführen.

Andererseits ist Covid-19 aber auch keine Grippe, weder ‚klein' noch ‚groß'. Hier geht es nicht um einige Zehntausend Todesfälle, sondern um Hunderttausende. Eine ganze Generation ist von der Auslöschung bedroht. Ich möchte meine Schätzungen von weiter oben nicht wiederholen. An ihnen hat sich nichts Grundlegendes geändert. Doch selbst optimistische und vorsichtige Annahmen zeigen, dass die Risiken unabsehbar und kaum zu verantworten sind. Würde das Gesundheitssystem tatsächlich überlastet, dann würde sich die Sterberate zusätzlich erheblich erhöhen.

Wir haben heute in Deutschland etwa 4.500 Todesopfer zu verzeichnen, dieser im Vergleich zu anderen

Ländern eher kleinen Zahl stehen aber mehr als 90.000 Krankenhausbehandlungen gegenüber. In Italien haben wir 24.000 Tote, aber nur knapp 50.000 stationäre Aufnahmen. Wir sehen in Deutschland einen Faktor von 20, in Italien einen von 2. Die größere Behandlungsintensität ist vermutlich ebenfalls ein Grund dafür, warum wir in Deutschland bisher relativ glimpflich davongekommen sind. Was wäre aber, wenn auch wir wie unsere Nachbarländer von einer Flut ernsthafter Erkrankungen überschwemmt worden wären?

Und noch etwas hat sich geändert. Früher wurden Epidemien als gottgewollt und gottgegeben hingenommen. Der Zorn der Menschen richtete sich gegen soziale Randgruppen, gegen Obdachlose, gegen Zigeuner und Juden. Was aber würde heute geschehen, wenn sich auch bei uns die Leichen in den Krankenhäusern stapelten, wenn man Massengräber aushöbe, wenn die Menschen unbetreut in armseligen Notlazaretten stürben? Sehr schnell würde die öffentliche Meinung kippen. Man würde die Politiker (zurecht) verantwortlich machen und aus dem Amt jagen. Jene, die jetzt an der Macht sind, sorgen sich also auch um ihre eigene politische Existenz, um jene ihrer Parteien, um die des ganzen politischen Systems.

Diese Meinung teilen die meisten internationalen Experten. Die ersten Lockerungsübungen werden von ihnen kritisch gesehen. Es wird vor Rückfällen gewarnt, vor einem erneuten Ausrufen des Lockdowns, vor einem über Monate und Jahre gehenden Dauerzustand, wo immer wieder zu schärferen Maßnahmen gegriffen werden muss. Auch für die Wirtschaft ein Katastrophenszenario.

Im Übrigen werden wir bald sehen, ob die getroffenen Maßnahmen richtig oder falsch waren. Die einzelnen Länder sind mit ihren Strategien unterschiedlich erfolgreich. Und was eine unkontrollierte Ausbreitung des Virus tatsächlich bedeutet, so werden wir das, ob wir es wollen oder nicht, in den ärmsten Ländern der Welt erleben.

21. April

Im medizinischen Fachblatt *Lancet Infectious Diseases* erschien Anfang 2020 ein interessanter Artikel, der zurzeit von deutschen Medien aufgegriffen wird. Hierbei geht es um sogenannte Borna-Viren (Borna Disease Virus1: BoDV-1). Diese sind seit langem bekannt und befallen vor allem Feldspitzmäuse. Aber auch andere Nutztiere wie Pferde und Schafe können sich anstecken. Dass Menschen sich damit infizieren können, ist dagegen neu.

Zu diesen Erkenntnissen gelangte das Friedrich-Loeffler-Institut in Greifswald, ein Bundesforschungsinstitut für Tiergesundheit, und die Universität Regensburg durch die nachträgliche Analyse von diversen Sterbefällen (Gewebeproben) aus den letzten 20 Jahren.

Es stellte sich heraus, dass mindestens ein Dutzend Todesfälle beim Menschen auf das Virus zurückzuführen sind. Die Erkrankung durch Borna-Viren führt zu schweren Gehirnentzündungen. Das Beunruhigende: Sie führt fast immer zum Tod.

© Der/die Autor(en), exklusiv lizenziert durch Springer-Verlag GmbH, DE, ein Teil von Springer Nature 2020
M. Lalli, *Als wäre immer Sonntag*,
https://doi.org/10.1007/978-3-662-62510-1_44

Die Gefahr wird dennoch als gering eingestuft, denn infizierte Nutztiere können ihrerseits niemanden anstecken. Man spricht hier von Sackgassenwirten, also die Endstation einer Ansteckung in einer bestimmten Tierart. Ansteckungen von Mensch zu Mensch sollen ebenfalls ausgeschlossen sein. Allerdings wurden nachweislich drei Patienten durch eine Organtransplantation mit dem Virus infiziert. Nur einer überlebte, allerdings mit schwerwiegenden gesundheitlichen Folgen.

Es gibt also eine Vielzahl von Viren und Virenfamilien, die Tiere befallen, für Menschen aber relativ ungefährlich sind. Es passiert allerdings immer wieder, dass ein solches Virus mutiert und auf den Menschen ‚überspringt'. Das HI-Virus kam von Menschenaffen, Ebola und Corona vermutlich von Fledermäusen zum Menschen. Das kann jederzeit unbemerkt geschehen. Während die Letalität von Covid-19 vergleichsweise gering ist, könnten solche neuen Viren wesentlich mehr Wirte töten. Ein Grund mehr, sich auf zukünftige schwere Pandemien einzustellen. Wir wissen alle, dass eine solche früher oder später erneut über uns hereinbrechen wird.

Ein seltsamer Vorzug der Gattung Mensch ist die Tatsache, dass dieser solche Fakten gut zu verdrängen weiß. Ich hatte das wiederholt angesprochen. Prozesse, die Zeiträume von Jahrzehnten oder gar Jahrhunderten umfassen, erscheinen weder für den Einzelnen noch für die Politik relevant. Das gilt für den Klimawandel, aber auch für Alltägliches. Wie sonst ist zu erklären, dass Menschen an den Hängen des Ätnas siedeln, dass ganze Stadtviertel Neapels auf den Phlegräischen Feldern errichtet wurden, die einer Art schlafenden Atombombe gleichen, bereit jederzeit wie einst bei Pompeji in die Luft zu fliegen? Ganz zu schweigen von den Millionenstädten wie Los Angeles, San Francisco oder Istanbul, die auf den Grenzen tektonischer Platten errichtet wurden.

Nicht das Ob verheerender Erdbeben ist hier die Frage, sondern das Wann. Doch der Einzelne interessiert sich wenig für die Zukunft, schon gar nicht, wenn es die seiner entfernten Nachkommen ist. Selbst die eigene erscheint aus dem Abstand von zwei oder drei Jahrzehnten nur eine vage Möglichkeit, etwas Graues, was im Dunst der Zeiten zur Unkenntlichkeit verschwimmt. Warum also vorsorgen? Warum also sich jetzt einschränken, um für diese vage Möglichkeit gerüstet zu sein?

22. April

Wer sich gefragt hat, was die Deutschen mit diesem von oben verordnetem Hausarrest anfangen, erhielt in den vergangenen Tagen einige interessante Aufschlüsse. Ja, sie essen mehr zu Hause, sie trinken 30 % mehr Alkohol (vermutlich, weil die Kneipen geschlossen sind und nicht, weil sie aus Verzweiflung ihren Konsum erhöht haben), sie sehen mehr fern und streamen, was die Bandbreite hergibt. Und nein, sie haben nicht mehr Sex als sonst.

Aber es gibt auch eher unerwartete Ergebnisse: Die Deutschen räumen auf, sie reparieren und basteln an Haus und Garten. Die Baumärkte sind voll.

Doch es sind vor allem die Recyclinghöfe, die in der Corona-Krise an ihre Belastungsgrenze kommen (nicht, wie befürchtet, die Krankenhäuser). Es bilden sich lange Schlangen an den Zufahrten. In manchen Städten wartet man stundenlang in seinem Auto, bis man vorfahren kann. Die Container quellen über, die Mitarbeiter ver-

© Der/die Autor(en), exklusiv lizenziert durch Springer-Verlag GmbH, DE, ein Teil von Springer Nature 2020
M. Lalli, *Als wäre immer Sonntag*,
https://doi.org/10.1007/978-3-662-62510-1_45

zweifeln. Sie raten dringend, man möge sein Gerümpel erst einmal im eigenen Keller lassen.

Ähnlich geht es übrigens dem Roten Kreuz und anderen Einrichtungen, die Altkleider und Schuhe sammeln. Auch ihre Lager platzen aus allen Nähten, zumal die Weiterverwertung stockt. Kleiderspenden seien willkommen, beteuern sie, aber nicht gerade jetzt. Man möge die großen Plastiksäcke erst einmal in den Keller stellen.

So wie aufgeräumt wird, wird augenscheinlich auch emsig geputzt. Das zeigt sich an den gestiegenen Umsätzen für die verschiedenen Reinigungsmittel. Demgegenüber sind die Umsätze mit Toilettenpapier (endlich) eingebrochen. Nachdem jeder Haushalt eine maximale Menge eingelagert hat, gilt es erst einmal, diese Vorräte abzuarbeiten. Experten rechnen mit mehreren Monaten, wenn nicht Jahren.

In den USA soll ein Mann 150 Pakete Klopapier zum Supermarkt getragen und um Rückerstattung des Kaufpreises gebeten haben. Es ging nicht um einzelne Rollen, sondern um Gebinde mit jeweils 32 davon. Insgesamt 4.800 Rollen. Selbst bei einem (hohen) Verbrauch von einer halben Rolle pro Tag ein Vorrat für gut 25 Jahre. Ach ja, dieser Mann wollte auch 100 Flaschen Desinfektionsmittel zurückgeben. Der Marktleiter verkündete in seinem Handyvideo stolz, er habe ihm den gestreckten Mittelfinger gezeigt. Eine Geschichte, die fast zu schön ist, um wahr zu sein.

Heute steht in der Zeitung, dass in den Vereinigten Staaten eine Art Merkelmania ausgebrochen ist. In einem satirischen Beitrag wird sie gar als zukünftige US-Präsidentin gehandelt. Scherzhaft, aber mit einem durchaus ernstgemeinten Hintergrund. Deutschland gilt als

Musterschüler in der Corona-Krise. Kein größeres Land, dass geschlossener und entschiedener und mit mehr Erfolg die Ausbreitung des Virus eingedämmt hätte. Zumindest nicht in Europa. Das erzeugt weltweit Neid und Bewunderung. Wieder einmal, müsste man sagen, denn Deutschland war schon immer Sinnbild für Effizienz, für tadellose Organisation.

Zu verdanken ist das, und hier sind sich alle erneut einig, vor allem der Bundeskanzlerin. Sie gilt als rational, als charakterstark, als wissenschaftlich gebildet. Sie versteht es, sich durchzusetzen, was man daran sieht, dass es bei uns einen größtmöglichen Konsens sowohl über die Parteigrenzen als auch die Bundesländer hinweg gibt. Ihre Politik erreicht in der Bevölkerung zudem astronomische Zustimmungswerte. Am Abend ihrer Regentschaft kann sie noch einmal zeigen, was in ihr steckt. In den größten Krisen strahlt sie am hellsten.

Zudem gilt sie in den USA als Gegenentwurf zu Trump. Er ist alles, was sie nicht ist: polemisch, selbstherrlich, inkonsequent, führungsschwach. Während Trump die Nation in die größte Krise nach dem zweiten Weltkrieg treibt, kommt Deutschland vielleicht mit einem blauen Auge davon. In den Vereinigten Staaten bekriegt sich Trump mit den Gouverneuren der Bundesstaaten, in Deutschland fressen die Ministerpräsidenten Merkel aus der Hand. Wir leben in einer Zeit, in der plötzlich alle gerne Deutsche wären. Man wünscht sich, Merkel möge Europa führen, wenn nicht die ganze Welt.

Alle Länder wünschen sich das? Wirklich alle? Nein, es gibt ein kleines Land tief im Süden, das nicht in die allgemeine Merkelmania einstimmt. Es heißt Italien. Für die Italiener ist Merkel die Eiserne Lady, die sich kompromisslos einer gemeinsamen Verschuldung verweigert. Mit ihr sind Corona-Bonds nicht zu haben. Sie ist zum hässlichen Gesicht eines unsolidarischen Europas geworden, einer Ansammlung von Nationen, die nur an sich selbst und an ihr eigenes wirtschaftliches Wohlergehen denken. Gib uns 1000 Mrd., denkt manch einer in Italien, und auch wir werden dir huldigen.

24. April

Es gibt einige skurrile neue Erkenntnisse zur Behandlung von Covid-19.

Chloroquin, ein unter anderem von Trump hoch-gelobtes Mittel zur Malariaprophylaxe, zeigt sich in neueren Studien als nicht wirksam. In den USA mehren sich sogar Hinweise, es verschlimmere die Krankheit und führe zu mehr Sterbefällen.

Trumps neueste Idee besteht darin, Patienten Desinfektionsmittel direkt zu spritzen. Schließlich habe es sich bei der Abtötung von Viren auf Flächen als hoch wirksam gezeigt. Es sei „interessant", eine solche Anwendung zu prüfen. Mediziner sahen sich genötigt, sofort Warnungen

© Der/die Autor(en), exklusiv lizenziert durch Springer-Verlag GmbH, DE, ein Teil von Springer Nature 2020
M. Lalli, *Als wäre immer Sonntag*,
https://doi.org/10.1007/978-3-662-62510-1_46

auszusprechen: Injektionen mit Desinfektionsmittel könnten tödlich enden.

In seiner narzisstisch geprägten Selbstwahrnehmung sieht sich Trump offenbar als jemand, der zu jedem beliebigen Problem auf der Welt wertvolle Beiträge liefern kann. Er sei „natürlich" kein Experte, habe aber dennoch „sehr brauchbare" Ideen.

So ist der Weg zu einer weiteren bahnbrechenden Therapie nicht weit. Bekanntlich kann das Virus auch mit UV-Licht abgetötet werden. „Mal angenommen, man könnte das Licht in den Körper bringen, durch die Haut oder auf andere Weise", fabuliert der Präsident weiter, „das wäre doch ziemlich gewaltig." Wir stellen uns einen Corona-Kranken vor, dem man UV-Lampen in die Lungen einführt. Bei starkem Licht könnte er von innen leuchten.

Ein weiteres interessantes Wort, das aktuell durch die Medien geistert ist ‚Übersterblichkeit'. Für Epidemiologen nichts Neues, doch nach einigen Wochen und Monaten seit Ausbruch der Epidemie liegen die ersten verlässlichen Zahlen vor.

Eine der Grundfragen der Epidemiologie besteht darin, die *Kausalität* eines Sterbefalls zu klären. Die Frage also, ob jemand der in der Corona-Statistik steht, tatsächlich an Corona starb. Das Umgekehrte gilt auch: Ist ein Todesfall, der *nicht* in der Corona-Statistik auftaucht, nicht in Wirklichkeit auf Corona zurückzuführen (Dunkelziffer).

Gerne wird argumentiert, Corona-Tote seien *mit* Corona gestorben, aber nicht zwangsläufig *an* Corona. Selbst im Einzelfall und mit einer Obduktion ist das nicht immer eindeutig zu klären. Viele Opfer litten an diversen anderen Krankheiten, manche Todesursachen (z. B. Herzinfarkt oder Schlaganfall) könnten mit Corona lediglich zeitlich zusammenfallen, aber nicht ursächlich darauf zurückgeführt werden.

Manch ein Leugner oder Verharmloser behauptet, die Betreffenden seien früher oder später sowieso gestorben, was grundsätzlich richtig ist, denn wir können davon ausgehen, dass jeder einmal sterben muss. Eugen Block, Chef der gleichnamigen Steakhaus-Kette *Block House,* bringt diese Art der Verharmlosung der Corona-Gefahr auf dem Punkt: „Dann sterbe ich eben drei Tage früher, na und?" Doch natürlich hat er ein großes Interesse, dass seine Steakhäuser nicht geschlossen werden.

Auf den ersten Blick sieht das Problem, welche Toten auf Corona zurückzuführen sind und welche nicht, unlösbar aus. Doch wie für alles, gibt es in der Statistik auch dafür eine Lösung. Und sie heißt: Übersterblichkeit. Anders ausgedrückt, man vergleicht die Todeszahlen vorausgegangener Zeiträume mit den aktuellen.

Bereits weiter oben hatte ich auf solche Erhebungen in der Region Bergamo hingewiesen. Es gibt Städte und Dörfer im Bergamasker Land, in denen sich die allgemeine Sterblichkeit im März um das Fünf- bis Zehnfache im Vergleich zu den Vorjahresmonaten erhöht hat.

Auch Euromomo erhebt seit 2015 Zahlen in den europäischen Ländern und kann aktuell einen signifikanten Anstieg der Todesraten zum Beispiel in Italien, Frankreich und Spanien nachweisen.

Mithilfe der Übersterblichkeit werden übrigens auch die jährlichen Grippetoten geschätzt. Medizinisch nachgewiesene Fälle wären dafür kaum geeignet.

Natürlich kann die Übersterblichkeit vielfältige Ursachen haben und muss nicht notwendigerweise auf eine bestimmte Krankheit zurückzuführen sein. So können die Sterberaten vom Wetter beeinflusst werden oder von anderen besonderen Ereignissen. Anstiege in der jetzigen Größenordnung lassen allerdings keinen Raum für alternative Erklärungen.

So starben in 622 Gemeinden der Lombardei (nur für diese liegen verlässliche Zahlen vor, sie umfassen aber dennoch 72 % der Gesamtbevölkerung) während sechs Wochen im März und April 2020 21.300 Menschen. In den Vorjahren waren es im gleichen Zeitraum etwas über 8000. Daraus ergeben sich 13.000 zusätzliche Tote.

Die Betrachtung der Übersterblichkeit führt zu weiteren überraschenden Erkenntnissen. In fast allen Ländern, zu denen Zahlen vorliegen, sind die offiziellen Corona-Opfer deutlich niedriger als die ermittelte Übersterblichkeit. In der Lombardei schätzt man, dass es mindestens doppelt so viele Corona-Tote gab, als in den offiziellen Statistiken verzeichnet. Ähnliches gilt für Belgien, die Niederlande, Österreich. In England und Spanien sind die Zahlen niedriger, dort schätzt man die Dunkelziffer auf nur einem Drittel. Das Schlusslicht bildet Jakarta. Dort wurden schätzungsweise 95 % der Corona-Toten nicht als solche klassifiziert. Interessanterweise bildet nur New York City die Verhältnisse einigermaßen exakt ab. Dort wird aber jeder Todesfall, der nach Corona aussieht, als Corona-Opfer deklariert.

In der Summe kann man davon ausgehen, dass es zurzeit deutlich mehr als die 200.000 gemeldeten Todesfälle durch Corona gibt. Vermutlich sind es eineinhalb bis doppelt so viele.

Ein weiteres gravierendes Problem offenbart die Corona-Krise: Die Deutschen können nicht kochen. Sie stehen hilflos vor dem Supermarktregal und später vor dem Herd. Das legen zumindest Auswertungen der Lebensmittelindustrie nahe. Während sie eine Fertigpizza durchaus noch in den Backofen schieben oder eine Fertigsoße über zerkochte Pasta schütten können, stellt sie das Kochen einer Kartoffel bereits vor unlösbaren Aufgaben. Soll man die Schale vorher abziehen? Muss Salz ins Wasser? Und wie lange brauchen die Dinger eigentlich?

Die Beliebtheit der Kochsendungen und -shows täuscht nicht darüber hinweg (oder ist sogar ein Beleg dafür?), dass in Deutschland immer weniger gekocht wird. Gekocht wurde, sollte man sagen, denn im Moment gibt es kaum Alternativen dazu. Meist fand Kochen am Wochenende statt und wurde zum Kochevent stilisiert. Dass Kochen auch Alltag bedeutet, gar zwei Mal jeden Tag, ist dagegen für die meisten neu. In Zeiten, in denen es keine Restaurants und Gaststätten mehr gibt, keine Kantinen und Mensen, selbst Schnellimbisse schließen oder haben ihr Angebot stark eingeschränkt, bleibt selten etwas anderes übrig, als selbst Hand anzulegen. Ob das zu einer Lernkurve führt, zu einer wachsenden Begeisterung, ist dagegen ungewiss. Ich bin geneigt, diese Entwicklung dennoch positiv zu sehen.

•

25. April

Ich hatte am 18. März einer befreundeten Ärztin geschrieben, es gebe Hinweise, dass durch die Verabreichung von Enoxaparin die Sterbewahrscheinlichkeit bei Covid-19 Erkrankungen sinke. Das Mittel ist unter dem Markennamen Clexane bekannt. Ich und viele andere nehmen es auf Langstreckenflügen, um Thrombosen und Embolien vorzubeugen. Jeder der im Krankenhaus war, weiß, dass bettlägerige Patienten täglich eine Spritze bekommen.

Die Antwort dieser Ärztin war, das sei Quatsch, Blutverdünner könnten bei schweren Lungenerkrankungen sogar schädlich sein.

Der Schweizer Arzt Nils Kucher ist in den letzten Wochen einer Beobachtung nachgegangen und hat diesbezügliche Ergebnisse publiziert (*Thrombosis Research Journal*). Ihn hatte stutzig gemacht, dass sich zwei Drittel der Schweizer Corona-Sterbefälle zuhause ereignen. In Italien waren es nach meinen Informationen mehr

© Der/die Autor(en), exklusiv lizenziert durch Springer-Verlag GmbH, DE, ein Teil von Springer Nature 2020
M. Lalli, *Als wäre immer Sonntag*,
https://doi.org/10.1007/978-3-662-62510-1_47

als die Hälfte, in anderen Ländern mit niedrigen Hospitalisierungsraten noch mehr.

Der Ablauf gleicht sich überall. Weniger schwere Corona-Fälle wurden und werden von den Ambulanzen oder den niedergelassenen Ärzten wieder nach Hause geschickt. Eine stationäre Aufnahme sei nicht notwendig, sie sollten sich melden, wenn sich ihr Zustand verschlechtere. Erstaunlich viele dieser Patienten verstarben dann zu Hause, plötzlich müsste man sagen, denn sie schafften es nicht mehr ins Krankenhaus. Einige, die dort dennoch ankamen, überlebten kaum 24 Stunden.

Es ist erstaunlich, dass bisher niemand ernsthaft diesem Phänomen nachgegangen ist. Obduktionen wurden nur vereinzelt vorgenommen. Bei uns sprach sich das RKI aus Sicherheitsgründen sogar explizit gegen Obduktionen aus. Und die Todesursache schien sowieso klar: verstorben an/mit Covid-19.

Wäre man diesem Phänomen aber nachgegangen, davon ist Kucher überzeugt, hätte sich gezeigt, dass eine häufige Todesursache Lungenembolien waren. Er ist Angiologe, also Facharzt für Gefäße.

Bereits in Wuhan konnte eine Häufung von Embolien bei Corona-Sterbefällen beobachtet werden. Eine holländische Studie und eine in Mailand kommen zu ähnlichen Ergebnissen. Kucher selbst schätzt, dass mindestens ein Drittel der Corona-Toten ursächlich einer Embolie erliegt. Das wäre ein sehr hoher Wert. Insbesondere ambulante Patienten und auch Jüngere könnten davon betroffen sein. Gerade der plötzliche Tod junger Patienten gab den Ärzten bisher Rätsel auf.

Kucher nimmt an, dass das Virus in den Gerinnungsprozess des Blutes eingreift. Das ginge nicht notwendigerweise mit einer schweren Lungensymptomatik einher.

Dabei wäre eine Prophylaxe einfach. Clexane ist ein zugelassenes Mittel, das zwar nicht unbedacht eingesetzt werden sollte – es kann zu inneren Blutungen führen – aber verhältnismäßig wenige Nebenwirkungen hat.

Der Schweizer Gefäßspezialist hat eine landesweite Studie mit 1000 Corona-Patienten angestoßen, an der sich auch Deutschland beteiligt. Komplikationen und Sterbefälle sollen in Abhängigkeit der Prophylaxe mit Clexane untersucht und mit einer Kontrollgruppe ohne diese Behandlung verglichen werden. Vielleicht lassen sich damit diese plötzlichen und tückischen Komplikationen bei nur leicht erkrankten Patienten verringern. Allerdings weiß man noch nicht, welche Dosis Enoxaparin hierfür verabreicht werden muss.

Das war die gute Nachricht des Tages, die schlechte ist, dass sich die Hinweise mehren, dass der menschliche Körper möglicherweise keine dauerhafte Immunantwort auf die Corona-Infektion ausbildet. Das würde bedeuten, dass man mehrfach an Covid-19 erkranken kann und dass auch Impfstoffe keinen dauerhaften Schutz bieten. Das Mantra, man müsse so lange durchhalten, bis man eine Impfung gefunden hätte, wäre damit hinfällig.

Doch der Reihe nach. Es gab schon seit einiger Zeit Berichte aus China, aus Japan und Südkorea, dass einige Patienten nach überstandener Infektion Wochen oder Monate später erneut positiv getestet wurden. Dazwischen waren sie längere Zeit negativ gewesen.

Offen gesagt, schienen diese Berichte auch für mich nicht für ein generelles Nachlassen des Immunschutzes zu sprechen. Einige alternative Erklärungen kommen dafür in Betracht. Bei einzelnen Kranken kann es Rückfälle ohne eine echte Heilung gegeben haben. Negative Tests könnten falsch sein, ebenso wie positive.

Nun gibt es bisher keine Impfstoffe gegen Corona-Viren beim Menschen. Auch gegen bekannte Corona-Viren bei Tieren (z. B. bei Katzen, Geflügel, Schweine) konnte bisher trotz „erheblicher Bemühungen" kein

Vakzin entwickelt werden. Beim FECV-Virus, das Katzen befällt und nicht selten zum Tod führt, ergab ein entwickelter Impfstoff sogar eine negative Effizienz, d. h. geimpfte Tiere erkrankten häufiger und schwerer als nicht-geimpfte.

Kürzlich veröffentlichte das britische *National Covid-Testing Scientific Advisory Panel* eine Studie mit 40 Covid-19-Erkrankten. Sie ergab einen Rückgang der IgG-Antikörper bereits zwei Monate nach Auftreten der Symptome. Die wichtigeren IgM-Antikörper, die Anzeichen des Herausbildens des ‚Immungedächtnisses‘ sind, wurden von etwa der Hälfte der Untersuchten kaum gebildet. Interessanterweise gab es keinen Zusammenhang mit der Schwere der Erkrankung. Oder anders gesagt, auch ein schwerer Krankheitsverlauf führt nicht notwendigerweise zu einer nachhaltigeren Immunantwort.

Nun könnten Vakzine eine stärkere Wirkung erzielen als die Krankheit selbst. Das RKI schätzt die Immunität nach einer Infektion mit dem ursprünglichen SARS-Virus auf mindestens drei Jahre ein. Dieser ist mit dem aktuellen SARS-CoV-2 Virus eng verwandt. Folgerichtig wird dort die Möglichkeit einer Wiederansteckung als sehr gering eingestuft.

Die Zukunft könnte allerdings auch zeigen, dass sich die Hoffnung auf einen wirksamen und langfristigen Immun- und Impfschutz nicht einlösen lässt. Vielleicht können wir immer wieder an Corona erkranken, vielleicht muss die Impfung in kurzen Abständen wiederholt werden.

26. April

Heute vor 34 Jahren explodierte das Atomkraftwerk in Tschernobyl. Es war ein Samstag. Zunächst gab es nur Gerüchte. Es dauerte ein paar Tage, bis das Ausmaß des Unfalls ansatzweise deutlich wurde. War es der GAU, den wir in der Anti-Atombewegung seit Jahren vorhergesagt haben? Gar der Super-Gau?

Die sowjetischen Behörden lassen die Informationen nur spärlich fließen, es wird Montag, bis auch die deutschen Medien darüber berichten. Über Schweden und Finnland wird erhöhte Radioaktivität gemessen. Eine radioaktive Wolke breitet sich über Europa aus und kommt langsam nach Westen voran. Nach und nach wird klar, was passiert ist.

In der Nacht zum 26.4.1986 kommt es zur Kernschmelze im Block 4, einem gerade einmal drei Jahre alten Reaktor. Es folgen zwei Explosionen; der Block wird vollständig zerstört. Das Dach stürzt ein, 200 t Uran und eine

© Der/die Autor(en), exklusiv lizenziert durch Springer-Verlag GmbH, DE, ein Teil von Springer Nature 2020
M. Lalli, *Als wäre immer Sonntag*,
https://doi.org/10.1007/978-3-662-62510-1_48

Tonne anderer hochgiftiger Stoffe wie Plutonium werden unter den Trümmern begraben.

Für den Menschen besonders gefährlich sind die radioaktiven Folgeisotope Cäsium und Jod. Besonders Jod-131 wird bei einem solchen Unfall schnell und in großen Mengen frei. Es reichert sich vor allem in der Schilddrüse an und kann zu allerlei Folgekrankheiten wie Krebs führen. Glücklicherweise ist die Halbwertzeit von Jod-131 recht kurz (acht Tage), die von Cäsium-137 beträgt allerdings 30 Jahre. Das ist der Grund, warum sich noch heute größere Mengen Cäsium sowohl in Tschernobyl als auch in anderen vom Fallout betroffenen Gebieten nachweisen lassen.

Als Sofortmaßnahme gegen Strahlenschäden ist die Verabreichung von normalem Jod vorgesehen. Große Mengen davon waren in der Bundesrepublik für einen solchen Fall eingelagert worden. Man wollte im Katastrophenfall 1 g-Dosen verteilen. Eine hohe Dosis, die zu erheblichen Nebenwirkungen führt. Vielleicht war das ein Grund, warum die deutschen Behörden eine solche Maßnahme nicht in Erwägung zogen, obwohl das Ausmaß der heraufziehenden Verseuchung nicht abzusehen war.

Als besonders vorsichtiger Mensch bin ich am Dienstag in die nächstbeste Apotheke gegangen und habe mir Jodtabletten gekauft. Doch natürlich waren das nicht die Jodbomben, die man im Ernstfall hätte einnehmen müssen. Wäre eine große Jodwolke über uns niedergegangen, wäre mein Versuch untauglich geblieben.

Parallelen zur heutigen Situation werden deutlich. Wie heute bei Schutzmasken und Desinfektionsmitteln, waren auch damals Jodtabletten binnen zweier Tage ausverkauft. Menschen sind Herdentiere, wenn irgend möglich sollte man ihnen vorausgehen.

Unabhängig von diesem Jubiläum habe ich in den vergangenen Tagen und Wochen mehr als einmal an

Tschernobyl zurückgedacht. In vielerlei Art und Weise war die damalige Situation ähnlich.

Zum einen geschah etwas vollkommen Neues. Trotz jahrzehntelanger Warnungen vor der Atomkraft war ein gravierender Unfall ein eher hypothetisches Ereignis geblieben. Niemand wusste, wie viel Radioaktivität tatsächlich austräte, wie lange man damit leben müsste, welche langfristigen Folgen das hätte.

Zum anderen handelte es sich damals wie heute um eine unsichtbare Bedrohung. Ich erinnere mich, wie ich am 1. Mai, einem Donnerstag, mit Freunden in einem Biergarten saß und in den heraufziehenden Abend blickte. Für die Nacht war das Ankommen der radioaktiven Wolke vorhergesagt worden.

Es war ein schöner Tag gewesen, der Himmel blau und wolkenlos. Die Dämmerung hatte einen feuerroten Sonnenuntergang beschert, manch einer fand das Rot etwas künstlich, unnatürlich, vielleicht schon der Vorbote des sich nähernden Fallouts. Ich hatte mein Weizenbierglas mit einem Bierdeckel abgedeckt in der vagen Hoffnung, die Strahlung aus meinem Bier fernzuhalten.

Eine gespenstische Situation. Eine unwirkliche Bedrohung, die sich nähert, vielleicht schon da ist, die man nicht sehen, hören, schmecken oder riechen kann. Insofern haben Viren und radioaktive Partikel Gemeinsamkeiten.

Und doch gab es einen großen Unterschied zu heute. Auch damals waren Luft und kontaminierte Flächen gefährlich. Später wurden es Lebensmittel. Doch die Mitmenschen waren harmlos. Sie stellten keine tödliche Gefahr dar. Man musste ihnen nicht aus dem Weg gehen, ihre schiere räumliche Nähe stellte keine Bedrohung dar. Im Vergleich zu heute schier paradiesische Zustände.

27. April

Im Juni soll ich ins Schlaflabor. Bei der Aufzeichnung meines Schlafes mit einem mobilen Gerät zu Hause wurden Atemaussetzer festgestellt. Vielleicht ein Grund, warum ich nicht durchschlafen kann und mich oft am nächsten Morgen müde fühle.

Vorher muss ich mich von einem Kardiologen und einem Hals-Nasen-Ohren-Arzt untersuchen lassen. Terminvereinbarungen, die in normalen Zeiten nervenaufreibend sind und nicht selten dazu führen, dass man lange auf eine Untersuchung warten muss.

Nicht so in Zeiten von Corona. Mein bevorzugter Kardiologe, der sonst nur mit einer sechsmonatigen Vorausfrist arbeitet, gab mir direkt einen Termin für den nächsten Montag. Nicht ohne Hinweis darauf, dass es sich um außergewöhnliche Umstände handelte, die man keinesfalls auf die nahe oder ferne Zukunft übertragen könne. Offenbar sagen viele Menschen aus Angst vor Corona ihre Arzttermine ab. Das gilt für alle Ärzte.

© Der/die Autor(en), exklusiv lizenziert durch Springer-Verlag GmbH, DE, ein Teil von Springer Nature 2020
M. Lalli, *Als wäre immer Sonntag,*
https://doi.org/10.1007/978-3-662-62510-1_49

Andere vermeiden es, in die Krankenhäuser und deren Ambulanzen zu gehen.

Die zweite (für mich positive) Überraschung: Der HNO-Arzt befand, solche Untersuchungen würde er zu Corona-Zeiten wegen der Ansteckungsgefahr generell nicht durchführen. Nun empfinde ich es als äußerst unangenehm, wenn ein Arzt mir mit einem Holzspatel im Mund herumstochert. Wenn ein Verzicht auf eine solche Untersuchung der allgemeinen Gesundheit dient, will ich nicht darauf bestehen. Für das Schlaflabor habe ich auf jeden Fall eine gute Entschuldigung. Das Problem ist nur, dass sich das Schlaflabor in einer überregional bekannten Lungenklinik befindet. Ob mein Aufenthalt dort planmäßig stattfinden wird, ist also im Moment höchst ungewiss.

Ab heute herrscht in Deutschland eine einheitliche Maskenpflicht. Sorry, eine einheitliche Pflicht einen Nasen-Mund-Schutz zu tragen. Ich habe diese Entwicklung seit Wochen vorhergesagt und auf die Notwendigkeit hingewiesen, getäuscht habe ich mich dennoch: Ich hätte nie erwartet, dass es so lange dauern würde.

Das man zukünftig Masken in großer Zahl bräuchte, war bereits Mitte Februar absehbar, und damals konnte jeder der wollte, privat Masken im Internet bestellen. Es gab sogar FFP2- und FFP3-Masken zu angemessenen Preisen. Darauf angesprochen, ob es in Deutschland Schutzausrüstung in ausreichender Zahl gäbe, wiederholten die Politiker und allen voran Gesundheitsminister Spahn gebetsmühlenartig, man sei bestens vorbereitet. Lügen, die wochenlang wiederholt wurden.

Wenn man heute die Verantwortlichen darauf anspricht, benutzen sie eine gut einstudierte Antwort, die ihnen eine PR-Agentur zugeraunt haben mag: Was vergangen ist, ist vergangen, lassen Sie uns in die Zukunft schauen. Und wer wollte dem widersprechen?

Und doch. Es ist beschämend und es ist unverantwortlich, dass man der Bevölkerung viele Wochen lang eingeredet hat, Schutzmasken seien sinnlos, im Gegenteil, sie erhöhten das Risiko zusätzlich. Später hieß es, sie schützten nur andere, nicht einen selbst. Alles dumme und falsche Behauptungen, die nur dazu dienten, von den Versäumnissen der Politik abzulenken. Denn natürlich konnte niemand den Menschen raten, etwas zu benutzen, was es nicht in ausreichender Zahl gab. Was nicht vorhanden war aufgrund der Inkompetenz der Verantwortlichen, ihrer fehlenden Weitsicht, den nicht umgesetzten Pandemierichtlinien. Bedauerlich, dass in diesem Chor auch Experten eingestimmt sind.

So konnte es passieren, wie bereits erwähnt, dass man als Träger einer Schutzmaske im Supermarkt entweder als Egoist beschimpft („FFP-Masken schützen nur einen selbst", eine weitere falsche und dennoch von den Medien verbreitete Behauptung) oder angefeindet wurde („Bleiben Sie gefälligst Zuhause, wenn Sie krank sind!"). Man hatte nur den Kranken empfohlen, einen Mundschutz zu tragen.

Nun konnte sich jeder mit Leichtigkeit selbst davon überzeugen, dass diese Behauptungen jeder Grundlage entbehrten. Ein Blick in den Alltag anderer Länder hätte dazu gereicht. Doch man zog es vor, den Politikern zu glauben. Andernfalls hätte man sich eingestehen müssen, dass man von ihnen arglistig getäuscht wurde, dass man sie weitgehend schutzlos einer Infektion ausgeliefert hatte. Ich hoffe sehr, dass diese Umstände irgendwann aufgearbeitet werden und dieser Skandal nicht folgenlos bleibt. Aber vermutlich wird es wieder heißen: „Lasst uns die Vergangenheit ruhen lassen und in die Zukunft blicken."

Heute ist *Königstag*. An diesem Tag feiern die Niederländer den Geburtstag ihres Königs. Vor einem Jahr waren wir (eher zufällig) in Noordwijk aan Zee. Zufällig deshalb, weil wir nichts von diesem Feiertag wussten und erstaunt waren, plötzlich Menschenmassen in das sonst eher ruhige Örtchen strömen zu sehen. Wir sind gerne am Meer, und wenn andere Meere zu weit sind, dann tut es auch die Nordsee.

Ein kleiner Jahrmarkt war aufgebaut worden, und am Nachmittag gab es einen Umzug mit vielen Motivwagen. Alles erinnerte an unseren Karneval. Natürlich war die vorherrschende Farbe Orange, und die Menschen aßen und tranken, feierten bei lauter Musik. Wie mag es heute, ein Jahr später, dort aussehen?

Im Fernsehen wird berichtet, dass man mit einer Datenbrille ein virtuelles Geburtstagsfest besuchen kann. Der Eintritt kostet 7,50 €. Dafür kann man einem virtuellen König persönlich gratulieren und ihm die Hand schütteln. Von Avatar zu Avatar ist das auch in Zeiten von Corona gefahrlos möglich.

28. April

Der Mensch ist ein soziales Wesen. Darin sind sich alle
einig. Streng genommen sind Menschen nicht nur soziale
Wesen, historisch gesehen haben sie immer sehr eng aufeinander gelebt. Was wir heute Privatsphäre nennen, ist
eine Errungenschaft der bürgerlichen Gesellschaft, also
gerade einmal 200 Jahre alt.

Dass Menschen einen eigenen Bereich beanspruchen,
wo niemand anderes eindringen darf, gab es in der
Geschichte, wenn überhaupt, nur für wenige Adlige oder
für sehr Reiche. Und auch sie badeten oder verrichteten
ihre Notdurft durchaus in Gemeinschaft mit anderen.
Selbst Geburt oder Tod waren keine privaten Ereignisse.

Dieses enge Zusammenleben führte naturgemäß dazu,
dass man sich vielfältig berührte, streifte, anfasste. Körper-
kontakt war also nichts Anrüchiges und auch nicht notwendigerweise eine Verletzung des Privaten.

Mit dem Bürgertum entwickelte sich eine andere
Auffassung des gesellschaftlichen Miteinanders. Das

© Der/die Autor(en), exklusiv lizenziert durch Springer-Verlag
GmbH, DE, ein Teil von Springer Nature 2020
M. Lalli, *Als wäre immer Sonntag,*
https://doi.org/10.1007/978-3-662-62510-1_50

Öffentliche begann sich vom Privaten abzutrennen. Das betraf zunächst weder Arbeiter noch Bauern. Sie lebten nach wie vor auf engstem Raum zusammen, schliefen im gleichen Zimmer oder gar im gleichen Bett in größeren Familienverbünden. Das Bürgertum dagegen repräsentierte nach außen und schottete sich nach innen ab. Allerdings duldete man in dieser Privatsphäre noch lange Zeit Bedienstete, die Haushälterin, die Zimmer- und Kindermädchen. Die Privatheit, die wir heute kennen, ist also noch neueren Ursprungs und lässt sich auf die Moderne datieren.

Das schicke ich voraus, um zu verstehen, was die jetzigen Maßnahmen in Zeiten der Corona-Krise bedeuten.

Im Grunde stellen soziale Distanzierung und Maskierung des Gesichts eine Ausweitung der Privatheit im sozialen Raum dar. Durch die Anonymisierung entziehe ich mich der sozialen Interaktion und Kontrolle, darüber hinaus beanspruche ich jederzeit eine persönliche Schutzzone, in die niemand eindringen, geschweige denn mich berühren darf. Der öffentliche Raum wird zu meinem privaten Raum, zur Summe vieler privater Räume und hört auf, als Ort von Öffentlichkeit zu existieren.

Der Andere stellt eine Bedrohung dar. Er wird unterschiedslos zum Fremden. Das gilt sowohl für das Öffentliche als auch für das Private. Jede Annäherung wird als Verletzung der Privatsphäre empfunden. Die in der Psychologie bekannten persönliche Distanzen ('personal space') gelten nicht mehr. Am schönsten wäre es, wenn wir den öffentlichen Raum ganz für uns allein hätten, wenn er zu einer riesigen persönlichen Sphäre geworden wäre.

Beklagte Richard Sennett bereits vor vielen Jahren den „Verfall der öffentlichen Lebenswelt" und sprach von einer „Diktatur der Intimität", so hat sich dieser Prozess in den zurückliegenden Jahrzehnten verstärkt. In Zeiten von Corona findet er seine Vollendung.

Soziale Distanzierung ist demnach nicht etwas völlig Neues und historisch Einmaliges, sondern stellt die Fortsetzung eines Prozesses dar, dem wir seit dem beginnenden 19. Jahrhundert unterliegen. Vielleicht fällt es uns deshalb relativ leicht, mit Maßnahmen zurechtzukommen, die auf den ersten Blick für uns nicht artgerecht sind.

Ich erinnere mich daran, dass es bereits vor der Krise unüblich war, sich auf eine mit einer Person bereits besetzten Bank zu setzen, mochte diese noch so breit sein. Man erntete böse Blicke, manch einer oder eine setzte sich demonstrativ um. Vielleicht ein typisch deutsches Verhalten. Und doch, was ist aus der Urbanität geworden, wenn öffentliche Räume privatisiert werden, wenn jede Annäherung als ein Eindringen in die eigene Privatsphäre angesehen wird?

Das RKI hat heute bekanntgegeben, dass die ominöse Reproduktionszahl über 1 gestiegen ist. Eine Meldung, die auch international große Beachtung fand („Deutschland lockert und riskiert einen Anstieg der Neuinfektionen"). Diesen Anstieg geben unsere eigenen Zahlen nicht her. Danach liegen wir aktuell noch bei 0,8 im geglätteten Wochenvergleich. Eine erstaunliche Abweichung, zumal wir sowohl die offiziellen RKI-Zahlen für unsere Berechnung verwenden als auch deren Berechnungsvorschrift. Doch das RKI nutzt auch anspruchsvollere Instrumente wie das wenig bekannte *Nowcasting*. Damit wird die zukünftige Entwicklung der Corona-Fälle geschätzt. Wir begnügen uns mit den aktuellen Fallzahlen.

Dass R über den Wert 1 geklettert ist, nimmt die Politik zum Anlass für neuerliche Appelle an die Vernunft der Bevölkerung, einer Bevölkerung, die allerdings immer weniger Lust hat, sich weiter einzuschränken. Die Straßen werden täglich voller. Trotz der jetzt allgegenwärtigen

Masken nimmt die Wahrnehmung einer persönlichen Gefährdung weiter ab. Selbst die Drohung, man müsse notfalls einen weiteren Lockdown verhängen, wird nicht ganz so ernst genommen.

In der Presse sprechen sich immer mehr Politiker gegen eine Rückkehr in die Verschärfung aus. Man könne nicht jedes Leben um jeden Preis retten. Und Schäuble sagt: „Der Staat kann nicht für alles verantwortlich sein", oder anders ausgedrückt, die persönliche Gesundheit müsse man ein Stück weit der privaten Verantwortung überstellen. Das ist ein bedenkenswertes Argument. Der Staat als Vollversorger, als große Mama oder großer Papa hinter der oder dem sich der kleine Fritz oder die kleine Erna stellen kann, kommt an seine Grenzen. „Ihr müsst euch um euch selbst kümmern", so scheint die Devise zu lauten. Passt auf euch selbst auf, und wenn ihr krank werdet oder gar sterben müsst, so ist das eure Sache. Wir werden versuchen, das Gesundheitssystem darauf vorzubereiten, aber auch dieses hat seine Grenzen.

Im Grunde ist es ähnlich wie bei den bisherigen Epidemien. Die hat man mit Gleichmut über sich ergehen lassen und hat auch die zahlreichen Toten ertragen. Corona bringt also den Wohlfahrts- und Sozialstaat an seine Grenzen. Oder stutzt ihn auf das zurück, was er schon immer gewesen war: ein mehr oder weniger unvollkommenes Instrument. Was sich ändert, ist, dass man jetzt auch unverhohlen den Anspruch aufzugeben droht. Wenn die Zahl der Infizierten in den nächsten Tagen wieder steigt, werden sich die Gräben weiter vertiefen.

29. April

Und es gibt noch ein Zitat von Wolfgang Schäuble. In einem vielbeachteten Interview sagte er kürzlich: „Die Erhaltung von Leben steht nicht an erster Stelle im Grundgesetz." Das gebe ich nur sinngemäß wieder. Das ist sicher richtig, und man muss die durch die Corona-Maßnahmen geretteten Leben mit jenen aufrechnen, die eben durch diese Maßnahmen verloren gehen.

Das Grundgesetz sagt, und darauf hat Schäuble verwiesen, dass die *Würde* des Menschen an erster Stelle steht. Der Staat hat also nicht die Pflicht, das Leben seiner Bürger um jeden Preis zu retten. Hätte er diese, dürfte er zum Beispiel keine Kriege führen. Die eigene Gesundheit ist zudem weitgehend Privatsache. Behörden sorgen lediglich für die notwendigen Rahmenbedingungen. Ob man Risiken eingeht und welche, bleibt einem selbst überlassen.

Und doch. Wenn die Würde des Menschen an oberster Stelle steht, so hat der Staat auch die Pflicht, den

© Der/die Autor(en), exklusiv lizenziert durch Springer-Verlag GmbH, DE, ein Teil von Springer Nature 2020
M. Lalli, *Als wäre immer Sonntag*,
https://doi.org/10.1007/978-3-662-62510-1_51

Menschen einen unwürdigen Tod zu ersparen. Nicht den Tod an sich, sondern die Umstände, in denen er eintritt. Das wird in dieser Diskussion oft übersehen.

Menschen auf den Gängen von Krankenhäusern oder in Notlazaretten ohne Betreuung einsam ersticken zu lassen, ist sicherlich kein würdiger Tod im Sinne des Grundgesetzes. Es geht also gar nicht darum, Menschen um jeden Preis zu retten. Es geht darum, dass das Gesundheitssystem diesen Menschen eine bestmögliche Behandlung und, sollte sie nichts fruchten, einen würdigen Tod ermöglicht. Deshalb müssen die Ansteckungen verringert werden, deshalb müssen Risikogruppen geschützt werden. In Norditalien hat sich gezeigt, dass eine unkontrollierte Ausbreitung des Virus zu einer Überlastung des Gesundheitssystems und zu sehr viel *unwürdigem* Sterben führt. Das gilt nicht nur für die Krankenhäuser, sondern auch für die vielen Tausend Toten in Alten- und Pflegeheimen.

Langsam beginnen die Hoffnungen auf eine baldige, vollständige Normalisierung zu schwinden. Die weltweite Reisewarnung wurde vom Außenministerium bis Mitte Juni ausgeweitet. Im Moment sieht es nicht so aus, als ob man dieses Jahr Urlaub im Ausland machen könnte. Vielleicht gibt es diese Möglichkeit im Inland, vielleicht kommen tatsächlich bilaterale Abkommen wie zum Beispiel mit Österreich zustande, um Personen ausgewählter Länder die Einreise zu ermöglichen.

In Italien rechnet man dagegen fest mit einer halbwegs normalen Sommersaison, komme diese früher oder eher später. Normalerweise eröffnen die Strandanlagen je nach Wetter Mitte oder Ende Mai. Das ist zum gegenwärtigen Zeitpunkt illusorisch. Es kursieren zahlreiche, zum Teil kuriose Konzepte, wie man den Touristen einen Aufenthalt am Meer ermöglichen könnte. Von einer Halbierung der Kapazitäten ist die Rede, aber auch vom Aufstellen von Plexiglaskabinen, in denen Sonnenschirm und Liegen untergebracht würden.

Meine Familie besucht in Italien seit über 50 Jahren die Strandanlage *Bemi,* gehobene Mittelklasse, was Preis und Platzangebot angeht. Die Saisonmiete für eine Kabine und ein sogenanntes Zelt (einfacher Baldachin als Sonnenschutz) nebst einiger Liegen und Stühle mitsamt kleinem Tisch kostet mehrere Tausend Euro. Doch der *Bemi* ist großzügig angelegt. Zum jeweiligen Nachbarn sind sicherlich fünf Meter Abstand. Kein Vergleich mit den Liegebatterien an der Adria, wo sich Sonnenschirm an Sonnenschirm, Liege an Liege drängt. Vermutlich könnte der *Bemi* eine strenge Abstandsregelung am Meer leicht einhalten. So spiele ich mit dem Gedanken, in diesem Jahr Urlaub in meiner alten Heimat zu machen.

Die Schulen, Kindergärten, Kitas und Unis sind ebenfalls noch weit von einer Normalität entfernt. Der Soziologe Hurrelmann befand heute im *Morgenmagazin,* er rechne in diesem Jahr nicht mehr mit einem ordnungsgemäßen Schulbetrieb. Für einen Unterricht in sicherer Distanz fehlten sowohl die Räume als auch die Lehrer. Wir werden uns also noch viele Monate mit diesem Zustand arrangieren müssen. Lockerungen werden immer relativ bleiben und nicht Normalität bedeuten. Gleichgültig, ob bei der Arbeit, in der Schule, in den vielleicht wiedereröffneten Restaurants oder im Urlaub, der Schutz vor einer möglichen Ansteckung wird der bestimmende Faktor sein und bleiben.

Einen Hoffnungsschimmer gibt es aus England. Die Entwickler des Impfstoffs, der gegenwärtig an Menschen getestet wird, stellen bereits für September mehrere Millionen Dosen in Aussicht. Ein Optimismus, der nur von wenigen Experten geteilt wird. Ein solcher Impfstoff muss nicht nur verträglich sein, er muss auch wirken. Manche Impfstoffe haben eine negative Impfeffizienz. Das bedeutet, dass die Impfung nicht nur nicht wirkt, sie führt zu einer häufigeren und schwereren Erkrankung. Das wäre verheerend.

30. April

Heute fand wieder die wöchentliche, mit Spannung erwartete Konferenz der Ministerpräsidenten unter dem Vorsitz von Bundeskanzlerin Merkel statt. Erwartungsgemäß wurden weitere Lockerungen verkündet. Spielplätze werden wiedereröffnet, und man darf Zoos und Museen besuchen. Das alles unter strengen Sicherheitsauflagen. Wann diese von welchem Bundesland umgesetzt werden, bleibt den jeweiligen Landesregierungen überlassen.

Übrigens: Das Wort der Stunde ist ‚streng‘. Die Auflagen sind stets ‚streng‘, ebenso die Maßnahmen. Nicht strenge Auflagen scheint es nicht mehr zu geben. Man darf unter strengen Auflagen dies, unter strengen Auflagen jenes. Was man keinesfalls darf, ist auf das Wort ‚streng‘ verzichten.

Die Lockerungen erfolgen in zaghaften Schritten, keine Frage. Zumal alle weiteren Beschränkungen und insbesondere die soziale Distanzierung bestehen bleiben.

© Der/die Autor(en), exklusiv lizenziert durch Springer-Verlag GmbH, DE, ein Teil von Springer Nature 2020
M. Lalli, *Als wäre immer Sonntag*,
https://doi.org/10.1007/978-3-662-62510-1_52

Nach neuesten Umfragen gibt die Hälfte der Bevölkerung an, die Öffnung ginge zu schnell, ein Viertel sagt, sie ginge nicht schnell genug. Der kleine Rest ist mit dem Tempo einverstanden. Auch hier gehen die Meinungen weit auseinander. Die Gesellschaft ist in dieser Frage tief gespalten.

Fakt ist, dass die Öffnung offenbar gut angenommen wird. Heute Abend, vor dem langen Wochenende, waren die Straßen voller Autos. Vielleicht ist die Normalität schon zu lange her, aber mir kommt es vor, als ob die Menschen genauso viel unterwegs sind wie zuvor.

Ich frage mich zudem, was die neuerliche Öffnung für mich persönlich bedeutet. Mein Sohn ist erwachsen, von den Spielplätzen habe ich nichts. Auch einen Zoo oder ein Museum werde ich in absehbarer Zeit kaum besuchen, zumal an diesen Orten wegen der Kapazitätsbeschränkungen lange Schlangen drohen. Im Grunde wird es so weiter gehen wie bisher. Nur die Straßen und Wege werden voller, und man wird sich noch mehr Mühe geben müssen, den Fußgängern, Joggern, Hundehaltern und Familien auszuweichen.

Die Infektionszahlen in Deutschland sind weiter gesunken. In den offiziellen Zahlen des RKI ist eine wöchentliche Schwankung zu beobachten, was mit dem Meldedatum der Fälle zusammenhängt. Am Wochenende geht es runter, mit Wochenbeginn steigen die Zahlen wieder. Der einzelne Tag sagt deshalb wenig. Man muss sich die gleitenden Durchschnitte ansehen. Im Moment sieht alles noch relativ stabil aus.

Anders ist es in Russland und Brasilien. Dort steigen die Fallzahlen ungebremst und exponentiell. Sie werden die europäischen Spitzenreiter in den Charts bald überholt haben. Interessant, aber wenig erstaunlich, ist, dass die Länder, die die Pandemie zunächst verharmlost haben, jetzt am stärksten betroffen sind und umschwenken müssen. An allererster Stelle sind die

USA zu nennen, danach Großbritannien, wo erst die persönliche Erkrankung von Boris Johnson zu einem Umdenken führte. Mit Verzögerung schließen die großen Länder Brasilien und Russland jetzt auf, die zunächst die Gefahren ebenfalls unterschätzt hatten. Die Niederlande und Schweden halten sich vergleichsweise gut, obwohl auch dort überdurchschnittlich viele Opfer zu beklagen sind.

Großbritannien hat gestern die Opferzahlen radikal nach oben korrigiert. Es handelt sich dabei um Menschen, die nicht im Krankenhaus starben, sondern in Alten- und Pflegeheimen verschieden und bisher in den amtlichen Statistiken fehlten. Es sind mehrere Tausend.

Bei uns geht es also erst einmal so weiter wie bisher. Das gilt auch für meinen persönlichen Alltag. Der zweite Monat geht zu Ende, der dritte beginnt. Ich gehöre ebenfalls zu denen, die gegen eine zu schnelle Öffnung sind. Die Gefahr eines Rückfalls ist groß. Das lehrt auch die Geschichte: Die zweite Welle einer Epidemie war meist verheerender als die erste.

In meiner Stadt gab es gestern einen neuen Fall. Vorgestern waren es drei. Ein Tag zuvor einer, davor gar keiner. Bezogen auf mehr als 100.000 Einwohnern ist das verschwindend wenig. Die reale Gefahr, sich gegenwärtig bei uns anzustecken, ist also minimal. Mitte März hatten wir zehn Mal so viele Neuinfektionen am Tag.

Wenn ich heute mit damals vergleiche, fällt mir auf, dass die Menschen damals viel sorgloser waren. Es gab keine soziale Distanzierung, niemand trug eine Maske. Wenn ich mit meinem Mundschutz einkaufen war, wurde ich entweder belächelt oder misstrauisch beäugt. Heute trägt jeder einen Schutz und achtet peinlich auf den Abstand. Wie passt das zusammen? Heute, wo die reale Gefahr sehr viel kleiner ist, herrscht Angst, damals, als eine kleine, aber nennenswerte Gefahr bestand, nahm sie niemand ernst. Schwer zu erklären. Unwissenheit als alleiniger Grund greift vermutlich zu kurz. Aus der Kriminologie weiß man, das subjektive Bedrohungsgefühle in keinem engen Zusammenhang zu realen Bedrohungen stehen. Viele Menschen fürchten beispielsweise Unterführungen, obwohl sie polizeilich nicht als Orte häufiger Verbrechen bekannt sind. Bei Corona sind es vielleicht die Masken selbst, die den Menschen permanent vor Augen führen, dass sie gefährdet sind. Besonders die eigene ist das offensichtlichste Zeichen. Würde ich mich schützen, wenn es keine Gefahr gäbe? Wohl kaum, und so wird die Maske zu einem Zeichen einer sich selbst erfüllenden Prophezeiung.

Damit man mich nicht falsch versteht: Ich bin für einen Mundschutz, vorzugsweise für einen hochwertigen. Das habe ich bereits zu einer Zeit gesagt und vertreten, als die Politiker und auch die Epidemiologen noch behaupteten, ein Mundschutz sei nicht nur unnötig, sondern sogar gefährlich. Ich wundere mich aber über die Menschen, die, ohne groß zu überlegen, diesen Empfehlungen folgen. Damals trugen sie keine Masken, obwohl sie gefährdet waren, heute ziehen sie sie brav über, obwohl die Gefährdungslage vergleichsweise gering ist.

1. Mai

Heute, am Maifeiertag, ist das Wetter durchwachsen. Es ist kühl, und für den Nachmittag ist Regen angekündigt. Immer wieder lugt aber die Sonne zwischen den Wolken hervor.

Doch natürlich wird dieser Tag ganz anders begangen als in den Jahren zuvor. Es beginnt damit, dass der traditionelle Tanz in den Mai am Vortag ausgefallen ist. Heute wäre für die meisten vermutlich eine längere Wanderung, ein Ausflug oder eine andere Aktivität im Freien an der Reihe.

Früher hatte ich die Gewohnheit, zuerst zum Pferderennen auf die Galopprennbahn, später dann zum Maifest der Gewerkschaften zu gehen. Eine zugegebenermaßen seltsame Zusammenstellung.

Doch das ist lange her, und heute werde ich den Maifeiertag genauso begehen wie in den Jahren zuvor: vorzugsweise am Schreibtisch. Wie gesagt, die Ausgangsbeschränkungen tangieren mich nur am Rande.

© Der/die Autor(en), exklusiv lizenziert durch Springer-Verlag GmbH, DE, ein Teil von Springer Nature 2020
M. Lalli, *Als wäre immer Sonntag*,
https://doi.org/10.1007/978-3-662-62510-1_53

Eine Sache treibt mich schon lange um: das Schicksal der künstlich beatmeten Patienten. Es ist das Bild der halbnackten Menschen, die auf dem Bauch liegen, was mir nicht aus dem Kopf geht. Ich sehe die nackten Beine vor mir, die leicht gespreizt auf dem weißen Laken liegen, die unbeweglichen Rücken. Es ist, als sähe man Tote, Leichen, die darauf warten, abgeholt zu werden.

Das habe ich am 18. März geschrieben, vor einer Ewigkeit. Zwischenzeitlich weiß man mehr.

Damals hielt ich den Beitrag, den das *heute journal* sendete, für übertrieben, für Panikmache. Man sah eine verzweifelte Krankenschwester in einer norditalienischen Intensivstation, die in einem Vollkörperschutz verhüllt behauptete, alle Menschen, die man hier sähe, würden sterben. Sie wäre froh, wenn irgendwann wenigstens einer von ihnen überlebte. Dann wüsste sie, dass ihr Tun einen Sinn habe.

Sowohl die Bilder als auch ihre Aussage haben mich schockiert. Sollte es so sein, dass die künstliche Beatmung einem Todesurteil gleichkommt?

Jetzt muss man wissen, dass die invasive Beatmung als der Königsweg für die Behandlung von SARS und SARS-ähnlichen Krankheitsbildern galt und gilt. Man intubiert den Patienten, sediert ihn und führt ihm über den Schlauch unter hohem Druck Sauerstoff zu.

Bereits in Wuhan wurden Covid-19-Patienten so behandelt. Und schon damals wurde der Ruf nach mehr Beatmungsgeräten laut, ein Ruf, in den ich selbst zugegebenermaßen eingestimmt bin, schienen solche Geräte doch die einzige Chance, schwer Erkrankte zu retten.

Wir erinnern uns, wie man in den letzten Wochen und Monaten verzweifelt die Produktion von Beatmungsgeräten hochgefahren hat. Trump machte sie zur Chefsache und deklarierte deren Produktion als kriegswichtig.

In Italien fertigte Ferrari Komponenten für die notwendigen Schlauchverbindungen, und VW wollte sich gar an einer kompletten Herstellung versuchen. Das Dräger-Werk, übrigens auch einer unserer Kunden, gilt als Krisengewinner, weil es auf Beatmungsgeräte spezialisiert ist.

Für viele Kliniken auch in Deutschland wurde das Intubieren von Corona-Patienten zum Standardvorgehen, die Gesellschaft der Anästhesisten empfiehlt es als Goldstandard.

Doch in den vergangenen Tagen und Wochen mehren sich die Stimmen der Skeptiker. Es ist bekanntgeworden, dass ein Großteil der invasiv behandelten Patienten stirbt. Erstreckt sich eine künstliche Beatmung in normalen Zeiten auf Stunden oder wenige Tage, so kommt es bei Covid-19-Patienten nicht selten vor, dass sie wochenlang (!) künstlich beatmet werden müssen. Selbst jene, die überleben, tragen oft irreparable Schäden davon.

In Italien, Frankreich und Spanien kursieren Studien, die von einer Sterberate innerhalb der invasiv Behandelten von 50 bis 70 % ausgehen. In den USA sind es teilweise mehr, in New York City geht man von annähernd 90 % aus. Eine internationale Betrachtung kommt zum Schluss, dass etwa 75 % von ihnen sterben. Das ist eine sehr hohe und erschreckende Zahl.

Deshalb geht man in letzter Zeit dazu über, künstliche Beatmung nur noch als Ultima Ratio anzuordnen. Zunächst bekommt man Sauerstoff zugeführt, ohne intubiert zu werden. Man atmet also selbstständig. Dann gibt es diverse experimentelle Verfahren, um die Sauerstoffsättigung im Blut zu erhöhen. Man verabreicht beispielsweise Stickstoffmonoxid. Ich hatte darüber berichtet. Erst, wenn der Tod unausweichlich wäre, wird schließlich invasiv beatmet.

Als vier schwere Fälle von Frankreich nach Norddeutschland in eine Spezialklinik geflogen wurden, alle Patienten waren sediert und intubiert, wurde die künstliche Beatmung am Zielort sofort beendet. Die Patienten wurden auf andere Therapieansätze umgestellt. Alle überlebten.

Eine andere deutsche Klinik hat bisher 40 Covid-19-Patienten, darunter auch schwerste Fälle, ohne Intubation behandelt. Auch hier überlebten alle.

Die routinemäßige künstliche, maschinelle Beatmung scheint ein Irrweg zu sein. Vermutlich gehen auf ihr Konto Zehntausende Menschenleben. Möglicherweise bevorzugt man diese Behandlung auch deshalb, weil sie weniger personalintensiv ist. Ein überfordertes Gesundheitssystem hat viel weniger Möglichkeiten, individuell abgestimmte Therapieverfahren einzusetzen. Hat man Beatmungsgeräte übrig, schließt man Neuankömmlinge mit schweren Verläufen einfach direkt an. Mit verheerenden Folgen.

In Deutschland werden Patienten vor der Intubation aufgefordert, sich von ihren Angehörigen telefonisch zu verabschieden. Das habe ich am 14. April geschrieben, und es geht mir ebenfalls nicht mehr aus dem Kopf.

3. Mai

Gestern Abend war mein Sohn da. Die Haustür geht auf, der Hund knurrt, beruhigt sich aber schnell, weil er erkennt, wer zu Besuch kommt. Er ist nicht sehr mutig, und allein würde er nicht nach dem Rechten sehen.

Mein Sohn kommt meist unangemeldet. Meistens will er etwas bei mir ausdrucken (er hat keinen Drucker und die Uni-Bibliothek ist zu). Vielleicht sucht er auch Gesellschaft, denn er bleibt meistens eine Weile. Wenn es etwas zu essen gibt, sagt er selten nein.

Gestern wirkte er missmutig. Er sucht ein neues Zimmer, das alte ist schon gekündigt, aber neue Angebote gibt es kaum. Er hat etwas in einem Studentenwohnheim in Aussicht, aber da gibt es wenig Privatsphäre. Um zu duschen, müsste er jedes Mal durch die Küche, erzählt er. Freie Zimmer sind oft zeitlich befristet, dann müsste er sich in drei Monaten wieder auf die Suche machen.

Was er denn für die nächste Zukunft plane, wirft meine Partnerin ein, wenn du sowieso wegwillst, dann stört es

© Der/die Autor(en), exklusiv lizenziert durch Springer-Verlag GmbH, DE, ein Teil von Springer Nature 2020
M. Lalli, *Als wäre immer Sonntag,*
https://doi.org/10.1007/978-3-662-62510-1_54

nicht, dass du wieder raus musst. Er zuckt die Schultern. Keine Ahnung. Hast du keine Pläne? setzt sie nach. Kann man in der heutigen Zeit Pläne machen? gibt er zurück.

Die jungen Leute sind viel stärker vom Lockdown und der Ungewissheit betroffen wie wir. Bei uns kommt es auf ein paar Monate nicht an. Das Leben geht weiter wie zuvor. Oder fast. Was ist aber, wenn man ein ganzes Semester verpasst? Gar zwei?

Er brauche sich keine Sorgen zu machen, sage ich. In ein paar Wochen sei das Schlimmste vorbei. Die Uni hat doch schon geöffnet, oder? Er schüttelt den Kopf. Das meiste ist nach wie vor online, und dort, wo man persönlich hingehen könnte, gibt es Zugangsbeschränkungen. Ich kann nicht gut zu Hause arbeiten, fügt er hinzu. Normalerweise sitze ich in der Bibliothek oder im Institut.

Dann schaut er mich an. Seit wann bist du zu den Optimisten übergelaufen? Seine Frage lässt mich stutzen. Bisher habe ich ständig vor einer zweiten Infektionswelle gewarnt. Und auch die Lockerungen fand ich verfrüht. Aber er hat recht. In den letzten Tagen hat sich bei mir der Eindruck eingeschlichen, es ginge aufwärts. Die Zahlen stimmen, die Normalität kehrt Schritt für Schritt zurück.

Ja, ich bin optimistisch, dass es vorbei ist. Zumindest vorläufig, denn im Herbst wird eine zweite Welle kommen, davon bin ich überzeugt. Und sie mag schlimmer sein als die erste. Doch der Herbst ist weit, sehr weit.

Bis dahin wird sich das Leben normalisieren. Schon jetzt habe ich das Gefühl weitgehend verloren, ich sei gefährdet. Ich ziehe brav meine Maske auf, wenn ich einkaufen gehe, wasche mir die Hände, wenn ich nach Hause zurückkomme. Lange und systematisch. Doch das ist nur noch Routine, eine eingeschliffene Gewohnheit, die keinen Bezug zur subjektiven Realität mehr hat, zum Gefühl, eine Gefahr abzuwehren.

Trotz meines fortgeschrittenen Alters und einiger Risikofaktoren fühle ich mich auch nicht mehr zu einer Risikogruppe gehörig. Mein Asthma ist so schwach, dass ich es nur an einem gelegentlichen Husten erkenne und mein Blutdruck ist dank der Medikamente, die ich jeden Tag einnehme, normal.

Eine Weile standen bestimmte Blutdrucksenker im Verdacht, eine Covid-19-Erkrankung zu begünstigen und einen schwereren Verlauf zu provozieren. Die Wirkstoffgruppe der Sartane blockiert die ACE2-Rezeptoren, was an sich positiv ist, den Körper aber dazu bringt, mehr davon herauszubilden, was dann wiederum schlecht ist. ACE2-Rezeptoren werden in manchen Veröffentlichungen als „Köder" für das Corona-Virus bezeichnet, und da sie sich verbreitet in der Lunge befinden, ist das umso beunruhigender.

Seit einigen Jahren nehme ich Valsartan und habe damit gute Erfahrungen gemacht. Die Berichte haben mich in den vergangenen Wochen jedoch beunruhigt, auch wenn mein Hausarzt meint, ein solcher Einfluss sei bisher nicht nachgewiesen, und ich solle meine Medikamente brav weiternehmen.

Gestern dann die Nachricht, dass kein Zusammenhang zwischen der Einnahme von ACE2-Hemmern und einer höheren Anfälligkeit für Covid-19 gefunden wurde. Das haben drei groß angelegte Studien ergeben, die in den zurückliegenden Wochen durchgeführt wurden.

Es ist erstaunlich, wie viel zurzeit geforscht wird. Noch erstaunlicher ist es, wie schnell die Ergebnisse in den Journals Eingang finden und dann von den Medien einer breiten Öffentlichkeit zugänglich gemacht werden. Zu meiner Zeit an der Hochschule dauerte es Jahre, bis eine wissenschaftliche Studie veröffentlicht wurde.

Doch der Unterschied liegt nicht nur in den neuen Zeiten begründet und den weit verbreiteten Online-Zeitschriften. Was meine Kollegen und ich damals erforscht haben, hat einfach niemanden interessiert. Wir fühlten nicht am Puls der Zeit. Ob unsere Befunde in drei Monaten, in drei Jahren oder gar nicht publiziert wurden, machte offensichtlich keinen Unterschied.

Unter Wissenschaft habe ich mir als Kind genau das vorgestellt, was heute passiert. Dass es um Leben und Tod geht, dass die Welt auf meine Ergebnisse wartet, dass sie mir aus der Hand gerissen werden. Man steht Tag und Nacht im Labor und arbeitet wie besessen, weil man weiß, dass das Schicksal der Welt von einem abhängt. Was sage ich der Welt, des Universums. Vielleicht hätte ich etwas anderes studieren sollen, etwas, was tatsächlich ‚system-relevant' ist, wie es heute so schön heißt.

Neben dem Gesundheitsbereich sind Paketdienste systemrelevant, einige Journalisten, die Kassierer im Supermarkt. Gutbezahlte und hochangesehene Piloten dagegen arbeiten kurz. Es ist ungewiss, wie viele davon in ihren Job zurückkehren werden. Schwer, vorab zu sagen, was in Zukunft systemrelevant sein wird und was nicht.

Zu den guten Nachrichten dieser Tage passt auch, dass man annimmt, eine TBC-Impfung könnte vor Corona schützen. Bisher ist das nur eine vage Vermutung, die sich auf die Beobachtung stützt, dass es im Osten Deutschlands relativ wenige Corona-Fälle gibt. In der DDR wurde systematisch gegen TBC geimpft, im Westen ging die Impfquote über die Jahrzehnte immer weiter zurück.

Nun wird TBC bakteriell verursacht und hat mit viralen Erkrankungen vordergründig wenig zu tun. Doch auch die Tuberkulose ist eine Lungenkrankheit, und man glaubt, die TBC-Impfung aktiviere eine generelle Abwehr-bereitschaft gegen Angriffe auf das Lungengewebe.

Schon werden neue Studien aufgesetzt. In den Nieder-landen werden tausende Ärzte, Krankenschwestern und Pfleger gegen TBC geimpft. Freiwillige gibt es anscheinend genug. Die Impfung ist seit langem erprobt und relativ harmlos. Mein Sohn meinte erfreut, er sei vor zwei Jahren ebenfalls gegen TBC geimpft worden. Ich erinnere mich dunkel, als Kind oder Jugendlicher eine solche Impfung erhalten zu haben, doch das ist sehr lange her. Kaum vorstellbar, das könnte mich heute noch schützen.

5. Mai

Seit gestern kursieren erste Ergebnisse der sogenannten Heinsberg-Studie des Kollegen Streeck. Ich muss gestehen, dass er mir unsympathisch ist. Ein straighter Karrierist, der sich vermutlich nur gegen den Mainstream gestellt hat, weil es da im Moment die größere mediale Aufmerksamkeit gibt. Er hat zwar vorsichtshalber stets beteuert, dass er die Notwendigkeit der getroffenen restriktiven Maßnahmen teilt, aber auch keinen Hehl daraus gemacht, dass er die Befürchtungen des RKI, was die Gefährlichkeit des Virus angeht, für übertrieben hält. Nicht gerade glaubwürdiger hat ihn gemacht, dass er die Presseagentur *Storymachine* nutzt, um sich bestmöglich zu inszenieren.

Nun stützen die ersten Ergebnisse seiner Studie genau seine Meinung. Bei einer Stichprobe von 900 Probanden sind die Schlussfolgerungen der Studie allerdings mit Vorsicht zu genießen. Das gilt insbesondere für die Sterblichkeit. Wenn von 919 Menschen 138 infiziert waren und 7 starben, ergibt sich eine Mortalität von 0,36 %. Nun

© Der/die Autor(en), exklusiv lizenziert durch Springer-Verlag GmbH, DE, ein Teil von Springer Nature 2020
M. Lalli, *Als wäre immer Sonntag*,
https://doi.org/10.1007/978-3-662-62510-1_55

sind sieben Tote eine sehr schwache Datengrundlage, um eine generelle Letalität abzuschätzen. Schon einzelne zusätzliche Fälle, die nicht oder falsch gezählt wurden, fallen stark ins Gewicht.

Seine anderen Erkenntnisse, dass zum Beispiel wesentlich mehr Menschen infiziert waren, als offiziell erfasst, sind dagegen nicht überraschend. Sie wurden weithin erwartet. Ob dann tatsächlich 1,8 Mio. Menschen in Deutschland bereits eine Covid-19-Erkrankung hinter sich haben, wie er uns vorrechnet, mag man allerdings bezweifeln. Das wäre immerhin das Zwölffache der aktuellen Zahlen. Auch dass es viele asymptomatische Infizierte geben soll, ist nichts wirklich Neues. Er kommt auf einen Anteil von 20 %, weitere 11 % zeigen nur ein einzelnes Krankheitssymptom.

Die Frage, ob man selbst, ohne es zu wissen, bereits infiziert war, beschäftigt zurzeit viele Menschen. In den Zeitschriften mehren sich Artikel mit Titeln wie: „Wie erkenne ich, dass ich bereits Corona hatte?". Dort steht dann, dass es, hatte man Husten oder Schnupfen, Corona sein könnte – oder auch nicht. Antikörperuntersuchungen seien zum gegenwärtigen Zeitpunkt wenig aussagekräftig, sodass der Traum, man habe bereits alles hinter sich, weiter geträumt werden könne. Roche hat allerdings angekündigt, noch in diesem Monat einen zuverlässigen Test millionenfach auszuliefern.

Die Vorstellung bleibt allerdings verlockend. Anstatt ängstlich auf eine mögliche Infektion zu warten und Gefahrenherden aus dem Weg zu gehen, könnte man bereits alles hinter sich haben. In der Ferne winkt sogar der von Jens Spahn in Aussicht gestellte Immunitätspass, eine Art Superpassierschein, mit dem man alles machen könnte: ungeschützt in Krankenhäusern arbeiten, sich mit anderen Menschen treffen, Urlaub im Ausland machen und was einem sonst an abenteuerlichen Betätigungen einfällt. Man wäre eine Art Supermann oder Superfrau. Am Revers klebt das grüne Zeichen, und die Menschen machen Platz, die Absperrungen öffnen sich, begleitet von den bewundernden und neidischen Blicken der anderen.

Wenn man mit Freunden und Bekannten spricht, mit Kollegen und Kunden, lässt fast jeder irgendwann durchblicken, er vermute, beziehungsweise habe guten Grund zur Annahme, er habe bereits unbemerkt Corona gehabt. War da damals nicht dieser Schnupfen, dieser anhaltende Husten?

Hier muss ich ehrlicherweise einflechten, dass es mir nicht anders geht. Vor vier Wochen hatte ich nachts leichtes Fieber. Morgens noch immer 36,8 Grad, was für mich mindestens einen halben Grad mehr bedeutet als die übliche Temperatur beim Aufstehen. Etwa eine Woche lang musste ich immer wieder niesen, für ein paar Tage hatte ich einen trockenen Husten. Klarer Fall von Corona, so schien mir. Meiner Partnerin ging es übrigens ähnlich. Und doch, Aufschluss wird erst ein Antikörpertest geben. Ich nehme mir vor, einen solchen bei der nächsten routinemäßigen Blutuntersuchung zu machen. Wie schrieb die *Freundin* so treffend in ihrer letzten Ausgabe: „Entweder Sie hatten tatsächlich Corona oder es war eine ganz normale Erkältung." Subjektiv gesehen, sind wir ein Volk von Geheilten. Wir alle sind der tödlichen Krankheit bereits entronnen.

Letztens hatte ich einen Traum. Das ist nichts Ungewöhnliches, denn ich träume viel und gerne. Das geht mir seit meiner Kindheit und Jugend so. Doch irgendwann hat sich das geändert. Seit ungefähr zwanzig Jahren träume ich bewusst. Die meisten Menschen wachen morgens auf und erinnern sich an einen Traum oder an Teilen davon. So geht es mir auch. Doch zusätzlich erlebe ich meinen Traum *während* des Träumens. Er ist wie ein Film, der mit allen Details vor meinem inneren

Auge abläuft und in dem ich die Hauptrolle spiele. Ich glaube, man nennt es luzides Träumen.

Man kann es übrigens erlernen. Ich selbst habe es mit einer langjährigen Psychoanalyse erlernt. Als Nebenprodukt sozusagen, nicht als Hauptzweck.

Die psychoanalytische Therapie baut unter anderem auch auf der Analyse von Träumen auf. Anders, als der Laie es sich vorstellt, deutet nicht der Therapeut die Trauminhalte, es ist der Analysand selbst, der seine eigenen Träume analysiert. So gewöhnt man sich an, mehr auf seine Träume zu achten. Viele Patienten legen sich einen kleinen Block auf den Nachttisch und notieren sich alles, was sie erinnern, am Morgen oder unmittelbar in der Nacht, sollten sie aufwachen. So ging es auch mir.

Die Folge dieser Technik ist, dass man sich besser an seine Träume erinnert. Irgendwann gelingt es vielen, den Schritt zum bewussten, zum luziden Träumen zu machen.

Ein Vorteil des luziden Träumens ist zudem, dass man eine gewisse Kontrolle über seinen Traum gewinnt. Man kann ihn steuern, weil man weiß, dass man träumt. So kann man sich die Inhalte aussuchen und auch den Gang manch einer Traumgeschichte.

Und es ist nicht nur ein Traum, den man pro Nacht träumt. Meist sind es mehrere. Ich durchlebe oft vier oder fünf Träume jede Nacht.

Einen Traum zu kontrollieren ist zwar verführerisch – wer fliegt nicht gerne wie ein Vogel oder hat Sex mit seiner Lieblingsschauspielerin – ich selbst verzichte aber darauf. Man kontrolliert sein ganzes Leben, sollte man nicht wenigsten seinen Träumen freien Lauf lassen, sollte man sie nicht als Quelle spontaner Gefühle, Wünsche und Ängste akzeptieren? So beschränke ich mich darauf, die seltenen Alpträume, die mich befallen, an einem kritischen Punkt abzubrechen. Wenn es mir zu viel wird,

sage ich einfach: „So, das reicht jetzt. Ich wache auf."
Diesen Notausgang gestehe ich mir zu.

Ich wollte an dieser Stelle keine Abhandlung über das
Träumen schreiben, so interessant dieses Thema auch
sein mag. Mir ging es um einen besonderen Traum, den
ich vor einigen Tagen hatte. Besonders deshalb, weil darin
ein Datum eine Rolle spielt, an dem etwas Bestimmtes
passiert. Es ist der 5. Juni.

Als ich wach wurde, konnte ich mich leider nicht
mehr erinnern, was an diesem Tag geschehen würde. Der
Traum war wie ein Blick in die Zukunft, nennen wir ihn
prophetisch. Am 5. Juni wird etwas passieren. Das war
seine unmissverständliche Botschaft. Aber was?

Etwas fiel mir aber dazu ein. Die Assoziation, so habe
ich in der Psychoanalyse gelernt, ist der Schlüssel zur
Traumdeutung. Mir fiel sofort Owen Meany ein.

Owen Meany ist eine Figur aus einem Roman des
US-amerikanischen Schriftstellers John Irving. Der
Protagonist kleinwüchsig, eigentlich ein Zwerg. Seine
Leidenschaft ist dennoch Basketball, was bei seiner
Körpergröße absurd anmutet. So hilft ihm sein Freund,
der Ich-Erzähler im Roman, der John heißt. Owen ist vom
Basketball besessen. Er spürt, dass in diesem Tun seine
Berufung liegt. Er ist tief gläubig und meint zu wissen,
dass er ein Werkzeug Gottes ist, der für ihn den Opfer-
tod vorgesehen hat. Eine Art zweiter Jesus. In einer nahen
Zukunft wird er einen Anschlag vereiteln, in dem er eine
Handgranate unschädlich macht, die gegen vietnamesische
Kinder und die sie hütenden Nonnen gerichtet ist. Dafür
braucht er seine Begabung mit dem Basketball, dafür übt
er unaufhörlich mithilfe seines Freundes.

Owen hat immer wieder Visionen von diesem Ereignis.
Er weiß, dass er bei seiner Rettungsaktion sterben wird.
Seine Wahnvorstellungen sind so konkret, dass er sogar
einen Grabstein in Auftrag gibt. Auf diesem Grabstein

steht sein Geburtsdatum. Es steht aber auch sein Todesdatum drauf. Owen weiß, dass er am 8. Juli 1968 sterben
wird. Diesen Tag lässt er in den Stein eingravieren.

Und genauso kommt es. Als Owen und John am 8. Juli
1968 am Flughafen auf Johns Rückflug warten, kommt
eine Gruppe Nonnen mit vietnamesischen Waisenkindern
auf sie zu. Die Schwestern bitten Owen, mit den Jungen
auf die Toilette zu gehen. Als sie dort sind, betritt plötzlich
der fanatische Dick Jarvits den Raum: Er wirft eine Handgranate in Richtung der Kinder. Owen ruft den Kindern
auf Vietnamesisch zu, sie sollen keine Angst haben und
sich auf den Boden werfen. Owen greift nach der Granate,
blitzschnell springt er in Johns Arme und wie so oft beim
Basketball geübt, klemmt er die Granate auf dem drei
Meter hohen Fensterbrett fest. Als sie explodiert, reißt sie
Owen beide Unterarme ab. Er verblutet im Schoß einer
herbeigeeilten Nonne.

Der 5. Juni könnte also mein Todesdatum sein. Das
würde passen, denn meine Eltern haben am 6. Juni
geheiratet (eine weitere Assoziation zu diesem Datum).
Ein Kreis würde sich schließen, denn meine Mutter war an
diesem Tag mit mir schwanger. Doch in welchem Jahr? Von
einer Jahreszahl war in meinem Traum nichts zu sehen.

Beim Schreiben fällt mir auf, dass sich diese Frage
zumindest für mich selbst nie lösen lassen wird. Wenn ich
einen 5. Juni überlebe, wird es immer einen weiteren 5.
Juni geben, an dem sich die Prophezeiung des Traumes
doch noch bewahrheiten könnte. Erst nach meinem
Tod wird feststehen, ob sie richtig war. Doch das werden
andere feststellen, nicht ich.

Glücklicherweise bin ich nicht abergläubig und nehme
weder Prophezeiungen von Menschen noch solche von
Träumen ernst. Aber es hat einen gewissen Reiz zu
glauben, man könne zumindest im Traum die Zukunft
voraussehen.

6. Mai

Die Öffnungsdebatte ist in vollem Gange. Schon im Vorfeld der heutigen offiziellen Verlautbarung sind die Bundesländer vorgeprescht. Jedes Land versucht das andere zu übertrumpfen. Die baldige Öffnung der Restaurants wurde angekündigt. Mecklenburg-Vorpommern will sogar (inländische) Touristen hereinlassen. Es ist keine Öffnungsdiskussionsorgie, es ist eine Öffnungsorgie geworden. Merkel wird das ungern sehen. Selbst Markus Söder, der sonst Vorsichtige und Bremsende, verkündet, die Epidemie sei jetzt unter Kontrolle. Das erhöht den Druck auf die Regierung enorm.

Man gewinnt den Eindruck, dass jetzt alle Skeptiker aus ihren Löchern kriechen. Bisher hat es kaum jemand gewagt, die offizielle Linie der Beschränkungen und Kontaktverbote infrage zu stellen. Selbst die AfD hat die ersten Beschlüsse vollständig mitgetragen. Nachdem das Schlimmste überstanden scheint, mehren sich

© Der/die Autor(en), exklusiv lizenziert durch Springer-Verlag GmbH, DE, ein Teil von Springer Nature 2020
M. Lalli, *Als wäre immer Sonntag*,
https://doi.org/10.1007/978-3-662-62510-1_56

die Stimmen, die das bisherige Vorgehen als zu hart und unangemessen verurteilen. Am Wochenende gab es diverse Demonstrationen gegen die ‚Einschränkung der Grundrechte', eine seltsame Allianz aus Rechten, Unterprivilegierten und Liberalen. Einige Grüne waren sicherlich auch dabei.

Wir sind glimpflich davongekommen. Bisher, müsste man hinzufügen, doch das verliert man schnell aus den Augen. Man scheint auch schnell zu vergessen, warum wir so glimpflich davongekommen sind. Es waren gerade die relativ schnell beschlossenen Beschränkungen, die Schlimmeres verhindert haben.

Ein Ländervergleich ist hier aufschlussreich. Griechenland hat sehr früh, bereits im Februar, auf Anraten seiner Epidemiologen hart durchgegriffen. Die Belohnung sind sehr geringe Infiziertenzahlen und sehr wenige Tote. Zudem ist das Land eines der ersten, das eine weitgehende Öffnung wagen kann. Ähnlich geht es Österreich.

Am anderen Ende stehen Länder wie Großbritannien, Brasilien und die Vereinigten Staaten. Auch Russland gehört in gewisser Weise dazu. Diese haben erst sehr spät restriktive Maßnahmen ergriffen, einige von ihnen zudem halbherzig. Die Folge sind lawinenartige Ansteckungszahlen und Zehntausende Tote.

Deutschland rangiert im besseren Drittel dieser Statistik. Die Beschränkungen wurden nicht früh, aber doch rechtzeitig angeordnet und gingen nicht sehr weit. Alles in allem ein Kompromiss, der uns jetzt durchschnittliche Erfolgszahlen beschert. Die Anzahl der Toten hält sich in Grenzen, das Infektionsgeschehen konnte unter Kontrolle gebracht werden. Vielleicht das Ergebnis des merkelschen Duktus von „Mitte und Maß".

Das sollte bedacht werden, wenn es um eine Bewertung der bisherigen Geschehnisse geht und wenn man über die weiteren Schritte nachdenkt.

Wenn diese Zeilen zu einer Kolumne gehörten, hätte ich für den heutigen Tag die Überschrift ‚Der Aufstand der Feiglinge' gewählt. Die gleichen Gesichter, die sich bisher dezent im Hintergrund hielten, reißen jetzt die Klappe auf und kritisieren den Kurs. Im Vorfeld hatten sie es nicht gewagt. Wer wollte schon für eine Katastrophe verantwortlich zeichnen. Jetzt da sie (gottlob) ausgeblieben ist oder nicht mit der gleichen Wucht eingetroffen ist wie in anderen Ländern – auch ein Erfolg eben dieser Politik – ist es billig, die getroffenen Entscheidungen zu verurteilen. Hinterher weiß es jeder besser. Die Kunst ist aber, vorher das Richtige zu entscheiden.

Es ist schwindelerregend, wie schnell man zur Normalität zurückzukehren scheint. Es ist überstanden, so denken die meisten. Eine Lehre früherer Epidemien scheint sich zu bewahrheiten: Nach der Epidemie versucht man sie möglichst schnell zu vergessen.

Deshalb werden wir auch keine langfristigen Lehren daraus ziehen. Heute ist vielerorts vom ‚Ende der Globalisierung' die Rede, von der Verkürzung der Lieferketten, von der Stärkung der heimischen Produktion. Man möchte ein Stück unabhängiger vom Ausland werden. Das Fliegen wird sich grundlegend ändern, wird behauptet. Es wird keine Billigflüge mehr geben, man wird nicht mehr wie die Ölsardinen zusammengepfercht in der Blechbüchse sitzen. Überhaupt wird es eine neue Mobilität geben. In Italien wird der Kauf von Fahrrädern staatlich gefördert. In Frankreich bekommt man einen Gutschein für die Reparatur seines alten Drahtesels.

Schöne Worte und Taten, die bald vergessen sein werden. Vielleicht wird es eine zweite Infektionswelle geben, möglicherweise sogar eine dritte. Doch spätestens danach wird man wieder zur Tagesordnung übergehen und in die altbekannten Muster zurückfallen.

Und hier die wichtigsten Ergebnisse der heutigen Elefantenrunde: Die Kontaktbeschränkungen werden bis zum 5. Juni verlängert. Ein Datum, das mir bekannt vorkommt. Ab sofort dürfen sich auch Angehörige zweier getrennter Haushalte treffen, allerdings unter Beibehaltung des Sicherheitsabstandes von 1,5 m. Die Bundesländer übernehmen die Verantwortung für weitere Lockerungen der Corona-Beschränkungen. Sie müssen sicherstellen, dass in Landkreisen und Städten mit mehr als 50 Neuinfektionen pro 100.000 Einwohnern und Woche sofort wieder ein konsequentes (strenges!) Beschränkungskonzept eingeführt wird.

Letzteres erscheint undurchführbar. Das konnte man in Italien gut beobachten. Die Menschen aus abgeriegelten Ortschaften fuhren einfach in die umliegenden Städte, um einzukaufen, essen zu gehen oder sich mit anderen zu treffen. Wie will man das überwachen? Will man Straßensperren errichten und das Betreten und Verlassen der Orte verhindern?

7. Mai

Passend zur gestrigen Überschrift ('Der Aufstand der Feiglinge') ist heute ein Interview mit dem Sinsheimer Mediziner Bodo Schiffmann erschienen, HNO-Arzt und Eigner eines YouTube-Kanals mit angeblich 130.000 Abonnenten. Er hat kürzlich die Partei 'Widerstand 2020' gegründet und prangert die Einschränkung der Grundrechte und die von den Medien geschürte „Massenpanik" an. Nichts Neues, wie es scheint, und so wiederholt er nur die üblichen Behauptungen, die Menschen seien nicht an Corona, sondern mit Corona gestorben: „Covid war sozusagen das letzte Tröpfchen, was das Fass zum Überlaufen gebracht hat", will sagen, das Virus hat den Menschen nur den allerletzten Schubs auf dem sowieso vorgezeichneten Weg ins Jenseits gegeben. Den Rest des Interviews müht er sich damit, sich von seinen rechtsradikalen Parteifreunden abzugrenzen: „In jedem Organismus gibt es Elemente, die schaden und welche die nutzen. Am Ende relativiert sich das. Die Viren und Bakterien

© Der/die Autor(en), exklusiv lizenziert durch Springer-Verlag GmbH, DE, ein Teil von Springer Nature 2020
M. Lalli, *Als wäre immer Sonntag*, https://doi.org/10.1007/978-3-662-62510-1_57

werden in einem guten Organismus von selbst eliminiert". Eine Aussage, die auf die eigene Partei gemünzt scheint, die sich aber wie eine politische Gebrauchsanweisung für die Corona-Krise liest – und eine Wortwahl bemüht, die an längst vergangene Zeiten erinnert. Auch damals mussten Schädlinge aus einem ansonsten gesunden Volkskörper eliminiert werden. Es fragt sich, ob die ‚Systempresse' solchen Leuten tatsächlich eine ganze Seite einräumen muss, um wenig originelle Vorurteile und fragwürdige Vergleiche wiederzugeben.

Die Hinwendung zur Normalität hat sich auch heute weiter beschleunigt. Im Osten Deutschlands haben die ersten Straßencafés geöffnet. Der Tourismus läuft langsam wieder an. Die Spielplätze und Innenstädte füllen sich wieder. Einzig Bayern mit Markus Söder bremst. Es ist das am schwersten betroffene Bundesland, und der Ministerpräsident kündigt an, man werde langsamer vorgehen als andere.

Die Geschichte der Epidemien ist lehrreich. Man findet erstaunliche Parallelen zum heutigen Corona-Ausbruch. So wurde während der Spanischen Grippe 1918 in San Francisco ebenfalls eine Maskenpflicht verordnet. „Eine Maske bietet zu 99 % Schutz gegen Influenza. Wer sie nicht trägt, wird krank", verkündete Bürgermeister James Rolph. „Männer, Frauen und Kinder, die sie nicht tragen, sind gefährliche Faulenzer." Schade nur, dass er bald darauf selbst als Zuschauer eines Boxkampfes ohne Maske fotografiert wurde. Bei den gewöhnlichen Sterblichen sorgte die Polizei für die Einhaltung der Maskenpflicht. Teils mit drakonischen Geldstrafen (fünf Dollar), teils mit vorgehaltener Dienstpistole. Manch ein Maskenverweigerer wanderte in die Arrestzelle.

San Francisco war im Frühjahr 1918 zunächst von der Epidemie verschont worden. Erst im Herbst häuften sich die Fälle. Am 25. Oktober wurde die Maskenpflicht eingeführt, am 21. November, nachdem die Neuinfektionen rasch gefallen waren, wieder aufgehoben. Der San Francisco Chronicle bezeichnete diese Zeit als „Maskenmisere" und titelte: „San Francisco wirft im Handumdrehen freudig die Masken ab". Tatsächlich waren an diesem Novembertag die Straßen damit übersät, und die Bürger machten sich einen Spaß daraus, auf den verhassten Accessoires der Krise herumzutrampeln.

Doch zu früh. Die Seuche kam zurück. Im Januar stiegen die Fälle wieder. Am 17. kam es zu einer erneuten Maskenpflicht. Doch dieses Mal murrte das Volk deutlich lauter als beim ersten Mal. Es wurde eine ‚Anti-Masken-Liga' aus Bürgern und Ärzten gegründet, der mehr als 2000 Mitglieder angehörten.

Am 1. Februar 1919 war es dann mit der Maskenpflicht endgültig vorbei. In diesem Winter zählte San Francisco 50.000 Erkrankte, 3500 davon starben.

8. Mai

Es gibt ‚neue' Erkenntnisse zum Thema Tod durch Thrombosen und Embolien bei Covid-19. Am Institut für Rechtsmedizin des Universitätsklinikum Hamburg-Eppendorf (UKE) wurden zuletzt über 170 Corona-Opfer obduziert. Es zeigte sich, dass ein Großteil von ihnen Blutgerinnsel aufwies. Bei ungefähr einem Viertel konnte der Tod ursächlich darauf zurückgeführt werden.

In einem Fernsehinterview wurde der Direktor der Klinik für Intensivmedizin am UKE, Kluge, gefragt, ob ihn diese Ergebnisse erstaunten. Er sagte wörtlich: „Ja, ich bin geradezu schockiert."

Diese Aussage hat mich dann meinerseits schockiert. Für mich unverständlich, dass man diese Erkenntnisse in Deutschland als revolutionär ansieht. Es gab schon früh in China Hinweise darauf, dass die Verabreichung von Enoxaparin (Blutverdünner) das Sterberisiko bei Covid-19-Patienten verringert. Am 18. März (!) habe ich hier davon berichtet. Am 25. April habe ich einen

© Der/die Autor(en), exklusiv lizenziert durch Springer-Verlag GmbH, DE, ein Teil von Springer Nature 2020
M. Lalli, *Als wäre immer Sonntag*,
https://doi.org/10.1007/978-3-662-62510-1_58

Schweizer Arzt genannt, der eben diese Beobachtung im klinischen Alltag gemacht hat und eine großangelegte Studie angestoßen hat. Am 7. Mai fällt dann ein deutscher Klinikdirektor aus allen Wolken, der von eben diesen Befunden erfährt? Für mich unerklärlich.

Sollte ich jemals an Covid-19 erkranken, dann wünsche ich mir, dass ich sowohl im Krankenhaus als auch Zuhause rechtzeitig mit Clexane behandelt werde. Einige Ampullen habe ich glücklicherweise noch im Haus. Vielleicht wird mich das nicht retten, auf jeden Fall erspart es mir wahrscheinlich, plötzlich an einer Lungenembolie zu sterben. Und ich wünsche mir, dass eine solche Behandlung in Deutschland sehr bald zum allgemeinen Standard gehört. Noch weiß man nichts über die notwendige Dosis. Die eine Spritze, die es routinemäßig im Krankenhaus täglich bei jedem bettlägerigen Patienten gibt, ist aber offensichtlich zu wenig. Vielleicht ließe sich damit die Mortalität deutlich senken.

An dieser Misere ist aber leider auch das RKI schuld. Seine Empfehlung, Patienten aus Sicherheitsgründen nicht zu obduzieren, war hochgradig kontraproduktiv. Von den Toten lernt man für das Leben, das ist eine alte Erkenntnis der Pathologen. Es wäre gut gewesen, frühzeitig belastbare Daten zu den wahren Todesursachen bei Covid-19-Patienten zu haben.

Einen Tag nach Festlegung der Alarmobergrenze von 50 Neuinfektionen pro Woche auf 100.000 Einwohnern sorgt diese bereits für heftige Diskussionen. Ärzte und Gesundheitsämter halten sie für viel zu hoch. Solche Zahlen seien nicht mehr nachverfolgbar. Und es gibt bereits einige Kandidaten, die diesen kritischen Wert überschreiten.

Zu nennen ist hier der Landkreis Greiz in Thüringen. Er weist 87 Neuinfektionen auf 100.000 Einwohnern in den vergangenen sieben Tagen auf. Die dortige Landrätin sieht allerdings keine Veranlassung, die Maßnahmen wieder zu verschärfen. Im Gegenteil, sie werden wie überall auch dort gelockert. Das Infektionsgeschehen sei eng umgrenzt und räumlich lokalisiert. Im restlichen Kreis gäbe es nur eine durchschnittliche Anzahl neuer Fälle.

Des Weiteren gibt es den Landkreis Coesfeld in Nordrhein-Westfalen. Hier schlagen 54 neue Fälle pro Woche zu Buche. Das RKI meldet für den gestrigen Tag sogar 44 neue Infektionen. Diese betreffen hauptsächlich Mitarbeiter der Schlachterei Westfleisch. Heute wird gemeldet, dass sich offenbar 129 von ihnen angesteckt haben. Insgesamt 13 wurden in ein Krankenhaus eingeliefert. Der Betrieb wurde geschlossen.

Ein weiterer Kandidat ist der Landkreis Steinburg in Schleswig–Holstein. Auch hier werden die 50 Fälle je 100.000 Einwohner deutlich überschritten. Schuld ist, ähnlich wie in Coesfeld und zuvor in Pforzheim, wen wundert's, ebenfalls eine Schlachterei. Rumänische und bulgarischer Arbeiter, die zusammengepfercht in Billigimmobilien untergebracht sind, bieten einen idealen Nährboden für Corona. Diese Erfahrung musste bereits der vormalige Musterknabe Singapur machen. Man dachte bereits, man hätte den Ausbruch im Griff, als Tausende Gastarbeiter erkrankten. Als Reaktion will NRW jetzt alle Arbeiter in Schlachtbetrieben auf Corona testen lassen. Am Ende geht es uns wie den Amerikanern, wo das Fleisch knapp wird. Auch dort wurden Schlachthöfe geschlossen. Immer mehr Burgerketten streichen Hamburger mit Fleischpattys von ihrer Karte.

9. Mai

Erstaunlicherweise fragt man sich erst jetzt, was man mit jenen Landkreisen und Städten tun soll, die die Obergrenze von 50 Neuinfizierten pro Woche überschreiten. Es sieht nicht so aus, als hätte man vorher darüber nachgedacht. In Italien hat man versucht, diese Gebiete abzusperren. Mit mehr oder weniger großem Erfolg. Die Menschen sind auf Schleichwegen in die Nachbarorte gefahren. Aus meiner Sicht besteht zudem die Gefahr, dass nun weniger getestet wird. Welcher Landrat oder Bürgermeister möchte schon riskieren, dass seine Bürger wieder unter Restriktionen leiden müssen? Und es ist ja nicht nur ihr Leid. Es ist auch ihre zunehmende Wut, die den Politikern Angst macht.

Die Wutbürger sind nämlich wieder unterwegs. Es gibt immer mehr Demonstrationen. Den Gerichten liegen über 1000 Eilanträge gegen die coronabedingten Beschränkungen vor. Mal geht es um das Tragen der Masken, mal um die Besuche in Alten- und Pflege-

© Der/die Autor(en), exklusiv lizenziert durch Springer-Verlag GmbH, DE, ein Teil von Springer Nature 2020
M. Lalli, *Als wäre immer Sonntag*,
https://doi.org/10.1007/978-3-662-62510-1_59

heimen oder um das eingeschränkte Recht, nach Belieben zu reisen. In den allermeisten Fällen werden die Anträge abgewiesen.

Nach den neuesten Umfragen unterstützt eine Mehrheit der Bevölkerung den gegenwärtigen Kurs der Regierung. Einigen geht die Öffnung sogar zu schnell. Nur etwa zehn Prozent der Menschen im Lande begehren auf. Die AfD hat sich neuerdings zu ihrem Fürsprecher gemacht. Anfänglich hatte sie den Kopf eingezogen und abgewartet, wie sich die Lage entwickelt. Jetzt richtet sie sich vehement gegen die Einschränkung der Grundrechte. Alice Weidel sagte unlängst im Bundestag: „Man hat uns Ostern genommen, Weihnachten werden wir wieder feiern." Auffällig, dass sie Pfingsten ausgelassen hat. Vielleicht aus Vorsicht. Auch die AfD gehört zu den Feiglingen, die einen halbherzigen Aufstand proben. Doch es sind nicht nur die Rechten (und Entrechteten), die sich wehren. Auch auf der Linken formiert sich Widerstand. Im Grunde eine ähnliche Allianz, wie man sie von den Impfgegnern kennt. Apropos Impfgegner: Laut einer weiteren Umfrage würden sich fast 40 % der US-Amerikaner nicht gegen Covid-19 impfen lassen. Das weckt Hoffnung, der Impfstoff könnte doch für die ganze Welt reichen.

Gestern kam im Fernsehen ein interessanter Bericht über die Spätfolgen einer Covid-19-Erkrankung. Es ging um einen Mann mit einem schweren Krankheitsverlauf, der elf Tage sediert und intubiert war, also künstlich beatmet wurde. Er war sich dessen bewusst, dass er nur mit Glück überlebt hatte. Geholfen hat ihm sicherlich seine gute körperliche Verfassung. Trotz seines Alters von 61 Jahren war er zuletzt noch Marathon gelaufen, angeblich sogar Ultra-Marathon, also eine besonders lange Ausgabe des Klassikers.

Dennoch war er in einer mäßigen gesundheitlichen Verfassung. Die Rehabilitation würde vermutlich Monate dauern, hieß es. Auch der Leiter der Reha-Klinik wurde interviewt. Die Folgen von Langzeitbeatmungen seien bekannt. Es gäbe bereits vor Corona zahlreiche Fälle und abgestimmte Behandlungen. Die Patienten müssten vieles neu erlernen. Insofern habe die Reha Gemeinsamkeiten mit jener von Schlaganfallpatienten. Nichts sei mehr wie gewohnt – weder das Gehen noch das Sprechen. Vor allem beim Atmen müsste man ganz vor vorne anfangen. Der Körper würde nach dieser langen Zeit „vergessen", dass er atmen muss, um zu überleben. Das müsse man also ganz gezielt und individuell trainieren. Auch Langzeitfolgen seien möglich. Die Lunge würde geschädigt und erhole sich nicht wieder vollständig. Je nach Schwere müsse man sogar lebenslang Atemhilfen benutzen.

Selbst die Patienten, die eine Langzeitbeatmung über-leben – es ist eine Minderheit – kämpfen mit den lang-wierigen Folgen von Covid-19. Manche nur Wochen und Monate, manche für den Rest ihres Lebens. Eine beunruhigende Perspektive, die man nicht aus den Augen verlieren sollte. Es geht nicht nur um Tote, es geht auch um lebenslang geschädigte Patienten.

Ich möchte heute kurz auf das sogenannte schwedische Modell eingehen. Dieses wird auch bei uns immer wieder als Vorbild genannt, wenn es darum geht, weniger restriktive Maßnahmen zu befürworten. Selbst die WHO hat es kürzlich ausdrücklich gelobt.

Zum einen handelt es sich um ein weit verbreitetes Missverständnis, die schwedische Strategie als *laissez faire* aufzufassen. Das beteuern die Schweden immer wieder. Tatsächlich gibt es auch dort viele Verbote, was zum Bei-spiel größere Veranstaltungen angeht. Wahr ist, dass Schulen und Kindergärten geöffnet blieben und dass auch Bars und Restaurants unter bestimmten Auflagen besucht werden dürfen. Ein Modell für die übrige Welt?

Dagegen sprechen zwei Dinge. Zum einen sind die schwedischen Infektionszahlen seit zwei Monaten mehr oder weniger konstant. Es ist kein exponentielles Wachstum, aber auch keine signifikante Abnahme zu beobachten. Auch die Opferzahlen sind hoch. Bisher sind über 3000 Menschen in Schweden an und mit Covid-19 gestorben, bezogen auf die Einwohnerzahl ein im Vergleich mit Deutschland dreifacher Wert.

Doch das ist nicht der entscheidende Punkt. Schweden hat immer auf die Selbstverantwortung der Menschen gesetzt. Jedem stünde es frei, ein Risiko einzugehen. So dürfen Eltern beispielsweise selbst entscheiden, ob sie ihre Kinder in Schulen oder Kitas schicken. Mehr als ein Viertel hat sich dagegen entschieden. Der Lockdown wurde also nicht von oben bestimmt, es wurden lediglich Rahmenbedingungen definiert. Wie weit man sich einschränkt, bleibt dann im Ermessen des Einzelnen.

Die Frage ist, ob ein solches Modell, das auf Eigenverantwortung und soziale Rücksichtnahme basiert, auf andere Gesellschaften übertragbar ist. In Italien, einem Land, das sehr individualistisch geprägt ist und in dem eher eine Ellbogenmentalität vorherrscht, wäre das sicher nicht möglich. Solidarität ist hier außerhalb des engeren Familienverbundes unüblich. Die strengen Auflagen während der Corona-Beschränkungen mussten mit einem riesigen Aufgebot von Polizei und Militär durchgesetzt werden. Appelle nutzten wenig. Es wurden hunderttausende, zum Teil drakonische Geldstrafen für die Übertretung der geltenden Regeln verhängt.

Deutschland ist sicherlich anders. Doch auch wir sind noch meilenweit vom Gemeinsinn der skandinavischen Gesellschaften entfernt. Das schwedische Modell funktioniert also vielleicht in Schweden. Wir werden das noch erleben. Aber kaum in der restlichen Welt.

Interessanterweise gibt es neuerdings auch bei uns einen Schwenk zu mehr individueller Verantwortung. Das hat heute Winfried Kretschmann, unser grüner Minister-präsident, treffenderweise so formuliert. Der Bund hat die Verantwortung weitgehend an die Länder delegiert. Die Länder haben sie den Kreisen und Städten weitergereicht. Diese nehmen nun den einzelnen Bürger ins Visier. „Pass auf, sonst müssen wir wieder zurück zum Lockdown!" das scheint die neue Devise zu sein. Kein falscher Ansatz, aus meiner Sicht. Man kann den Bürger nicht wie ein kleines Kind an die Hand nehmen und ihm sagen, was er zu tun und zu lassen hat. Ein Theatermensch beklagte sich in diesem Sinne kürzlich: „Wir sind nicht Merkels Kinder!" Die Frage ist allerdings, ob wir Kinder tatsächlich schon erwachsen sind. Werden wir unsere neuen alten Freiheiten mit Maß genießen oder werden wir uns daran besaufen und mit einem heftigen Kater wieder aufwachen? Die Zukunft wird es zeigen.

10. Mai

Der SPIEGEL spricht heute vom Ende der Kanzlerindemokratie. Merkel konnte sich nicht durchsetzen und hat die Verantwortung den Ländern überlassen. Sie habe sogar mit Rückzug gedroht. Kein Geheimnis ist, dass der Kanzlerin die Lockerungen zu schnell gehen. Doch die Ministerpräsidenten sehen den Unmut (eines kleinen, aber lautstarken Teils) der Bevölkerung und fürchten, dass sich die Rechten, allen voran die AfD, zu ihrem Fürsprecher machen. Gegenwärtig wird von einer drohenden Spaltung der Gesellschaft gewarnt. Angesichts der Zustimmung der überwiegenden Mehrheit vielleicht übertrieben und doch mittelfristig durchaus gefährlich.

Merkel scheint nach 15 Jahren Kanzlerschaft am Ende zu sein. Die Möchtegernkandidaten Söder und Laschet scharren mit den Füßen, und die anderen Länderchefs profilieren sich ebenfalls auf ihre Kosten. In den USA nennt man einen Präsidenten am Ende seiner Amts-

© Der/die Autor(en), exklusiv lizenziert durch Springer-Verlag GmbH, DE, ein Teil von Springer Nature 2020
M. Lalli, *Als wäre immer Sonntag*, https://doi.org/10.1007/978-3-662-62510-1_60

zeit *lame duck,* und zu einer solchen lahmen Ente ist die Kanzlerin jetzt ebenfalls geworden.

Heute ist Sonntag. Die Infektionszahlen haben sich meldetechnisch halbiert. War der kurze Ausbruch letzte Woche ein Fehlsignal, eine sogenannte Bullenfalle, wie man sie von der Börse kennt? Nach einem einzigen Tag ist das schwer zu sagen. Auch die Zahlen morgen werden nach einem weiteren schwachen Meldetag nicht aussagekräftig sein. Es gilt, die nächste Woche abzuwarten.

Die Sportstudios sollen bald wieder öffnen. Mein Sohn kann es kaum erwarten. McFit in Köln will am 14.Mai aufmachen. Bei uns wird es etwas länger dauern. Insgesamt sind zwei Monate seit der Schließung vergangen.

Man soll in Sportkleidung erscheinen. Umkleiden und Duschen bleiben geschlossen. Also eine weitere Förderung des Individualverkehrs, denn wer möchte schon in Sportklamotten in der Straßenbahn oder im Bus sitzen?

Dass der ÖPNV zum großen Verlierer der Krise wird, ist abzusehen. Busse und Bahnen haben ihren normalen Takt wieder aufgenommen, doch sie bleiben weitgehend leer. Auch ich selbst habe seit März kein derartiges Verkehrsmittel mehr genutzt. Alte Menschen trauen sich nicht ins vermeintliche Gedränge, und die Schüler sind nach wie vor Zuhause. Studenten fahren bei diesem schönen Wetter Fahrrad, aber auch sie werden noch größtenteils online unterrichtet.

Dafür werden die Straßen von Tag zu Tag voller. Wird sich der Trend weg vom Individualverkehr zur öffentlichen Beförderung umkehren? In Deutschland wird über eine Förderung der Automobilindustrie heftig diskutiert. Wie nach der Finanzkrise soll es wieder eine Abwrackprämie geben. In Italien soll die Anschaffung von Fahrrädern und Scootern subventioniert werden. Die Fahrten mit Sharing- und Hailingdiensten haben aus Furcht vor Ansteckung stark abgenommen. Uber denkt über Massenentlassungen nach. Mein Auto ist meine Burg, scheinen viele Menschen wieder zu denken. Sie fühlen sich darin sicher, gleichgültig wie voll die Straßen und wie lang die Staus sind. Und es gibt einen regelrechten Run auf Konzessionen für Autokinos. Soziale Distanzierung führt zu Individualisierung. Diese führt wiederum zu Individualverkehr. Das ist ebenso logisch wie unvermeidbar. Ich hoffe, die Gesellschaft hat sich mit Corona nicht auf den Weg zurück in die Steinzeit der Mobilität gemacht. Das wäre für unsere Städte und für die Umwelt eine Katastrophe.

11. Mai

Seit einigen Tagen haben Weltverschwörungstheorien Hochkonjunktur, pardon, Weltverschwörungsmythen, man soll diese Ansätze sprachlich nicht aufwerten. Selbst deutsche Bischöfe sind unlängst mit einem Pamphlet an die Öffentlichkeit getreten. Sie warnen davor, der Kampf gegen Covid-19 diene als „Vorwand zur Unterstützung unklarer Absichten supranationaler Einheiten, die sehr starke politische und wirtschaftliche Interessen verfolgen". Man strebe die Gründung einer „hasserfüllten technokratischen Tyrannei" an, deren Ziel es sei, die „christliche Zivilisation auszulöschen". Im Übrigen würden Impfstoffe aus abgetriebenen Föten gewonnen.

Nun kursieren seit Anfang der 90er Jahre vermehrt solche Weltverschwörungsmythen. Die Strickmuster ähneln sich. Globale Eliten, Geheimorden, die ‚Reichen‘ streben eine ‚Weltregierung‘ an, der sich die Massen unterordnen müssen.

© Der/die Autor(en), exklusiv lizenziert durch Springer-Verlag GmbH, DE, ein Teil von Springer Nature 2020
M. Lalli, *Als wäre immer Sonntag*,
https://doi.org/10.1007/978-3-662-62510-1_61

Zu den Hauptverdächtigen gehört die Bilderberg-Gruppe, die auf ihren jährlichen Konferenzen die Mächtigen und Einflussreichen dieser Welt um sich sammelt, um zweifelhafte Weltherrschaftspläne zu schmieden. Aktivste Teilnehmer der seit 1954 stattfindenden Treffen waren Giovanni Agnelli, David Rockefeller und Henry Kissinger. Aber auch Jürgen Schrempp, Hilmar Kopper, Josef Ackermann und Helmut Schmidt waren schon dabei. Emmanuel Macron nahm ebenfalls einmal teil und wurde prompt im Jahr darauf französischer Staatspräsident, ein weiterer Beweis für den Einfluss dieses Kreises, wie behauptet wird. Er positioniert seine Favoriten auf dem weltweiten Schachfeld, um den globalen Umsturz voranzutreiben.

Die Idee einer Weltregierung ist keineswegs neu. Es gab eine Zeit, in der man dem Völkerbund oder der UNO eine solche Rolle zutraute. Am Anfang des 20. Jahrhunderts standen solche Vorstellungen für den Wunsch nach Weltfrieden, Überwindung des Hungers und gerechtem Zusammenleben der Menschen, eine durchaus positive Utopie.

Der englische Schriftsteller H.G. Wells, bekannt durch seine Science-Fiction-Romane, schrieb 1939 das Werk ,The New World Order', das genau dies propagierte: Eine sozialistische Weltgemeinschaft, die in Frieden und Wohlstand leben sollte. Hierbei distanzierte er sich ausdrücklich vom Stalinismus sowjetischer Machart. Der Gang der Geschichte ist bekannt. Zeitgleich brach der 2. Weltkrieg aus und verbannte diese Träume in eine weite Ferne.

Warum sich die Idee einer New World Order (NWO) in neuerer Zeit in eine Dystopie verwandelte, hat sicherlich viele Gründe. Diese Entwicklung speist sich zum einen aus einer Totalitarismuskritik, die absolute Entwürfe jeglicher Art verurteilt. Zum anderen leben wir de facto in einer sich vereinheitlichenden Weltgesellschaft, und so wendet sich die Ablehnung einer NWO im Kern gegen die kapitalistische Wirtschaftsweise insgesamt und die damit einhergehende Globalisierung. Nicht umsonst werden die treibenden Kräfte der drohenden NWO bei den supranationalen Konzernen und den Milliardären dieser Welt gesehen. An vorderster Front, sozusagen als das personifizierte Feindbild, steht Bill Gates: Gründer und Eigner eines Weltkonzerns, einer der reichsten Männer der Welt und Financier einer der einflussreichsten Stiftungen, einer Stiftung, die sich ausgerechnet, man ahnt es, die Impfung der Menschheit auf die Fahnen geschrieben hat.

So ist es kein Wunder, dass diese mächtigen Zirkel die Corona-Krise mithilfe der Pharmaindustrie dazu instrumentalisieren, ihre lang beabsichtigte Diktatur zu errichten. Deren erster Schritt ist die weltweite Einschränkung der bürgerlichen Freiheiten. Denkbar zudem, dass die nachfolgenden Impfungen dazu dienen, die Menschen genetisch so zu manipulieren, dass sie sich dieser neuen Weltordnung widerstandslos fügen. Manche vermuten, dass man einen Chip eingepflanzt bekommt. Insofern ist das, was wir heute erleben, nur der Anfang einer Revolution gegen die Nationen, gegen die Regionen und gegen die Freiheit. So lautet der Tenor, der Verschwörungsromantiker.

So abstrus oder kurios diese Thesen sind, man erkennt darin einen rationalen Kern, der sich aus dem Unbehagen vieler Menschen angesichts der Entwicklungen der vergangenen Jahrzehnte speist. Der Einzelne wird immer weniger wichtig. Er sieht sich als Teil einer gigantischen Weltmaschine, die ihm immer weniger Wahlmöglichkeiten lässt. Insofern sind die jetzt getroffenen Einschränkungen nur ein Symbol für das, was viele seit geraumer Zeit erleben. Das macht die Gefährlichkeit dieser Verschwörungsmythen aus. Sie fokussieren nur, was es bereits verbreitet gibt. Dass dann ein veganer

Koch türkischer Abstammung zu einem Leitbild dieser Bewegung geworden ist, bleibt ein Treppenwitz der Geschichte.

13. Mai

In unserer Postfiliale gibt es Toilettenpapier zum Sonder-
preis von 2,99 € (herabgesetzt von 3,99 €). Auch FFP2-
Masken werden dort zu einem vernünftigen Preis
angeboten. Bei REWE ist das Mehlregal allerdings halb
leer. Es prangt ein Schild, das darauf hinweist, dass pro
Kopf nur zwei Pakete abgegeben werden. Ein gemischtes
Bild also.

Gestern habe ich nichts geschrieben. Das liegt nicht
nur daran, dass die allgemeine Lage wenig verändert ist
und aktuelle Nachrichten fehlen. Ich fühlte mich nicht
besonders, hatte ein Kratzen im Hals und war schlapp.
Heute geht es mir wieder besser.

Natürlich denke auch ich bei jeder Kleinigkeit, ich hätte
mich angesteckt. Doch die Wahrscheinlichkeit ist sehr
gering. In unserem Kreis hatten wir in den vergangenen
sieben Tagen keinen einzigen neuen Fall. Auf der RKI-
Landkarte sind wir deshalb weiß unterlegt, das ist die
beste Farbe, die man erreichen kann. Rot sind nur noch

© Der/die Autor(en), exklusiv lizenziert durch Springer-Verlag
GmbH, DE, ein Teil von Springer Nature 2020
M. Lalli, *Als wäre immer Sonntag*,
https://doi.org/10.1007/978-3-662-62510-1_62

die Kreise Coesfeld und Sonneberg. Der Landkreis Greiz hat sich vorläufig in den orangenen Bereich gerettet.

Ich habe kein regelrechtes Halsweh. Der Rachen ist eher trocken, als hätte ich lange durch den Mund geatmet. Ich muss mich häufig räuspern und schlucken. Das ist alles. Fieber habe ich nicht oder höchstens ein paar Zehntel Grad mehr als üblich.

Ob ich mir Sorgen mache? Eher nicht. Ich glaube, dass ich eine Infektion gut wegstecken würde. Mein Immunsystem arbeitet effizient. Ich bin selten krank. Und wenn es mich mal erwischt wie 2017 die echte Grippe, dann dauert es bei mir nur wenige Tage, bis ich wieder auf dem Damm bin. Damals lag ich einen Tag im Bett. Ansonsten habe ich normal gearbeitet.

Doch das heißt nichts. Das Virus ist neu, und es ist unvorhersehbar, wie jemand darauf reagiert. Vorsorglich habe ich mich letzten Herbst gegen Pneumokokken impfen lassen. An Corona hat damals noch niemand gedacht. Kürzlich war ich routinemäßig beim Kardiologen. Er hat mir ein gesundes und kräftiges Herz bestätigt. Mein einziger Risikofaktor, neben einem leicht erhöhten Blutdruck, ist mein Asthma. Dieses ist allerdings schwach ausgeprägt. Bei körperlicher Belastung gerate ich schnell außer Atem. Ohne diesen Hinweis würde ich es vermutlich nicht einmal bemerken. Dazu kommt noch leichtes Übergewicht.

Wenn man alles zusammenzählt, finden sich also drei Risikofaktoren. Erstaunlich, wie schnell das geht. Und so ist es kein Wunder, dass man den Corona-Opfern leicht bescheinigen kann, sie litten an multiplen Vorerkrankungen. Sollte ich also an Covid-19 sterben, würde man nur mit den Schultern zucken und sagen, dass sich angesichts meiner katastrophalen körperlichen Verfassung niemand zu wundern bräuchte. Ich fühle mich kerngesund; auf dem Papier bin ich aber schon halbtot.

Das Virus bringt es an den Tag. Vormals scheinbar intakte Gesundheitssysteme und Einrichtungen erweisen sich als morsch und anfällig. Warum sollte es meinem Körper anders ergehen?

Das Verm lt lhr sen sserte sthetisg Wunden – benbr
ming Gradtdruts usa kl Jahrhundtns wurden s
ich schon ht und andere Werke voller Metaphern
... geprägt Land ...

14. Mai

Heute Nacht hatte ich leichtes Fieber. 38 Grad oder so. Jetzt mache ich mir doch Sorgen. Am Morgen habe ich Paracetamol ein genommen. Eigentlich bevorzuge ich in solchen Fällen Ibuprofen, doch das geriet bei Corona in Verruf. Es gab französische Studien, die eine Verschlechterung der Covid-19-Symptomatik beobachtet haben wollen. Ich halte solche Behauptungen für sehr vage und glaube nicht daran. Doch sicher ist sicher.

Paracetamol ist ein starkes Gift. Schon eine schwache Überdosierung führt zu einem schnellen und schmerzhaften Tod. Das ist bei uns wenig bekannt, und die meisten Menschen nehmen es arglos. Auch seinen Kindern gibt man es gern. Es gibt Länder, in denen es verschreibungspflichtig ist. In England ist es zum Beispiel eine beliebte Art, sich umzubringen. Selbst wenn man noch lebendig gefunden wird, ist es meist zu spät. Die Leber ist zerstört. Ohne eine schnelle Transplantation hat man keine Chance. Auf meiner Liste der Lieblings-

© Der/die Autor(en), exklusiv lizenziert durch Springer-Verlag GmbH, DE, ein Teil von Springer Nature 2020
M. Lalli, *Als wäre immer Sonntag*,
https://doi.org/10.1007/978-3-662-62510-1_63

methoden, Suizid zu begehen, steht Paracetamol sehr weit hinten. Von einer Tablette bekomme ich aber höchstens einen Ausschlag, ein rosafarbener Flash am ganzen Körper, der bald wieder weggeht.

Auf jeden Fall hat es gewirkt. Das Fieber ist weg, und ich fühle mich fast normal. Es bleibt das Kratzen im Hals, das langsam hinunterzuwandern scheint. Manchmal muss ich husten, doch das ist bei meinem Asthma nichts Ungewöhnliches.

Vorsorglich habe ich meine Ärztin angerufen. Sie meint, im Moment ginge das um. Ich bräuchte mir keine Sorgen zu machen. Immer, wenn ich einen Arzt frage, bekomme ich die gleiche Antwort: „Es geht gerade um." Soll das die Patienten beruhigen? Ihnen zeigen, dass sie nichts Besonderes sind? Dass die Sorgen, die man sich macht, nur Ausdruck des Hypochonders sind, der in jedem von uns steckt?

Tatsächlich neige ich dazu, mir Sorgen, um meine Gesundheit zu machen. Ich weiß nicht, ob ich das schon geschrieben habe. Schon als Kind war ich davon überzeugt, Krebs zu haben. Das setzte sich im Erwachsenenalter fort. Nur die Krebsarten, die ich hatte, wechselten. Knochenkrebs, Hautkrebs, Lymphdrüsenkrebs, Leukämie. Am besten waren jene Arten, die wenig Symptome aufwiesen. Wenige oder gar keine. Auch Schmerzen waren ungeeignet, denn dann wäre ich vielleicht zum Arzt gegangen. So habe ich jahrelang in der dumpfen Angst gelebt, bald aus dem Leben scheiden zu müssen. Tragisch, aber unabänderlich.

Mit fortschreitendem Alter hat sich das dann erstaunlicherweise gebessert. Erstaunlich deshalb, weil das Risiko, krank zu werden, immer größer wird, je älter man wird. Meine Theorie lautet, dass echte Risiken vor eingebildeten schützen. Oder anders gesagt, bin ich tatsächlich gefährdet, brauche ich mir keine zusätzlichen

Gefahren einzureden. Dieser Effekt ist gerade jetzt gut zu beobachten. Das allgegenwärtige Ansteckungsrisiko führt zu einer Abnahme hypochondrischer Episoden.

Doch das ist nur die halbe Wahrheit, denn man kann sich auch eine Ansteckung mit dem Corona-Virus einbilden. Man sieht, der Hypochonder findet immer eine Möglichkeit, seiner Neigung nachzugehen.

Diese Überlegung hat mich beruhigt. Offensichtlich habe ich mir einen harmlosen Virus eingefangen und bilde mir lediglich ein, an Covid-19 erkrankt zu sein. Als geübter Hypochonder fällt es mir leicht, mich hier herauszureden. Deshalb werde ich mich vorerst nicht testen lassen. Wenn ein Hypochonder anfängt, zum Arzt zu rennen, dann wird er zum Stammgast in allen Wartezimmern der Stadt, schlimmer, es nimmt ihm niemand mehr ab, er könne jemals ernsthaft krank werden.

15. Mai

Ich beginne, um mich selbst zu kreisen. Schaue auf jedes Niesen, auf jedes Husten, behalte meine Körpertemperatur im Auge, als wäre ich ein Atomkraftwerk, das jederzeit außer Kontrolle geraten kann.

Währenddessen gehen die Lockerungsübungen weiter. Die Restaurants sollen bei uns bald wieder öffnen. Erste Urlaubsfahrten möglich werden. Die Nachbarländer beginnen, um deutsche Touristen zu buhlen. Italien hat Deutschland ein bilaterales Angebot unterbreitet, das die Angebetete brüsk zurückgewiesen hat. Sie ziert sich noch etwas. Man müsse ein europaweites Abkommen findet, säuselt sie, und man weiß nicht, ob sie es ernst meint oder ob das nur eine Ausrede ist.

Auf jeden Fall rückt ein Sommerurlaub in greifbare Nähe. Er wird anders sein als in den Jahren zuvor. Das erscheint sicher. Fernreisen bleiben tabu. Doch in Deutschland wird man sich halbwegs frei bewegen können. Die Hotels und Ferienhäuser an Nord- und

© Der/die Autor(en), exklusiv lizenziert durch Springer-Verlag GmbH, DE, ein Teil von Springer Nature 2020
M. Lalli, *Als wäre immer Sonntag*,
https://doi.org/10.1007/978-3-662-62510-1_64

Ostsee melden wachsende Buchungszahlen. Es wird nicht mehr lange dauern, bis alle deutschen Kapazitäten erschöpft sind.

Aber vielleicht wird man auch nach Holland fahren können. Nach Belgien eher nicht, denn dort ist die Infektionsgefahr noch immer groß. Belgien ist gemessen an seinen Einwohnern das am härtesten betroffene Land Europas. Niemand weiß genau, warum.

Wir waren vergangenes Jahr zum ersten Mal an der belgischen Nordseeküste. Die ehemals pittoresken Jugendstil-Kurstädtchen wurden im zweiten Weltkrieg arg zerstört. Heute dominieren moderne und gesichtslose Bauten das Bild. Wenn man in Ostende auf den Spuren von Stefan Zweig und Freunden wandelt, kann man sich kaum vorstellen, wie es dort in den 30er Jahren ausgesehen haben mag. Das Essen ist gut, die Menschen unfreundlich bis feindselig. Dafür gibt es eine Straßenbahn, die die ganze Küste, immerhin 70 km, abfährt.

Eigentlich bevorzugen wir die Meere des Südens, notfalls die Alpenseen. In den zurückliegenden Jahren waren wir aber einige Male in Noordwijk an der holländischen Nordseeküste. Es hat uns gut gefallen. Man kann stundenlang an einem menschenleeren Strand spazieren und den Kite-Surfern zuschauen. Vorgestern sind fünf davon auf unerklärliche Weise ums Leben gekommen.

Wir überlegen, dieses Jahr vielleicht wieder hinzufahren. Es ist näher als das Mittelmeer oder der Gardasee. In fünf Stunden ist man da. Wir könnten den Hund mitnehmen. An diesem Strand wimmelt es von Hunden. Die Weite ist beruhigend. Die Strände sind ganz anders als jene meiner Heimat. Doch in der Hauptsaison wird es sicher dort noch voller als sonst. Die Menschen wissen nicht mehr, wohin. Hinzu kommt, dass alle Kapazitäten durch die Abstandsregeln gekürzt werden müssen. Man schätzt, dass nur noch 50 oder 60 % der üblichen Gäste aufgenommen werden können. Der September wäre eine gute Alternative. Oder der Oktober. Das letzte Mal waren wir im Herbst dort, und es war sehr angenehm.

Ich habe noch einmal mit meiner Ärztin telefoniert. Sie meint, ich sollte mich testen lassen. Spätestens morgen, wenn es nicht deutlich besser würde. Doch ich fühle mich verhältnismäßig gut, auf jeden Fall nicht sterbenskrank. Schon die Vorstellung, das Corona-Taxi könnte hier anrücken und die Nachbarschaft beunruhigen, ist mir unangenehm. Selbst wenn der Test dann negativ ausfiele, würde uns jeder aus dem Weg gehen und schief ansehen. Meine Ärztin meint, auf dem Alten Messplatz stünde eine temporäre Teststation, wo man sich schnell und unauffällig testen lassen könnte. Man bräuchte allerdings einen Code, den sie mir aber geben könnte. Offenbar will man verhindern, dass jemand ohne triftigen Grund dort vorfährt. Ich werde es mir überlegen.

16. Mai, fünfter Tag

Seit heute gibt es eine neue Zählweise. Ich habe begonnen, meine Symptomtage zu zählen. Heute ist bereits der fünfte. Es ist erstaunlich, wie schnell es geht. Das liegt daran, dass diese Krankheit schleichend gekommen ist und kaum Fahrt aufgenommen hat.

Mir geht es unverändert gut. Oder unverändert schlecht. Eine Frage der Perspektive. Auf jeden Fall unverändert. Ich nehme weiterhin Paracetamol gegen das Fieber und ACC, um den Husten zu lösen. Dieser ist schlimmer geworden. Ich habe regelrechte Hustenanfälle, ein Reizhusten, der nicht mehr aufhören will.

Um meine Partnerin nicht ständig zu wecken, bin ich heute Nacht in mein eigenes Zimmer ausgewichen. Es ist mein Homeoffice, hat aber auch eine Klappcouch, auf der man ordentlich schlafen kann. Ich benutze sie selten. Eigentlich nur, wenn ich meine Ruhe haben will oder wir uns gestritten haben, was allerdings selten vorkommt.

© Der/die Autor(en), exklusiv lizenziert durch Springer-Verlag GmbH, DE, ein Teil von Springer Nature 2020
M. Lalli, *Als wäre immer Sonntag*,
https://doi.org/10.1007/978-3-662-62510-1_65

Sollte ich wirklich infiziert sein, wäre es eine gute Idee, ab jetzt dauerhaft getrennt zu schlafen. Vielleicht sollten wir uns zudem in der Wohnung möglichst aus dem Weg gehen. Gerade ist eine Studie zum sogenannten Webasto-Cluster erschienen. Sie zeigt, dass drei Viertel der Familienangehörigen ebenfalls infiziert wurden.

Eine weitere Studie aus Italien bezieht sich auf die Verbreitung des Virus in einigen lombardischen Ortschaften. Ich hatte von Alzano und Nembro berichtet, wo im März dieses Jahres eine deutliche Übersterblichkeit beobachtet wurde. Dort starben in diesem Monat zwischen 0,5 und 1 % der Bevölkerung. Ein erstaunlich hoher Wert.

Eine flächendeckende Blutuntersuchung hat ergeben, dass zwischen 30 und 60 % der dortigen Bevölkerung Antikörper gegen das Virus besitzt, also eine Infektion offenbar bereits hinter sich haben. Das sind Zahlen, bei denen man von Herdenimmunität zu sprechen beginnt. Rechnet man diese Angaben hoch, so kommt man zu einer Letalität, die sich im hohen Promillebereich bewegt. Das passt sehr gut zu den Schätzungen, die ich weiter oben wiedergegeben habe. Dort sprach ich von 0,5 bis 1,5 %.

Norditalien hatte also deshalb so viele Tote, weil dort bereits ein Großteil der Bevölkerung infiziert war. Das gilt zumindest für die am schwersten betroffene Region Bergamo mit ihren gut eine Million Einwohnern.

Es ist beruhigend, dass die reale Letalität vergleichsweise niedrig ist. Teilt man die amtlichen Toten durch die offiziell Infizierten, so käme man in Deutschland auf 4,5 %, in Italien auf 14 %, weltweit laut WHO auf immerhin 6,5 %. Im Lichte der in Italien durchgeführten Reihentests sind diese Ziffern viel zu hoch. Es scheint sich zu bewahrheiten, dass die hohen Mortalitätsraten auf große Dunkelziffern bei den Infizierten zurückzuführen sind.

Wenn ich ehrlich sein soll, beruhigt mich diese Erkenntnis im Augenblick nicht. Heißt das, dass meine eigene Sterbewahrscheinlichkeit im Moment lediglich ein Prozent beträgt (sollte ich das Virus tatsächlich haben)? Da es aber offenbar viele asymptomatische Fälle gibt (und ich nicht dazu gehöre), müsste die Wahrscheinlichkeit erheblich höher liegen. Vermutlich gehöre ich zu den 20 % der wirklich Kranken, dann läge meine gegenwärtige Wahrscheinlichkeit, an Covid-19 zu sterben, bei fünf Prozent. Nicht wirklich viel, aber auch nicht wirklich wenig.

Es ist Samstag. Die übliche Fahrt ins Büro fällt heute aus. Auch das *ToGo* vom Jakob. Für heute Abend hat sich mein Sohn zum Grillen angekündigt. Ich werde ihm absagen müssen. Noch überlege ich, ob ich mich tatsächlich testen lassen soll. Einen Code habe ich bekommen. Dieser gilt offenbar aber nur an einem Tag. Morgen wird er wechseln. Man will vermeiden, dass der Schlüssel zum Test massenhaft weitergereicht wird.

Die Menschen sind begierig, sich testen zu lassen. Wenn sie dann negativ sind, beruhigt sie das nicht. Nur Tage später wollen sie erneut getestet werden. Ein Hypochonder ist durch einen negativen Test nicht zu beeindrucken. Das ist vielleicht der Grund, warum ich mich nicht testen lassen will. Durch einen negativen Test würden meine Symptome nicht verschwinden. Irgendwo tief in mir drin würde ich dennoch denken, infiziert zu sein. Bekanntlich gibt es auch falschnegative Testergebnisse.

17. Mai, sechster Tag

Sonntag. Ausgerechnet am Sonntag werde ich mich testen lassen. Meine Nacht war unruhig. Ich habe schlecht geschlafen. Mir fällt das Atmen schwerer, doch das ist vielleicht Einbildung.

Wenn man zu sehr auf seine Atmung achtet, stellt man alles Mögliche fest: Man atmet zu oft, zu selten, zu flach, zu tief. Dreißig Atemzüge pro Minute wären ein Fall für die Intensivstation, habe ich irgendwo gelesen. Ich müsste die Zeit stoppen. Dann gibt es Situationen, wo ich das Atmen zu vergessen scheine. Es hört einfach auf. Es sind nur Sekunden, aber es gibt keine Anzeichen, es könnte jemals weitergehen. Ich könnte mich dazu zwingen, aber es geht nicht. Es ist, als stünde ich unter Hypnose.

Dann habe ich Angst einzuschlafen. Kann man im Schlaf sterben, weil die Atmung aussetzt? Ich habe im Hinterkopf, dass der menschliche Körper einen Notfallmechanismus besitzt. Sinkt die Sauerstoffsättigung unter einen bestimmten Wert, gibt das Gehirn ein Aufweck-

© Der/die Autor(en), exklusiv lizenziert durch Springer-Verlag GmbH, DE, ein Teil von Springer Nature 2020
M. Lalli, *Als wäre immer Sonntag*,
https://doi.org/10.1007/978-3-662-62510-1_66

signal. Man wird wach und schnappt nach Luft. Ich hoffe, das stimmt.

Bei Covid-19 fühlen sich die Patienten noch weitgehend gesund, obwohl die Sauerstoffsättigung im Blut bereits bedenklich niedrig ist. Alles, was unter 80 % liegt, wäre ein solcher Wert. Ich wüsste gerne, wie es um mein eigenes Blut bestellt ist.

Die Eisheiligen sind gerade vorbei. Die Sonne scheint, als ich losfahre, doch es ist kälter als vermutet. Über einem T-Shirt trage ich eine dünne Jacke und fröstle. Ein wenig nervös bin ich schon, obwohl mich nichts Schlimmes erwartet. Der Abstrich tut nicht weh, und auch das Ergebnis bekommt man nicht sofort.

Und doch ist ein solcher Test folgenschwer. Schon die Tatsache, sich testen zu lassen, ist ein Eingeständnis, dass man krank ist, so krank, dass man es nicht mehr beiseiteschieben kann. Oder man ist ein Hypochonder, eine beruhigende Alternative, wie ich finde.

Dann geht es doch viel schneller als gedacht. Auf dem Alten Messplatz stehen ein paar Container, davor eine Art Zelt. Auf dem Boden sind Fahrspuren eingezeichnet. Hütchen und Absperrbänder weisen den Weg. Alles wirkt, als habe man sich auf einen Massenansturm eingestellt, doch es ist wenig los. Vielleicht war es vor ein paar Wochen noch anders. Vor mir warten gerade einmal zwei Autos. Und doch dauert es fast zehn Minuten, bis ich dran bin.

Man winkt mich heran. Ein Vermummter kommt auf mich zu, unklar, ob Mann oder Frau. Er trägt einen unförmigen, weißen Ganzkörperanzug, der bis über den Kopf reicht, dazu blaue Plastikhandschuhe und einen Mundschutz. FFP2, wie ich unwillkürlich konstatiere. Die Maske stülpt sich nach vorne und erinnert an den Schnabel einer Ente. Eigentlich erinnert die ganze Gestalt an eine riesige Ente, die auf mich zugewatschelt kommt. Über der Maske trägt er eine Plastikbrille. Dieser schmale Spalt mit den Augen ist das einzige, was an einen Menschen denken lässt.

Doch dann spricht er. Es ist ein Mann. Sehr freundlich und routiniert erkundigt er sich nach meinem Gesundheitszustand. Den Code, den mir meine Ärztin gab, musste ich bereits am Posten angeben, der am Eingang stand. Eine zweite Gestalt reicht ihm einen kleinen Plastikzylinder. Darin befindet sich das eigentliche Teströhrchen. Es hat eine rote Plastikkappe. Darauf steht: ‚Abstriche für PCR‘ und etwas kleiner: ‚Storage 2 C – 30 C‘. Zum Vorschein kommt eine Art Wattestäbchen. Etwas Ähnliches wie das, was man sich leichtfertigerweise in die Ohren steckt. Nur länger.

Ich starre so gebannt drauf, als wäre es ein Folterinstrument. Alles läuft wie in Zeitlupe ab. Der Arzt oder Student oder was immer er sein mag, sagt, es täte nicht weh. Ich muss meine Maske absetzen und den Mund weit öffnen. Mit einer routinierten Bewegung steckt er mir das Ding in den Hals. Noch ehe es kitzeln kann, ist er fertig. Er führt es noch kurz in die Nase ein. Besser ist besser, sagt er. Dann gebe ich noch einige persönliche Daten und meine Telefonnummer an. Ich könne jetzt fahren. Auf Wiedersehen.

Wann bekomme ich das Ergebnis, frage ich noch. Morgen, sagt er, im Laufe des Tages. Wir rufen Sie an oder schicken Ihnen eine SMS. Je nachdem.

Ich fahre los und denke über dieses Je-Nachdem nach. Wenn ich negativ bin, bekomme ich eine SMS, andernfalls einen persönlichen Anruf? Ich weiß es nicht.

Passend zu diesem Erlebnis kommt heute die Nachricht aus Italien, dass es immer mehr Covid-like Fälle gibt, die nicht positiv sind. Es gibt Menschen, die mit schweren Symptomen in die Krankenhäuser eingeliefert werden, die nicht auf den Test ansprechen. Sie haben eine doppelseitige Lungenentzündung und andere coronatypischen

Symptome, das Virus lässt sich aber in Rachen und Nase nicht nachweisen. Covid-like, aber nicht Covid? Oder doch Covid?

Erst die Testung von entnommener Flüssigkeit aus der Lunge führt dann doch meist zum erwarteten positiven Ergebnis. Doch was bedeutet dieses seltsame Phänomen? Wenn der PCR-Test bei Schwerkranken versagt, stellt das die gängige Testpraxis infrage. Sind diese Menschen für andere überhaupt ansteckend? Und was bedeutet es für mich, wenn ich Morgen gesagt bekomme, ich sei negativ? Dann könnte ich ebenso schwer krank sein, wie jene negativ getesteten Fälle in Italien. Das sind die Gedanken, die mir durch den Kopf gehen, als ich nach Hause fahre.

18. Mai, siebter Tag

Heute habe ich den ganzen Tag auf diesen Anruf gewartet. Oder auf die SMS. Es ist Montag, eigentlich mein Lieblingswochentag, aber ich bin angespannt, kann mich auf nichts richtig konzentrieren.

Natürlich kam es auch heute nicht zum großen Durchbruch. Keine neuen Aufträge, keine Zu- oder Absagen. Nur eine kleine Anfrage zum Thema ‚Biologische Vielfalt und Stadtnatur‘. Eines jener Projekte, die, wenn überhaupt, Monate und unzählige Nachfragen später kommen. Viel Arbeit und wenig Ertrag. Alles schläft oder döst vor sich hin. Eine Art Lähmung, die unsere Kunden erfasst hat. Dazu kommt, dass am Donnerstag Feiertag ist. Nächste Woche ist Pfingsten. Bald darauf Fronleichnam. Ferienzeit also. Wozu braucht man Urlaub, wenn man wochen- und monatelang sowieso nicht gearbeitet hat und ohnehin nirgendwohin fahren kann? Doch auch die Lehrer beanspruchen ihre geliebten Sommerferien.

© Der/die Autor(en), exklusiv lizenziert durch Springer-Verlag GmbH, DE, ein Teil von Springer Nature 2020
M. Lalli, *Als wäre immer Sonntag*,
https://doi.org/10.1007/978-3-662-62510-1_67

Undenkbar, sie könnten dieses Jahr eine Ausnahme machen.

Das alles interessiert mich an diesem Tag nicht. Ich schaue immer wieder auf mein Telefon. Es ist lautlos gestellt, und ich laufe Gefahr, etwas zu verpassen. Doch es gibt keinen Anruf in Abwesenheit, auch keine neuen Nachrichten. Ich überlege nachzufragen, doch davon wird dringend abgeraten. Das Verfahren lässt sich nicht beschleunigen, hieß es vorsorglich.

Bald soll es Tests geben, die das Ergebnis in wenigen Stunden liefern. Es sind sogar welche angekündigt, die nur Minuten brauchen. Eine Art Schwangerschaftstest, den man vor dem Frühstück oder in der Mittagspause machen kann. Doch noch ist es nicht so weit.

Als mein Telefon dann schließlich doch klingelt, bin ich seltsam gefasst. Das liegt vielleicht auch an der Stimme meines Gegenübers, die sowohl geschäftsmäßig als auch fürsorglich klingt. Eine seltsame Kombination.

Zunächst klärt er mich über die Fehlermarge des Tests auf. Er sagt, ein solcher Test sei „sehr genau", man könne aber dennoch „nicht ausschließen", dass er falschpositive Ergebnisse liefert. Was heißt sehr genau, will ich wissen. Gegenwärtig ist es schwer, darauf eine befriedigende Antwort zu finden, und die bekomme ich auch jetzt nicht. Ein paar Prozent, sagt er, man wisse das aber nicht mit letzter Sicherheit. Eine Wahrscheinlichkeit von 97 oder 98 % klingt erst mal gut, er räuspert sich, in Ihrem Fall also schlecht, aber es besteht eine gute Chance, dass Sie doch nicht positiv sind. Je mehr man testet… Ich unterbreche ihn und sage, ich bin Statistiker. Er atmet auf. Dann brauche ich Ihnen das nicht zu erklären. Die meisten Menschen, bei denen ich es versuche, verstehen das nämlich nicht, sagt er dann. Ich weiß, pflichte ich ihm bei, mir geht es genauso, vermutlich widerspricht es einfach dem gesunden Menschenverstand. Er lacht ein wenig angestrengt. Aber sie sind ja tatsächlich krank, er fasst sich wieder, also ist es sehr wahrscheinlich, dass Sie tatsächlich positiv sind. Wir werden Sie morgen oder übermorgen erneut testen.

Sie wollen mich jeden Tag anrufen und sich nach meinem Gesundheitszustand erkundigen. Seit wie vielen Tagen ich denn Symptome hätte? Ich muss rechnen. Strenggenommen ging es am letzten Montag los, sage ich. Aber das war nicht der Rede wert. Nur ein Kratzen im Hals. Muss ich das mitzählen? Unbedingt, sagt er, es fängt meist harmlos an. Dann bereut er seine Wortwahl. Er verbessert sich: Ich meine, viele Verläufe bleiben harmlos. Sechs Tage, sage ich, sieben, wenn man ganz genau sein will.

Es entsteht eine längere Pause. Ich höre Stimmen. Vielleicht spricht er mit jemanden. Schließlich sagt er: Eine Woche ist eine lange Zeit. Was würden Sie sagen, sind Sie auf dem Weg der Besserung oder geht es Ihnen eher schlechter? Die ersten vier oder fünf Tage waren nicht der Rede wert, antworte ich, sonst hätte ich mich schon eher testen lassen, aber seit dem Wochenende geht es mir schlechter. Was halten Sie davon, wenn wir jemanden zu Ihnen schicken, der Sie untersucht?

Ich stelle mir das Corona-Taxi vor, wie es in unsere Straße biegt und vor dem Haus hält. Daraus steigen vermummte Gestalten aus, klingeln und fahren mit dem Aufzug hinauf. Wie das Rollkommando aus einem Science-Fiction-Film. In wenigen Minuten wüsste es die ganze Nachbarschaft. Das will ich auf keinen Fall. Wir diskutieren ein paar Minuten. Schließlich gibt er nach. Er würde sich morgen erneut melden. Dann könnte man weitersehen. Vielleicht wäre ich dann schon auf dem Weg der Besserung.

Bevor er auflegt, weist er mich darauf hin, dass sich gleich das Gesundheitsamt melden wird. Wegen der Nachverfolgung meiner Kontakte. Ich weiß, antworte ich nur, ich bin da. Er lacht. Dann erinnert er mich daran, dass ab sofort niemand aus meinem Haushalt das Haus verlassen darf.

Nach dem Telefonat gehe ich zuerst ins Bad. Ich suche meine Packung Clexane. Mein letzter Langstrecken-flug liegt einige Monate zurück, doch ich habe noch vier Spritzen. Zwei Tage. Das sollte erst einmal reichen. Sie weisen eine Dosierung von 60 mg auf. Das ist nicht viel, aber besser als nichts.

Mit diesen Einwegspritzen kann ich gut umgehen. Man nimmt die Kappe ab und sticht sich irgendwo in die Fett-schicht des Bauches. Ein kleiner Piks, dann drückt man den Kolben durch. Es tut nicht weh – oder kaum. Wenn man fertig ist, zieht sich die Nadel automatisch in das Röhrchen zurück. Narrensicher.

Meine Partnerin sitzt in ihrem Arbeitszimmer am Computer. Vor ihr ist die Zeitungsseite geöffnet, die sie gerade füllen muss. Ein Anblick, den ich gewohnt bin. Ich klopfe an die offene Tür.

Ich bin positiv, sage ich. Sie dreht sich zu mir um. In einem ersten Impuls will sie aufstehen, doch dann besinnt sie sich. Sie ist sprachlos. Vielleicht hat sie noch nicht darüber nachgedacht, was dieser Augenblick bedeutet. Wenn ich ehrlich sein soll, geht es mir ähnlich. Wir müssen beide zuhause bleiben, sage ich, du musst jemand finden, der den Hund ausführt. Der Hund liegt auf dem Teppich und döst, als er das Word ‚Hund' hört, hebt er kurz den Kopf. Ihr Blick geht zur Gartentür. Ja, sie nickt, mindestens einmal am Tag muss er richtig raus, ich werde jemanden finden, das ist meine geringste Sorge. Das glaube ich ihr sofort. Das Einkaufen… Wir haben noch jede Menge Vorräte, unterbricht sie mich. Ja, wir hatten einiges an Vorräten angelegt, aber auch schon begonnen, sie abzubauen. Für ein paar Tage wird es reichen. Mein Sohn kann für uns einkaufen, denke ich, merke aber sofort, dass das ein Irrtum ist. Er muss gleichfalls in Quarantäne. Ich müsste zurückrechnen, wann er uns zum letzten Mal besucht hat.

Wie geht es dir heute, frage ich sie noch. Sie überlegt kurz. Gut. Wie immer eigentlich. Ich nicke, ich hoffe, ich habe dich nicht angesteckt. Mach dir darüber keine Gedanken, werde lieber wieder gesund.

In diesem Augenblick klingelt mein Telefon erneut. Ich gehe in mein eigenes Arbeitszimmer zurück. Es ist das Gesundheitsamt. Es wird ein langes Gespräch. Sie fragen, mit wem ich letzte Woche Kontakt hatte. Es ist eine Art Verhör, denn sie fragen immer wieder nach: Sind Sie sicher? Überlegen Sie genau? Wieder und wieder muss ich einen Gang zur Apotheke oder in den Supermarkt schildern. Habe ich mit jemanden gesprochen, vielleicht einen Nachbarn getroffen? Bin ich im Aufzug jemandem begegnet?

Zum Glück ist meine Liste kurz. Außer meiner Mitbewohnerin bin ich nur meinem Sohn und zwei Mitarbeitern persönlich begegnet. Schließlich fällt mir noch ein, dass ich ein Paket von DHL entgegengenommen habe. Sie werden hellhörig. Wann war das? Um wie viel Uhr? Können Sie sich an das Gesicht erinnern? Ich kenne unseren Zusteller. Er ist Italiener. Das sage ich ihnen. Hoffentlich muss er jetzt nicht auch in Quarantäne.

Vielleicht habe ich meine Mitbewohnerin angesteckt, vielleicht sie mich. Schwer zu sagen. Jedenfalls habe ich Symptome und sie nicht. Ist sie asymptomatisch? Oder wird das bei ihr auch noch kommen?

Auch dazu fällt mir eine kürzlich veröffentlichte Studie ein. Die Ansteckungsgefahr im Haushalt ist mit Abstand am größten. Das ist wenig erstaunlich, schließlich läuft man sich ständig über den Weg. Und doch beträgt sie bei Ehepartnern nur 28 %. Dafür, dass das Corona-Virus so aggressiv sein soll, erscheint mir das sehr wenig. Meine

Partnerin hat also eine gute Chance, ungeschoren davon zu kommen. Wir müssen uns nur konsequent aus dem Weg gehen.

19. Mai, achter Tag

Wie sich das Zusammenleben halbwegs gefahrlos gestalten lässt, darüber haben wir gestern Abend noch lange gesprochen. Sie meinte zunächst, das sei nicht nötig, schließlich hätten wir bis vor Kurzem noch jede Nacht in einem Bett geschlafen. Jetzt sei es sowieso zu spät. Doch ich kann sie mit den neuesten Zahlen überzeugen. Vielleicht sieht sie zum ersten Mal die Möglichkeit, sie könnte gar nicht infiziert sein.

Die Diskussion hat sich zwischenzeitlich als unnötig erwiesen. Mir geht es schlechter. Ich habe beschlossen, ins Krankenhaus zu fahren.

Habe erneut sehr schlecht geschlafen. Mir fällt das Atmen schwer. Vieles erinnert mich an die schweren Asthmaanfälle meiner Kindheit. Ich weiß nicht, wie viele Wochen ich deshalb im Bett verbringen musste. Meistens war es Winter, und ich habe zuerst den Kindergarten, später dann die Schule versäumt. Meine einzige

© Der/die Autor(en), exklusiv lizenziert durch Springer-Verlag GmbH, DE, ein Teil von Springer Nature 2020
M. Lalli, *Als wäre immer Sonntag*, https://doi.org/10.1007/978-3-662-62510-1_68

Abwechslung war der Arzt, der zwei Mal am Tag kam, um mir eine Kortisonspritze zu verpassen. Die gab es in den Hintern, was zu einem starken, krampfartigen Schmerz führte. Manchmal kamen die Nonnen vorbei. Auch sie durften Spritzen geben.

Damals habe ich gelernt, Ärzte zu hassen. Und doch galt ich als ein vorbildliches Kind, denn ich ließ die Spritzen unbewegten Gesichtes über mich ergehen. Ich weiß noch, dass es danach als Belohnung eine Banane gab. Bananen war damals etwas Besonderes.

Ich bin gegen Staub allergisch, und das ist und war die Ursache meines Asthmas. Im Nachhinein betrachtet, war es das schlechteste, was mir passieren konnte, den ganzen Tag Zuhause eingesperrt und ins Bett gesteckt zu werden. Hätte man mich hinausgelassen, wäre es mir sicherlich bald besser gegangen. Doch ich war ‚krank‘, und ein Kranker hat im Bett zu bleiben. Vielleicht wusste man es damals in den fünfziger und sechziger Jahren nicht besser.

Das alles fällt mir nach Jahrzehnten in dieser Nacht wieder ein, während ich wie damals nach Luft schnappe. Nach dem Umzug meiner Eltern – da war ich sieben oder acht Jahre alt – verschwand das Asthma schlagartig. Oder es verschwand nicht, sondern wurde zu einem Asthma‚chen‘, zu etwas, was ich nach diesen Tagen und Nächten nicht mehr ernst nehmen konnte.

Jetzt ist es fast wie früher. Das gleiche Ringen nach Luft, das Gefühl zu ersticken, zu ertrinken. Denn ich habe Flüssigkeit in der Lunge, das merke ich sehr deutlich, aber es gelingt mir nicht, sie auszuhusten.

Ich packe eine kleine Tasche, das Ladekabel für mein Telefon und das Laptop. Ich hoffe, ich komme in den nächsten Tagen dazu weiterzuschreiben. Dann steige ich ins Auto. Ich muss selbst fahren. Fahren lassen, kann ich mich nicht. Wohin? Meine Lieblingskrankenhäuser wären wohl nicht begeistert, mich unangekündigt aufkreuzen zu sehen. Das Uniklinikum scheint mir die richtige Adresse. Die Sonne scheint. Es ist ein kühler, aber freundlicher Morgen.

21. Mai, zehnter Tag

Heute ist Feiertag (Christi Himmelfahrt). Auch die Krankenhäuser treten kürzer, wie es scheint. Nur Besucher wird es mehr geben als sonst, doch das betrifft mich auf der Corona-Station nicht. Es sind keine regelrechten Zimmer, sondern größere Räume mit Fluren. Wie es scheint, bin ich der einzige Patient. Das hat auch Vorteile, denn man kümmert sich sehr intensiv um mich. Ständig kommt jemand herein, erkundigt sich nach meinem Befinden und prüft die Werte, die automatisch aufgezeichnet werden. Sie haben mir auch ihre Namen gesagt, doch ich habe kein gutes Gedächtnis dafür. An den Gesichtern kann ich sie nicht erkennen, denn sie tragen alle Masken und ein Plastikvisier. Es gibt große Gestalten und kleine, unförmig sind sie in ihren weißen Anzügen alle.

Zwei Mal am Tag kommt der Chefarzt vorbei (ich habe eine private Zusatzversicherung für stationäre Aufenthalte). Den erkenne ich vor allem an seinem Gefolge,

© Der/die Autor(en), exklusiv lizenziert durch Springer-Verlag GmbH, DE, ein Teil von Springer Nature 2020
M. Lalli, *Als wäre immer Sonntag*,
https://doi.org/10.1007/978-3-662-62510-1_69

an dem respektvollen Abstand, den es zu ihm einhält. Er hat eine angenehme dunkle Stimme und redet gerne beruhigend auf mich ein. Oder er denkt, dass mich seine Worte beruhigen.

Sie hätten in den vergangenen Wochen und Monaten sehr viele Covid-19-Patienten behandelt. Die meisten von ihnen wären schon bald fröhlich aus der Tür hinausspaziert. Ich bräuchte mir keine Sorgen zu machen. Meine Konstitution sei hervorragend, und wie es scheint, würde ich auf die Behandlung gut ansprechen. Sie geben mir Remdesivir und zwei weitere Antivirenmittel, die gegen HIV entwickelt wurden. Der übliche Cocktail.

Natürlich hätte ich früher kommen sollen, hat er gestern gesagt. Ich hätte ihm beinahe geantwortet, dass wir, anstatt in die Vergangenheit, in die Zukunft schauen sollten. Alles wird gut, dazu verstieg er sich schließlich, das verspreche ich Ihnen.

Ich habe kleine Schläuche in der Nase, aus denen frische, kalte Luft strömt. Anscheinend Sauerstoff, denn ich atme sie gierig ein. Das tut unfassbar gut.

Morgen soll ich auf die Intensivstation verlegt werden. Prophylaktisch, wie es heißt. Da hätte man meine Werte besser im Blick. Tag und Nacht. Nein, eine künstliche Beatmung wäre nicht notwendig, da kann ich Sie beruhigen. Eventuell würde man mir einen dieser Helme aufsetzen, mit denen man wie ein Tiefseetaucher aussieht. Nicht invasiv und völlig harmlos.

Auf die Intensivstation kann ich mein Laptop nicht mitnehmen. Ich werde also eine Pause beim Schreiben einlegen müssen. Doch danach werde ich berichten, wie es mir ergangen ist. Versprochen.

Nachwort

Im Blog des unbekannten Verfassers dieser Zeilen gab es ein einziges Bild. Ich weiß nicht mehr, an welchem Tag er dieses eingefügt hatte (ich habe es herauskopiert).

Mich hat dieses Foto sehr berührt, und ich möchte es dem Leser nicht vorenthalten. Aus Gründen des Personenschutzes kann ich es jedoch nicht abdrucken.

Es ist ein Foto aus der *Repubblica,* der größten italienischen Tageszeitung. Es zeigt ein älteres Ehepaar, das freundlich in die Kamera lächelt. Beide sind über 80 Jahre alt. In Händen halten sie ein Schild, ein Gruß an die Enkelkinder, mit denen sie sich nicht treffen dürfen. Darauf ist ein selbst gemalter Regenbogen zu sehen. Darunter steht: ‚Andrà tutto bene!' Auf Deutsch: ‚Alles wird gut!'

Der Verfasser des Blogs hat unter dem Foto folgendes ergänzt: „Paolo ist am 27. März an Covid-19 gestorben, seine Frau Letizia eine Woche später."

© Der/die Herausgeber bzw. der/die Autor(en),
exklusiv lizenziert durch Springer-Verlag GmbH, DE,
ein Teil von Springer Nature 2020
M. Lalli, *Als wäre immer Sonntag,*
https://doi.org/10.1007/978-3-662-62510-1

Printed in the United States
By Bookmasters

Printed in the United States
By Bookmasters